全国中医药行业高等职业教育"十四五"规划教材

全国高等医药职业院校规划教材（第六版）

中医护理

（第三版）

（供护理、助产等专业用）

主　编　米健国

全国百佳图书出版单位

中国中医药出版社

·北　京·

图书在版编目（CIP）数据

中医护理 / 米健国主编 . -- 3 版 . -- 北京 : 中国
中医药出版社 , 2025.2 -- （全国中医药行业高等职业教育
"十四五"规划教材）.
ISBN 978-7-5132-9249-8

Ⅰ . R248

中国国家版本馆 CIP 数据核字第 2024KC7913 号

融合教材服务说明

全国中医药行业职业教育"十四五"规划教材为新形态融合教材，各教材配套数字教材和相关数字化
教学资源（PPT 课件、视频、复习思考题答案等）仅在全国中医药行业教育云平台"医开讲"发布。

资源访问说明

到"医开讲"网站（jh.e-lesson.cn）或扫描教材内任意二维码注册登录后，输入封底"激活码"进行
账号绑定后即可访问相关数字化资源（注意：激活码只可绑定一个账号，为避免不必要的损失，请您
刮开序列号立即进行账号绑定激活）。

联系我们

如您在使用数字资源的过程中遇到问题，请扫描右侧二维码联系我们。

中国中医药出版社出版

北京经济技术开发区科创十三街 31 号院二区 8 号楼
邮政编码　100176
传真　010-64405721
唐山市润丰印务有限公司印刷
各地新华书店经销

开本 850×1168　1/16　印张 15.5　字数 417 千字
2025 年 2 月第 3 版　2025 年 2 月第 1 次印刷
书号　ISBN 978 – 7 – 5132 – 9249 – 8

定价　63.00 元
网址　www.cptcm.com

服 务 热 线　010-64405510
购 书 热 线　010-89535836
维 权 打 假　010-64405753

微信服务号　zgzyycbs
微商城网址　https://kdt.im/LIdUGr
官 方 微 博　http://e.weibo.com/cptcm
天猫旗舰店网址　https://zgzyycbs.tmall.com

如有印装质量问题请与本社出版部联系（010-64405510）

全国中医药行业高等职业教育"十四五"规划教材
全国高等医药职业院校规划教材（第六版）

《中医护理》编委会

主　编

米健国（广东江门中医药职业学院）

副主编

吴焕转（广东江门中医药职业学院）　　刘　轩（甘肃卫生职业学院）

李智红（重庆三峡医药高等专科学校）　　闫方杰（山东中医药高等专科学校）

柳琳琳（广西中医药大学）　　　　　　张广丽（广东食品药品职业学院）

编　委（以姓氏笔画为序）

王一婧（天津中医药大学）　　　　　　申海滨（重庆医药高等专科学校）

严姝霞（南京中医药大学）　　　　　　杜杏坤（沧州医学高等专科学校）

李炯华（济南护理职业学院）　　　　　张　琰（濮阳医学高等专科学校）

张　颖（辽宁中医药大学）　　　　　　范文杰（邢台医学院）

赵云龙（保山中医药高等专科学校）　　栾海丽（江苏医药职业学院）

黄　玲（江西中医药高等专科学校）　　隋翠翠（商丘医学高等专科学校）

学术秘书

胡伟城（广东江门中医药职业学院）

全国中医药行业高等职业教育"十四五"规划教材
全国高等医药职业院校规划教材（第六版）

《中医护理》
融合出版数字化资源编创委员会

主 编

米健国（广东江门中医药职业学院）

副主编

吴焕转（广东江门中医药职业学院）　　　　刘　轩（甘肃卫生职业学院）

李智红（重庆三峡医药高等专科学校）　　　闫方杰（山东中医药高等专科学校）

柳琳琳（广西中医药大学）　　　　　　　　张广丽（广东食品药品职业学院）

编 委（以姓氏笔画为序）

王一婧（天津中医药大学）　　　　　　　　申海滨（重庆医药高等专科学校）

严姝霞（南京中医药大学）　　　　　　　　杜杏坤（沧州医学高等专科学校）

李炯华（济南护理职业学院）　　　　　　　张　琰（濮阳医学高等专科学校）

张　颖（辽宁中医药大学）　　　　　　　　范文杰（邢台医学院）

赵云龙（保山中医药高等专科学校）　　　　聂　莎（广西中医药大学）

栾海丽（江苏医药职业学院）　　　　　　　黄　玲（江西中医药高等专科学校）

隋翠翠（商丘医学高等专科学校）

学术秘书

胡伟城（广东江门中医药职业学院）

前　言

"全国中医药行业高等职业教育'十四五'规划教材"是为贯彻党的二十大精神和习近平总书记关于职业教育工作和教材工作的重要指示批示精神，落实《中医药发展战略规划纲要（2016-2030年）》等文件精神，在国家中医药管理局领导和全国中医药职业教育教学指导委员会指导下统一规划建设的，旨在提升中医药职业教育对全民健康和地方经济的贡献度，提高职业技术院校学生的实践操作能力，实现职业教育与产业需求、岗位胜任能力严密对接，突出新时代中医药职业教育的特色。鉴于由中医药行业主管部门主持编写的"全国高等医药职业院校规划教材"（三版以前称"统编教材"）在2006年后已陆续出版第三版、第四版、第五版，故本套"十四五"行业规划教材为第六版。

中国中医药出版社是全国中医药行业规划教材唯一出版基地，为国家中医、中西医结合执业（助理）医师资格考试大纲和细则、实践技能指导用书，全国中医药专业技术资格考试大纲和细则唯一授权出版单位，与国家中医药管理局中医师资格认证中心建立了良好的战略伙伴关系。

本套教材由50余所开展中医药高等职业教育的院校及相关医院、医药企业等单位，按照教育部公布的《高等职业学校专业教学标准》内容，并结合全国中医药行业高等职业教育"十三五"规划教材建设实际联合组织编写。本套教材供中医学、中药学、针灸推拿、中医骨伤、中医康复技术、中医养生保健、护理、康复治疗技术8个专业使用。

本套教材具有以下特点：

1. 坚持立德树人，融入课程思政内容和党的二十大精神。把立德树人贯穿教材建设全过程、各方面，体现课程思政建设新要求，发挥中医药文化的育人优势，推进课程思政与中医药人文的融合，大力培育和践行社会主义核心价值观，健全德技并修、工学结合的育人机制，努力培养德智体美劳全面发展的社会主义建设者和接班人。

2. 加强教材编写顶层设计，科学构建教材的主体框架，打造职业行动能力导向明确的金教材。教材编写落实"三个面向"，始终围绕中医药职业教育技术技能型、应用型中医药人才培养目标，以学生为中心，以岗位胜任力、产业需求为导向，内容设计符合职业院校学生认知特点和职业教育教学实际，体现了先进的职业教育理念，贴近学生、贴近岗位、贴近社会，注重科学性、先进性、针对性、适用性、实用性。

3. 突出理论与实践相结合，强调动手能力、实践能力的培养。鼓励专业课程教材融入中医药特色产业发展的新技术、新工艺、新规范、新标准，满足学生适应项目学习、案例学习、模块化学习等不同学习方式的要求，注重以典型工作任务、案例等为载体组织教学单元，有效地激发学生的学习兴趣和创新潜能。同时，编写队伍积极吸纳了职业教育"双师型"教师。

4. 强调质量意识，打造精品示范教材。将质量意识、精品意识贯穿教材编写全过程。教材围绕"十三五"行业规划教材评价调查报告中指出的问题，以问题为导向，有针对性地对上一版教材内容进行修订完善，力求打造适应中医药职业教育人才培养需求的精品示范教材。

5. 加强教材数字化建设。适应新形态教材建设需求，打造精品融合教材，探索新型数字教材。将新技术融入教材建设，丰富数字化教学资源，满足中医药职业教育教学需求。

6. 与考试接轨。编写内容科学、规范，突出职业教育技术技能人才培养目标，与执业助理医师、药师、护士等执业资格考试大纲一致，与考试接轨，提高学生的执业考试通过率。

本套教材的建设，得到国家中医药管理局领导的指导与大力支持，凝聚了全国中医药行业职业教育工作者的集体智慧，体现了全国中医药行业齐心协力、求真务实的工作作风，代表了全国中医药行业为"十四五"期间中医药事业发展和人才培养所做的共同努力，谨此向有关单位和个人致以衷心的感谢。希望本套教材的出版，能够对全国中医药行业职业教育教学发展和中医药人才培养产生积极的推动作用。需要说明的是，尽管所有组织者与编写者竭尽心智，精益求精，本套教材仍有一定的提升空间，敬请各教学单位、教学人员及广大学生多提宝贵意见和建议，以便修订时进一步提高。

国家中医药管理局教材办公室

全国中医药职业教育教学指导委员会

2024 年 12 月

编写说明

为深入贯彻习近平新时代中国特色社会主义思想和党的二十大精神，贯彻落实《职业院校教材管理办法》《习近平新时代中国特色社会主义思想进课程教材指南》《全国护理事业发展规划（2021—2025 年）》等文件精神，为充分发挥中医药高等职业教育的引领作用，突出树德立人，强化课程思政，满足中医药事业发展对于高素质技术技能型人才的需求，由全国中医药职业教育教学指导委员会、国家中医药管理局教材办公室统一规划、宏观指导，中国中医药出版社具体组织，全国中医药高等院校联合编写了本教材。

本教材围绕"以学生为中心"，以专业教学标准和人才培养目标为导向，以职业技能教育为根本，满足学科需要、教学需要和行业需要，体现高职教育特色，注重基本理论、基本知识和基本技能的培养。教材内容以"必需、够用"为度，遵循学生认知规律，注重教学适用性，贴合临床实际需求，以适应护理事业的发展。

本教材在编写过程中，参照了国家护士执业资格考试及中医护理行业的技术标准规范，力求与行业需求有机结合，使教材内容与岗位需求零距离对接，为培养高素质护理、助产等专业技术技能人才奠定良好的专业基础。教材紧密对接新颁布的教学标准及护士执业资格考试大纲要求，将护士执业资格考试考点与真题分类融合于教材中，使得教材更具针对性和实用性。在编写模式上设有学习目标、案例导入、知识链接、复习思考等模块，同时相应配备了融合出版数字化资源，如教学课件、教学视频等，以满足教师日常教学、在线教学和学生自学等多种需求。

本教材简明扼要地阐述了阴阳学说、五行学说、藏象学说、气血津液、经络腧穴、病因病机、诊法、中医辨证及中医护理原则、中医养生保健与食疗，详尽介绍了中药方剂的应用与相关护理、常用中医护理技术，以及 12 种常见病证的中医辨证施护等。其中，绪论由米健国老师编写，阴阳学说与五行学说由张颖老师编写；藏象学说由张琰、杜杏坤老师编写；气血津液由李智红老师编写；经络腧穴由闫方杰老师编写；病因病机由王一婧老师编写；诊法由李炯华老师编写；辨证由吴焕转老师编写；中药方剂的应用与相关护理由刘轩、赵云龙老师编写；中医护理原则与一般护理由柳琳琳老师编写；中医养生保健与食疗由张广丽、黄玲老师编写；常用中医护理技术由严姝霞、隋翠翠、聂莎老师编写；中医常见病症及护理由栾海丽、申海滨、范文杰老师编写。基础理论、基本知识部分内容简单、准确，文字通俗易懂；中医护理技术部分，突出了实践技能的应用方法，注重培养学生的护理实践能力及操作能力。

　　本教材适用于高职高专护理、助产及相关专业学生，也可作为医疗卫生机构、社会康养机构等相关从业人员的学习和参考用书。

　　本教材是全体参编人员智慧的结晶，在此，衷心感谢各位老师的辛勤付出！同时也要感谢对本教材的编写和出版工作给予大力支持的同仁和朋友们！由于水平有限，教材中若有疏漏之处，衷心希望各院校师生和广大读者提出宝贵意见，以便再版时修订完善。

《中医护理》编委会

2024 年 12 月

目 录

第一章 绪 论

扫一扫，查阅
本模块 PPT、
视频等数字资源

【学习目标】

1. 掌握中医护理学的基本特点。

2. 熟悉标志着中医学理论体系形成的四部经典著作及其贡献。

3. 了解中医护理各个发展阶段的特点、主要代表人物、著作及贡献。

中医护理学是中医药学的重要学科分支，是我国护理学的重要组成部分，它是以中医药理论为指导，以研究、探索中医护理理论和护理技术为主的防病治病和养生一体化的一门学科。中医护理学的主要任务是运用中医学理论、知识、方法和中医特色护理技术，为个人、家庭、社区服务，以达到保护生命、增进健康和减轻痛苦的目的。

中医护理起源于远古时期，已经有近五千年的历史，伴随中医药学的发展而不断发展，直至 20 世纪 60 年代才初步形成了一门独立的学科。远古时期的中医学和护理学是互相交融及相互渗透，医、药、护不分的状态，古代医家往往集医疗、用药和护理工作于一身，因此，最初对中医护理的记载可见于散在的历代医学著作中。

一、中医护理发展简史

（一）古代中医护理的形成和中医经典名著的诞生与发展

1. 远古至春秋时期（远古～前 476 年） 远古时期，祖先们在长期的生产与医疗的实践中发现和探索疾病预防和治疗的方法，并有目的地大胆实践和研究，同时也伴随着中医护理的萌芽和起源。

祖先们为了生存，在寻找食物的同时从事医疗活动，发现并认识了治病的草药，前人把这一探索过程称为"神农尝百草"或"食药同源"。在人类生活中，古代人发明了砭石和石针等作为医疗工具，开创了最初的"砭石疗法"。春秋战国时期，诸子蜂起，百家争鸣，促进了医学的发展，使我国传统特色疗法有了很大的进步。1973 年湖南长沙马王堆 3 号墓出土的古书《五十二病方》，是我国最早的临床医学文献，其所记载的外治法有敷药、药浴、熏蒸、按摩、熨、砭、灸等多种中医适宜技术。

2. 战国至三国时期（前 475 ～ 265 年） 在这一时期，科学文化的迅猛发展为中医药学的诞生提供了前所未有的温床——中医药学的四大经典名著《黄帝内经》《难经》《伤寒杂病论》

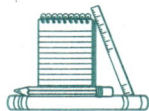

《神农本草经》相继问世，标志着中医药学理论体系和构架的形成，同时也开启了中医护理学的发展。

（1）《黄帝内经》 简称《内经》，是中国现存最早、影响最大的医学典籍，包括《素问》和《灵枢》两部分，系统地阐述了人体生理、病理，以及疾病的诊断、治疗和预防等内容，总结了从春秋战国到秦汉时期的医学理论和医学思想，被历代医家奉为圭臬。《内经》构建了中医学的理论基础，全面地论述了中医护理学的内容，奠定了中医护理学的基础，并系统确立了传统外治法的治疗原则，提出针、灸、砭、按摩、熨贴、敷药等外治法；也特别强调了阴阳和谐的重要性，认为阳气在人体生命活动中起着最重要的主导性作用。《内经》作为中医理论的经典著作，其医学价值更体现于它的养生理念，尤其是"不治已病治未病"被奉为养生治疗的经典原则，引导人们从生活起居、饮食、情志、运动及生活环境等方面关注养生。

（2）《伤寒杂病论》 为东汉末年张仲景所著，后分为《伤寒论》和《金匮要略》两部，阐述了中医护理学大量的理论知识和技能，蕴含着丰富的护理学思想，主要有治未病、扶正祛邪、三因制宜、调整阴阳等。整体观念和辨证施护是中医护理学的两大基本特点。该书奠定了后世中医护理学的发展基础，为中医护理开创了辨证施护的先河，对中医护理学的研究具有较强的指导作用。

（3）《难经》 全称《黄帝八十一难经》，相传为春秋战国时期名医秦越人（扁鹊）所著，是一部可与《黄帝内经》相媲美的中医经典著作。全书多篇论及针灸内容，如经络、腧穴、针法等。《难经》的经络学内容散见于各篇，其中二十二难至二十九难从十二经脉、十五络脉、奇经八脉三个方面详细论述经络学理论，是在全面继承《内经》的基础上有新的阐发，特别是在奇经理论上创新学术，其独特创见对后世经络学的发展产生了深远的影响，对指导中医临床各科诊治具有重要的价值。

《难经》在脉诊方面，主要论述了脉诊的基本知识和理论，正常脉象、病脉及各类脉象的鉴别等内容，并开创了诊脉"独取寸口"之先河，强调诊脉首要辨别脉的阴阳，而阴阳则是辨证论治的总纲。该书继承了汉代以前的医学成就，在《内经》的基础上有所发展，同时对丰富中医护理中病情观察等内容具有极高的实用价值。

（4）《神农本草经》 是我国现存最早的药物学专著，是东汉以前药物学知识的结晶，记载各类药物共计365种，其中植物药252种、动物药67种、矿物药46种。该书将药物按性能功效的不同分为上、中、下三品。"上药一百二十种为君，主养命以应天，无毒"，"中药一百二十种为臣，主养性以应人，有毒无毒，斟酌其宜"，"下药一百二十五种为佐使，主治病以应地，多毒"。《神农本草经》在寒热之药、除寒热的功效、治寒热之证等多方面，论述了"寒热并用"，其所建立的中药理论体系是中医药理论体系框架形成的重要标志。

3. 魏晋至五代时期（265～960年） 晋唐时期，中医学在已建立的学术理论体系指导下，进入了经验性的实践应用和发展阶段，临证医药著作激增。中医学的进步同时也带动了中医护理水平的同步提高，并伴随着临床各医疗学科的形成和完备，逐步开辟了趋向专科护理的新局面。

《诸病源候论》总结了隋代以前的医学成就，其所列举的疾病范围极为广泛，涵盖内、外、妇、儿、眼、鼻、耳、齿、皮肤等科。

《肘后备急方》是一部以治疗急症为主的综合性医著。为东晋时期葛洪所著。《肘后备急方》中收载了多种疾病，其中有很多珍贵的医学资料。书中明确指出救急措施应与病因治疗相结合，并记载了穿刺、清创、关节脱位整复、灌肠、导尿、引流等诊疗与护理操作技术。

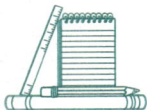

《备急千金要方》为唐代孙思邈所著，内容非常丰富，涵盖了临证各科的诊断、治疗、护理、针灸、食疗、预防、养生保健等各个方面的内容，是我国早期的临床医学百科全书。书中对妇女怀孕养胎、分娩乃至产后的护理都作了详细的叙述，同时还记载了许多小儿喂养和护理方法。在护理技术方面，首创细葱管导尿术："津液不通，以葱叶除尖头，纳阴茎孔中，深三寸，微用口吹之，胞胀，津液大通便愈。"该法比1860年法国人发明的橡皮管导尿术早1200多年。《备急千金要方》也是论述医德的重要文献，开创了中国医学伦理学之先河。

4. 宋金元时期（960～1368年）　宋金元时期的医学发展以经验总结与理论探索为主要特点，在大量医药著作中大大加深了对理论的探讨，医学界百家争鸣，百花齐放。随着医学理论的不断完善，临证医学的进一步发展，中医各专科护理也有了充实而全面的发展，并得到高度的重视。

《卫济宝书》为宋代作品，原撰人佚名，东轩居士增注。该书论述了癌、痈、瘤、瘰等各种外科疾病的不同治法，是最早使用"癌"病名的古代文献。书中提出对刀、钩等外科手术器械要用"桑白皮、紫藤香煮一周时，以紫藤香末藏之"，这是世界上对外科手术器械进行煮沸消毒，并用药粉进行灭菌贮藏备用的最早文字记载。

陈自明所著的《妇人大全良方》是宋代总结性妇产科专著，主载对不孕、不育症的治疗，次列"胎教""候胎""妊娠""产难""产后"诸门论产科，分别对胎儿发育状态、妊娠诊断、孕期卫生、孕妇用药禁忌、妊娠期特有疾病、各种难产、产褥期护理及产后病症做了详细的论述。该书是对前人成就及作者临床经验的总结，内容丰富，在理论上和实践上形成完整的体系，学术价值和实用价值很高，可以说是我国第一部完善的妇产科专著，它的流传为促进我国中医妇科学的发展做出了重要贡献。

金元时期，对后世影响较大者包括刘完素、张从正、李杲、朱震亨，被称为"金元四大家"，他们为中医护理学充实了许多新的内容。朱震亨提出相火论，即情志过极、色欲无度、嗜食厚味等因素导致相火妄动，临床多用滋阴降火之剂，被称为"滋阴派"。李杲提出"脾胃论"，认为"内伤脾胃，百病由生"，治疗上善用温补脾胃之法，被称为"补土派"。李氏将内伤脾胃的原因概括为饮食不节、劳逸过度、情志刺激三方面，而精神因素常常起着先导作用；他主张无病亦要保护脾胃功能，患病时更应在服药前后注意调理，勿使脾胃受损。

5. 明清时期（1368～1840年鸦片战争）　明清时期，中医学承袭宋元的基础并快速发展至鼎盛时期，这一阶段的中医学属于传统延续与创新的融合、交锋时期，一方面是传统的顽强延续，另一方面则是革新趋势。同时明清时期中医护理在治疗康复、妇婴保健、老年人将养方面内容丰富，有专著或专门篇章论述相关内容，体现了中医护理学的进一步发展。

《本草纲目》阐述药物的性味、主治、用药法则、产地、形态、采集、炮制、方剂配伍等，并载附方10000余，集我国16世纪之前药学成就之大成，也是一部具有世界性影响的博物学著作，被国外学者誉为中国之百科全书。它的成就，首先在药物分类上改变了原有的上、中、下三品分类法，采取了"析族区类，振纲分目"的科学分类。它把药物分矿物药、植物药、动物药，又将矿物药分为金部、玉部、石部、卤部四部。同时记载了蒸馏、结晶、升华、沉淀、干燥等现代化学中应用的一些操作方法，发展了药物护理的内容。书中对煎药、服药提出了严格要求，如"煎药须用小心老成人，以深罐密封，新水活火，先武后文，如法服之，未有不效者"，"温汤勿用铁器，服汤宁小沸，热则易下，冷则呕涌"。

《温疫论》由明末著名医家吴又可所著，是我国第一部急性传染病专著，不仅提出"戾气"说，并且在"论食""论饮""调理法"三篇专论中还详细论述了瘟疫病的护理措施。如认为

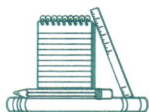

"患者烦渴、大渴皆因内热、大热所致"，应给服"梨汁、藕汁、蔗浆、西瓜"等用以清热止渴生津。

《侍疾要语》是现存最早的中医护理专著，充分体现了中医护理学历史久远。可以说，古人在医疗技术与知识萌芽产生之前，对损伤与病痛的原始护理措施就已出现。尽管由于时代、社会、生活习俗等因素的制约和影响，中医护理没有成为独立专科，但中医的护理方法、经验和理论仍大量散载于浩瀚的中医历史文献之中，至清代方始独立成篇。

（二）近代中医护理的发展（鸦片战争至中华人民共和国成立）

1840年鸦片战争后，中西方医学有了广泛交流和互相渗透，中医学受到了很大的冲击，这一时期属于中西医的交汇与撞击时期，中医学的发展尽管艰难，但仍有成就。我国最早的外治专著《理瀹骈文》由清代医家吴师机所著，原名叫《外治医说》，刊于1870年，全书以记述常见病、多发病为主，治法多具有简、便、验、廉的特点，便于推广；除膏药外，本书还记载了敷贴法、熨法、洗法、熏法、照法、拭法、浴法、溻法、吸入法、取嚏法、灌导法、火罐法、割治法等，大大丰富了中医护理技术，发展了饮食调护的内容。

（三）现代中医护理的发展

中华人民共和国成立后，国家高度重视中医药事业，近几十年来，中医护理已日趋成熟，并逐步走向科学化和现代化。在护理教育方面，1956年，南京中医学院附属卫校率先在全国开设了中医护理专业；至2000年已有南京、北京等11所高等中医药院校开设了中医高等护理专业；2007年，全国有22所高等中医药院校招收护理本科学生；2003年，南京中医药大学率先开始招收中西医结合护理学硕士研究生。

进入21世纪，由于疾病谱的不断变化和人口老龄化现象的凸显，简便验廉的传统自然疗法越来越受到人们的喜爱和重视。2009年，国家中医药管理局第一次将中医护理学列为重点学科建设项目；2010年，《中医医院中医护理工作指南》明确提出每个中医医院至少开展中医护理操作8项（艾灸、拔火罐、刮痧、穴位贴敷、穴位按摩、耳穴埋籽、药熨法、熏洗法），中医护理学的发展正逐步走向规范化、标准化和制度化。与此同时，中医护理的科学研究工作正在全国各地兴起。1993年，中华护理学会举办了"全国首届护理科技进步奖"评审活动，"净肠饮代替清洁灌肠的实验及临床应用研究""中医护理病历标准化研究"等6项中医护理研究成果获奖，填补了我国中医护理科研成果的空白。2016年，中华护理学会空前重视科技创新，开展了第一届中华护理学会创新发明奖的评审工作，对130多项专利技术进行评选，其中二等奖5个项目、三等奖8个项目、优秀奖37个项目，"恒温灸具"作为中医的唯一项目获三等奖。随着中医护理研究及其成果的临床应用与转化，势必推动中医护理学科不断持续发展和国际化的进程。

二、中医护理的基本特点

中医护理学秉承了中医学整体观念和辨证论治的基本特点，从整体出发探求人体内在的病因病机，再通过辨证来确定护理原则和方法。

（一）以中医整体观为护理的指导思想

所谓整体观念，是指机体自身的完整性及其与自然和社会环境的统一性。中医学认为，人体是一个有机的整体，脏腑之间、脏腑与各组织器官之间，结构上不可分割，功能上相互协调、相互为用，病理上相互影响。同时也认识到，人与自然环境、社会环境是密切相关的。

中医护理学整体观念正是从这一观念出发，将其研究对象"人"视为一个有机整体，重视人体五脏六腑之间的完整性和系统性，注重人与自然环境、社会环境及身、心、灵的统一。

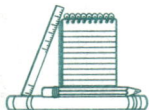

1. 人体是一个有机的整体　中医学认为人体是一个以心为主宰、五脏为中心的有机整体，通过经络的联系与沟通，将各个脏腑、五官、孔窍及皮毛、筋肉、骨骼等组织紧密统一成一个完整的体系，所有器官又是整体生命活动的一个组成部分，局部与整体不可分割，离开整体则局部将不复存在。

在生理方面，人体以五脏为中心，通过经络系统，把六腑、五体、五官、九窍、四肢百骸等全身组织器官联系成有机的整体，即"脏－腑－体－窍"构成 5 个系统，来完成机体统一的功能活动。五脏是代表整个人体的 5 个系统，如肺、大肠、皮毛和鼻构成"肺系统"，肾、膀胱、骨髓、耳和前后二阴构成"肾系统"。5 个小系统组成一个大系统，人体由此构成了一个有机的整体。

在病理方面，脏腑发生病变，可以通过经络反映于体表、组织或官窍；体表、组织、官窍有病，也可以通过经络影响脏腑。因此，人体某脏腑的病理变化，往往反映全身脏腑气血、阴阳的盛衰。在病情观察、治疗与护理过程中，必须从整体出发，通过观察患者的外在局部变化推测脏腑内在病变，从而提出护理问题和采用相应的护理措施。如心开窍于舌，口舌糜烂多是心火亢盛的表现，因此，在护理上除局部用药外，还须嘱患者保持情志舒畅，宜食清淡泻火之物，如绿豆汤、苦瓜等，以清心火，使口舌糜烂痊愈。

2. 人与自然界的统一性　《内经》云："人与天地相应。"因此，四时气候、昼夜晨昏、地域差异等因素，无时无刻不对人体产生着影响。

一年中气候变化的规律为春温、夏热、长夏湿、秋燥、冬寒，在这种气候变化的影响下，生物有着春生、夏长、长夏化、秋收、冬藏的相应变化，人类也不例外。《内经》指出："天暑衣厚则腠理开，故汗出……天寒则腠理闭，气湿不行，水下留于膀胱，则为溺与气。"说明人体生理活动随季节产生相应的变化，夏季皮肤松弛、疏泄多汗，而秋冬皮肤致密、少汗多尿等。《内经》说："故阳气者，一日而主外，平旦人气生，日中而阳气隆，日西而阳气已虚，气门乃闭。"这种人体阳气白天趋于表、夜晚趋于里的现象，反映了人体在昼夜变化过程中生理活动所发生的适应性变化。

此外，人们与其所处地区气候和地理环境相适应。如江南多湿热，人体腠理多疏松；北方多燥寒，人体腠理多致密。一旦环境突然改变，起初多感不太适应，经过一段时间后，才能逐渐适应。总之，地理环境不同，形成了生理上、体质上的不同特点，因而不同地区的发病情况也不尽一致。

3. 人和社会关系密切　人是自然界不断演化过程中最具情商和智商的高级产物，具有很大的社会属性，存在人与人互相影响及人对社会的依赖性，人生活在一定的或特定的社会环境中，社会变迁、良性与负性事件与人的身心健康和疾病的发生有着密切关系。"大抵富贵之人多劳心，贫贱之人多劳力……故富贵之疾，宜于补正；贫贱之疾，易于攻邪"（《医宗必读》），强调了社会地位的不同，可造成身心上的诸多差异。

明末名医张景岳在《景岳全书》中指出："阴寒之中之病……惟流离穷困之世多有之。若时当治平，民安饱暖，则直中之病少见。"揭示了社会动荡、政治腐败、饥荒战乱或不良社会习俗，均可成为某些疾病的社会根源。

进入 21 世纪，随着科技的进步和物质文明的发展，人们越来越重视养生保健，人的平均寿命也随之延长。但与此同时，伴随着大工业生产，环境污染问题的日益突出，人类的健康正面临着严重威胁。生活节奏的过度紧张、社会竞争的日趋激烈也增加了人们罹患多种疾病的风险。现代社会的"抑郁症""慢性疲劳综合征"等疾病的发生与社会因素有着密切关系，

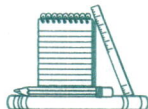

这就需要在提高生活水平的同时，对自己的情志活动和生活方式也做出适当的调整，以适应纷繁复杂的社会。

（二）辨证施护

辨证施护是中医护理的基本特点之一。"症""证""病"是中医学中三个不同的概念。"症"即症状和体征，是疾病的具体临床表现，如发热、咳嗽、腹痛拒按等；"病"是对疾病发展全过程中特点与规律的概括，如感冒、哮喘、中风等；"证"即证候，是对机体在疾病发展过程中某一阶段的病理概括，包括临床表现、病因、病机、病位、病性、病变程度、发展趋势及邪正盛衰等因素。一病可以有数证，而一证又可见于多病之中，故证比病、症能更全面、更深刻、更正确地揭示疾病的本质。

所谓辨证就是在中医基本理论指导下，将四诊（望、闻、问、切）所收集的资料通过分析、归纳、鉴别，辨清疾病的原因、性质、部位和邪正之间的关系，从而概括判断为某种性质的证。施护则是根据辨证的结果，确定相应的护理原则和方法。辨证是实施护理措施的前提和依据，施护是辨证的目的、手段和方法。辨证与施护是护理疾病过程中相互联系、不可分割的两个方面，是理论和实践相结合的体现，是指导临床中医护理工作的基本法则。

复习思考

1. 中医护理的基本特点是什么？
2. 中医药学的四大经典名著是什么？
3. 《黄帝内经》的主要内容是什么？

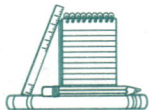

扫一扫，知答案

第二章 阴阳五行

扫一扫，查阅
本模块 PPT、
视频等数字资源

【学习目标】

1. 掌握阴阳、五行的概念。

2. 熟悉阴阳学说、五行学说的基本内容。

3. 了解阴阳学说、五行学说在中医学中的应用。

案例导入

张某，女，36岁。咳嗽6个月余，时轻时重，至今未能痊愈，十分苦恼。

主诉：近2日，咳嗽呈阵发性加重，咳时面红目赤，伴口苦咽干、胁痛。

查：舌苔薄黄、少津，脉弦数。

1. 本病的主要病变脏腑是哪一个？

2. 请运用阴阳五行理论解释咳嗽发生的机制。

第一节 阴阳学说

阴阳学说是中国古代朴素的对立统一理论，是古人用以认识自然和解释自然的一种世界观和方法论，属于中国古代唯物论和辩证法的范畴。阴阳学说认为世界是物质的，物质世界在阴阳二气的相互作用下滋生、发展和变化。成书于战国至秦汉时期的《黄帝内经》引入阴阳学说以阐述人体的生理功能、病理变化及人与自然界的关系，将阴阳学说与医学结合，形成了独具特色的中医阴阳学说。阴阳学说贯穿于中医学的各个领域，是中医学的说理工具和方法论，也是中医理论体系的重要组成部分。

一、阴阳的基本概念

阴阳最初的含义是指日光的向背，即朝向日光者为阳，背向日光者为阴。在此基础上，人们认识到向阳的地方光明、温暖，背阳的地方黑暗、寒冷，于是古人就以光明与黑暗、温暖与寒冷分阴阳，出现了阴阳的引申义。在长期的生活实践中，古人遇到种种两极现象，于是不断

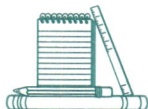

地引申其义，将天地、上下、日月、水火、昼夜、动静、升降、内外、雌雄等相反的事物和现象，都以阴阳来加以概括。《易经》说："一阴一阳之谓道。"

阴阳，是对自然界相互关联的某些事物和现象对立双方属性的概括，有对立统一的含义。阴和阳既可以代表两个相互对立的事物，又可以代表同一事物内部所存在的相互对立的两个方面。《类经·阴阳类》曰："阴阳者，一分为二也。"

知识链接

阴阳概念的由来

阴阳概念的起源，可以追溯到夏商时代；阴阳学说的形成，则不晚于春秋战国。《易经》八卦中用"— —"符号表示阴性属性的东西，称之为阴爻；用"—"符号表示阳性属性的东西，称之为阳爻。阴阳二爻是我国古代先民们对客观世界所做的第一次成熟的抽象思考，是其逻辑思维的元初起点，也是我国文字产生之前出现的元初符号。随着人类的发展和对客观事物的逐渐认识，渐渐确立了阴阳理论，成为中国古代哲学最朴素的对立统一理论。

阴阳学说认为，世界是阴阳二气对立统一的结果。宇宙间的任何事物都包含着阴与阳相互对立的两个方面，如天与地、水与火、寒与热、动与静等。一般来说，凡是运动的、外在的、上升的、明亮的、温热的、功能的、兴奋的、功能亢进的，都属于阳的范畴；凡是静止的、下降的、晦暗的、寒冷的、物质的、抑制的、功能减退的，都属于阴的范畴。如以天地为例，天在上，故属阳，地在下，故属阴；以水火为例，水性寒而走下，故属阴，火性热而上炎，故属阳；以动静为例，动为阳，静为阴。就人体而言，具有推动、温煦、兴奋作用和功能的属阳，具有凝聚、滋润、抑制作用和功能的属阴。《素问·阴阳应象大论》说："阴阳者，天地之道也，万物之纲纪，变化之父母，生杀之本始，神明之府也。"

事物的阴阳属性，并不是绝对的，而是相对的。阴阳的相对性表现在两个方面：一，阴阳是在比较中确定的，并随着条件的变化而改变。以60℃的水为例，与30℃的水相比当属阳，与100℃的水相比则属阴。二，阴阳之中复有阴阳。例如，白昼为阳，黑夜为阴。白昼分为上午和下午，上午为阳中之阳，下午为阳中之阴；黑夜又分为前半夜和后半夜，前半夜为阴中之阴，后半夜为阴中之阳。《素问·阴阳离合论》说："夫阴阳者，数之可十，推之可百，数之可千，推之可万，万之大，不可胜数，然其要一也。"

二、阴阳学说的内容

阴阳学说的基本内容，包括对立制约、互根互用、消长平衡和相互转化四个方面。

（一）阴阳的对立制约

阴阳学说认为自然界一切事物或现象都存在着相互对立的阴阳两个方面，如上与下、左与右、天与地、动与静、出与入、升与降、昼与夜、明与暗、寒与热、水与火等。

对立是阴阳两者之间相反的一面，统一是阴阳两者之间相成的一面，是对立的结果。没有对立也就没有统一，没有相反也就没有相成。阴阳两个方面的相互对立，主要表现于它们之间的相互制约、相互消长。阴与阳相互制约、相互斗争的结果取得了动态平衡，事物才能正常发展变

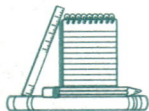

化，人体才能维持正常的生理状态；否则，事物的发展变化就会遭到破坏，人体就会发生疾病。

就自然界而言，春夏为阳，秋冬为阴。夏季阳热盛，夏至以后阴气渐次上升，制约炎热的阳气，使天气逐渐转凉；而冬季阴寒盛，冬至以后阳气随之而升，用以制约严寒的阴气，使天气逐渐转暖。这就是自然界阴阳相互制约、相互消长的结果。就脏腑而言，心位居于上，其性类火，属于阳；肾位居于下，其性类水，属于阴。心火必须下降于肾，才能使肾水不寒；肾水亦必须上济于心，才能使心火不亢。这种"水火既济""心肾相交"的两脏间的动态平衡，就是人体内阴阳对立制约的结果。如果阴阳双方中的任何一方过于亢盛或不及，都会导致对另一方的"制约太过"或"制约不足"，使两者之间的动态平衡遭到破坏，从而导致疾病的发生。《素问·阴阳应象大论》说的"阴胜则阳病，阳胜则阴病"，说明了阴阳的制约、消长失调，就会导致疾病的发生。

（二）阴阳的互根互用

互根，即相互依存，互为根本；互用，即相互资生、促进和助长。阴阳学说认为，阴阳双方不仅是相互对立、相互斗争的，而且也是相互依存、相互为用的，任何一方都不能脱离另一方而单独存在，每一方都以对方存在作为自己存在的前提。阴阳之间的这种互相依存关系，称为阴阳的互根互用。正如《医贯砭·阴阳论》所说："阴阳又各互为其根，阳根于阴，阴根于阳；无阳则阴无以生，无阴则阳无以化。"如天为阳，地为阴，没有天就无所谓地，没有地也就无所谓天；左为阳，右为阴，没有左就无所谓右，没有右也就无所谓左；热为阳，寒为阴，没有热就无所谓寒，没有寒也就无所谓热。以上这些都说明了阴阳双方是相互依存和相互为用的。可见，阴阳对立制约属矛盾的斗争性，而阴阳互根互用属矛盾的统一性。

阴和阳的互根互用，不仅仅体现在相对物质之间的相互依存关系，同时还体现在人体的生命活动之中。如就组成人体和维持人体生命活动的最基本物质——气和血的关系而言，气属于阳，血属于阴；气为血之帅，血为气之舍，二者是互根互用的。阴和阳的互根互用，还体现在机体功能之间的相互依存关系，如人体的气机升降关系，升属阳，降属阴，没有升就无所谓降，没有降也就无所谓升，二者之间也是互根互用的。阴和阳的互根互用，还体现在物质与功能之间的相互依存关系，如物质属阴，功能属阳，功能是物质运动的结果，世界上没有不运动的物质，因而也就不存在没有功能的物质和没有物质运动的功能，二者之间同样是互根互用的关系。《素问·阴阳应象大论》说："阴在内，阳之守也；阳在外，阴之使也。"即是从阴阳的互根互用角度，高度概括了机体的物质与物质之间、功能与功能之间、功能与物质之间的相互依存关系。

（三）阴阳的消长平衡

阴和阳之间的对立制约、互根互用，并不是处于静止和不变的状态，而是始终处于不断的运动变化之中。所谓"消长平衡"，即是指阴和阳之间的平衡，不是静止和绝对的平衡，而是在一定限度、一定时间内的"阴消阳长""阳消阴长"之中维持着相对的平衡。

阴阳的消长平衡，符合事物的运动是绝对的，静止是相对的；消长是绝对的，平衡是相对的规律。以四时气候变化为例，从冬至春及夏，气候由寒逐渐变热，即是"阳长阴消"的过程；从夏至秋及冬，气候由热逐渐变寒，即是"阴长阳消"的过程。四季气候的变迁，虽有"阴消阳长""阴长阳消"的变化，但从一年的总体来说，还是处于相对的动态平衡状态。

白天阳盛，机体的生理功能以兴奋为主；黑夜阴盛，机体的生理功能以抑制为主。以一日昼夜变化为例，从子夜到中午，机体的生理功能由抑制转为兴奋，即"阴消阳长"；从中午到子夜，机体的生理功能由兴奋转为抑制，即"阳消阴长"。阴阳双方在一定范围内的消长，体现了

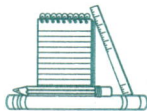

人体动态平衡的生理过程。如果这种"消长"关系超出了人体的生理调节范围，便会出现阴阳某一方面的偏盛偏衰，于是人体的生理动态平衡失调，疾病就由此而生。以人体病理变化为例，阴虚则阴不制阳，阳气亢盛；阳虚则阳不制阴，阴寒内生，即《素问·阴阳应象大论》所说的"阴虚则内热""阳虚则外寒"。

（四）阴阳的相互转化

阴阳对立的双方，在一定的条件下，可以各自向其相反的方向转化，即阴可以转化为阳，阳也可以转化为阴。阴阳相互转化，一般都表现在事物变化的"物极"阶段，即"物极必反"。如果说"阴阳消长"是一个量变过程的话，则阴阳转化便是在量变基础上的质变。

阴阳的转化，必须具备一定的条件。《素问·阴阳应象大论》所说"重阴必阳，重阳必阴""寒极生热，热极生寒"，这里的"重""极"都是促进转化的条件。阴发展到"重"的阶段，就会转化为阳；阳发展到"重"的阶段，就会转化为阴。寒在"极"的条件下，便可向热的方向转化；热在"极"的条件下，就要向寒的方向转化。如当寒冷的冬季结束转而进入温暖的春季，便是阴转化为阳；当炎热的夏季结束转而进入凉爽的秋季，则是阳转化为阴。阴阳转化是阴阳消长超过一定限度的必然结果。

在疾病的发展阶段，阴阳的转化常常表现为表证与里证、寒证与热证、虚证与实证、阴证与阳证等之间的相互转化。如某些急性温热病，热毒极重，人体元气大量耗伤，高热持续时间过久，即可出现面色苍白、四肢厥冷、脉微欲绝等阳气暴脱的危象。这种病症变化，属于由阳证转化为阴证。此时，若抢救及时，处理得当，四肢转温，色脉转和，阳气得以恢复，病情又可出现好的转机。

总之，阴阳之间既相互对立，又相互统一。阴阳的对立制约、互根互用、消长平衡、相互转化，从不同角度体现了阴阳之间的相互关系及其运动规律。

三、阴阳学说在中医学中的应用

阴阳学说贯穿于中医学理论体系的各个方面，借以说明人体的组织结构、生理功能、病理变化，并指导着临床诊断、治疗和护理。

（一）说明人体的组织结构

人体是一个有机的整体，人体的一切组织结构，既有联系，又可划分为相互对立的阴阳两部分。故《素问·宝命全形论》说："人生有形，不离阴阳。"

就人体部位而言，上半身属阳，下半身属阴；体表属阳，体内属阴；背部属阳，胸腹部属阴；四肢外侧属阳，四肢内侧属阴。按人体脏腑功能特点分，五脏属阴，六腑属阳；五脏中，上部的心肺属于阳，下部的肝肾属于阴。具体到人体的每一脏腑，则又有阴阳之分，如心有心阴、心阳之分，肾有肾阴、肾阳之别等。

总之，人体的上下、内外、表里、前后等相对部位、相对的功能活动特点均可用阴阳加以概括，并进而说明它们之间的对立统一关系。

（二）说明人体的生理功能

人体正常的生理功能是阴阳双方保持着对立统一，处于动态平衡状态的结果。以功能和物质为例，物质属阴，功能属阳。如人体内的组织、器官、气血津液等属阴，这些组织、器官、气血津液等发挥出的功能则属于阳。物质是功能的内在基础，功能是物质的外在反映，两者之间相互对立、相互依存、相互为用。功能活动（阳）的产生，要消耗一定的营养物质（阴）；而营养物质（阴）的新陈代谢，又要消耗一定的能量（阳）。正常情况下，这种阴阳消长，保证了

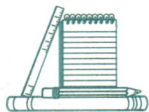

脏腑功能的健全和人体正常的生理活动。故《素问·生气通天论》说："阴平阳秘，精神乃治。"

（三）说明人体的病理变化

疾病的发生，是人体阴阳平衡遭到破坏而出现阴阳偏盛偏衰的结果，体现在人体正气和邪气两个方面。人体正气有阳气和阴气之分，病邪也有阳邪与阴邪之别。阳气虚则不制阴，而出现虚寒证；阴液不足则不制阳，而出现虚热证。《素问·调经论》说："阳虚则外寒，阴虚则内热。"阳邪致病则多表现为阳盛伤津之热证，阴邪致病则多表现为阴盛伤阳之寒证。《素问·阴阳应象大论》指出："阳盛则热，阴盛则寒。"尽管疾病的病理变化复杂多变，但都可以用阴阳的偏盛偏衰来概括。

1. 阴阳偏盛　是指在疾病过程中，阴阳双方中的某一方偏盛而另一方不衰的病理变化。"阴胜则阳病，阳胜则阴病"（《素问·阴阳应象大论》）。

阳盛则热，是指在病理变化过程中，阳邪亢盛而表现出热的病变。如外感暑热之邪，造成机体内阳气偏盛，可有高热、烦躁、大汗出、口渴、面红耳赤、舌红苔黄、脉数等表现，即所谓"阳盛则热"。由于阴阳的对立制约，阳邪亢盛，必然损伤阴液，故患者在出现热证的同时，必然有口渴、小便短少等阴液耗伤的表现，即所谓"阳胜则阴病"。

阴盛则寒，是指在病理变化过程中，阴邪亢盛而表现出寒的病变。如纳凉饮冷或外感寒邪，可造成机体内阴气偏盛，而出现面色苍白、舌淡苔白、脉紧等表现，所以说"阴盛则寒"。由于阴阳的对立制约，阴邪亢盛，必然损伤阳气，而有形寒肢冷、小便清长、大便溏薄等伤阳的表现，即所谓"阴胜则阳病"。

2. 阴阳偏衰　是指在疾病过程中，阴或阳任何一方偏衰的病理变化。"阳虚则外寒，阴虚则内热"（《素问·调经论》）。

阳虚不能制约阴，根据阴阳动态平衡理论，必然导致阴相对偏盛，而出现寒象。如机体阳气虚弱时，可出现面色苍白、畏寒肢冷、精神萎靡、喜静蜷卧、小便清长、大便溏、舌淡脉弱等症状，其性属虚寒，故亦称之为"阳虚则寒"。

阴虚则不能制约阳，根据阴阳动态平衡理论，必然导致阳相对偏盛，而出现热象。如素体阴液亏虚或久病耗伤阴液者，必将出现潮热盗汗、五心烦热、口干咽燥、盗汗、小便短少、舌红苔少、脉象细数等症状，其性属虚热，故亦称之为"阴虚则热"。

（四）用于指导疾病的诊断

任何疾病，尽管其临床表现错综复杂、千变万化，但其发生发展的根本原因在于阴阳失调，所以证、脉、药等都可用阴和阳来加以概括说明。《素问·阴阳应象大论》说："善诊者，察色按脉，先别阴阳。"如望诊见色泽鲜明者属阳，晦暗者属阴；闻诊听声音洪亮者属阳，低微断续者属阴；问诊口渴喜冷饮者属阳，口淡不渴或喜热饮者属阴；切诊脉浮、数、滑、大、实者属阳，沉、迟、涩、小、虚者属阴。正如《景岳全书·传忠录》所说："医道虽繁而可以一言蔽之者，曰阴阳而已。故证有阴阳，脉有阴阳，药有阴阳……设能明彻阴阳，则医理虽玄，思过半矣。"

（五）用于指导疾病的治疗和护理

由于疾病产生的根本原因是阴阳失调，因此调整阴阳，"损其有余，补其不足"，恢复或维持阴阳的相对平衡，是疾病治疗的基本原则。正如《素问·至真要大论》所说："谨察阴阳所在而调之，以平为期。"

阴阳偏盛，应损其有余。"阳盛则热"属实热证，宜用寒凉药以制其阳，以寒治热，即"热者寒之"。"阴盛则寒"属实寒证，宜用温热药以制其阴，以热治寒，即"寒者热之"。若出现"阳盛则阴病""阴盛则阳病"的情况，则当兼顾其不足，配合益阴或扶阳之法。

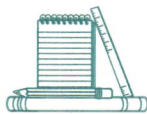

阴阳偏衰，应补其不足。"阳虚则寒"，是阳不制阴而致阴盛，属虚寒证，不宜用辛温发散药以散阴寒，而应"阴病治阳"，采用"益火之源，以消阴翳"的方法。"阴虚则热"是阴不制阳而致阳亢，属虚热证，一般不能用寒凉药直折其热，而应"阳病治阴"，采用"壮水之主，以制阳光"的方法。至于阴阳互损的治疗原则，根据阴阳互根的原理，阳损及阴则应"治阳要顾阴"，在充分补阳的基础上兼以补阴；阴损及阳则应"治阴要顾阳"，在充分补阴的基础上兼以补阳。

（六）用于归纳药物性能

中药有四气、五味、升降浮沉等特性，这些特性皆可用阴阳来归纳说明。药物有寒、热、温、凉四气，温热药属阳，寒凉药属阴。药物有辛、甘、酸、苦、咸五味，辛、甘属阳，酸、苦、咸属阴。药物有升、降、浮、沉四种作用趋向，升浮药属阳，沉降药属阴。因此，治疗疾病，应根据病情的阴阳偏盛偏衰，结合药物的阴阳属性和作用，再恰当选用药物，以纠正阴阳失调，达到治愈疾病的目的。如阳盛热证，选寒凉之药以清热；阴盛寒证，则选温热之药以祛寒；阴虚之虚热证，选凉润药物滋阴清热；阳虚之虚寒证，则选温补药物壮阳散寒等。

（七）用于疾病的预防

人与自然界息息相通，大自然的阴阳消长及转化势必影响人体内在的阴阳变化。阴阳学说认为，机体内的阴阳变化与自然界的阴阳变化协调一致，就能保证健康，延年益寿；反之，则会患病乃至折寿。如春、夏季阳气旺盛，要注意"春夏养阳"；秋、冬季阴气充盛，则要注意"秋冬养阴"。因此，顺应四时，调整阴阳，维持机体内外环境的统一，是防病养身的根本所在。

第二节　五行学说

五行学说，是我国古代的哲学思想，属于朴素的唯物论和自发的辩证法范畴，是以木、火、土、金、水五种物质的特性及其"相生""相克"的规律来认识世界、解释世界和探求宇宙规律的一种世界观和方法论。

五行学说认为宇宙间的一切事物，都由木、火、土、金、水五种物质构成，事物的发展变化，都是这五种物质不断运动和相互作用的结果。五行学说运用于中医学领域，主要是阐述人体脏腑生理、病理及其与外在环境的相互关系，从而指导临床诊断和治疗。

一、五行的基本概念、特性及归类

（一）五行的基本概念

五，指构成客观世界的五种基本物质，即木、火、土、金、水。行，即是运动变化。五行，即指木、火、土、金、水五种物质的运动变化。

五行的最初含义与"五材"有关，即木、火、土、金、水五种人类生产和生活中最为常见的物质。人类对五行的认识是伴随着人类社会的不断进步而逐步形成和完善起来的。《尚书·洪范》对五行的特性做了经典的阐释，其谓"一曰水，二曰火，三曰木，四曰金，五曰土""水曰润下，火曰炎上，木曰曲直，金曰从革，土爰稼穑"，并以五行各自的特性为标准，将自然界万事万物归属于五行，并以木、火、土、金、水依次相生和制约规律作为阐释各种事物普遍联系的基本法则，从而形成了五行学说。

五行学说认为，宇宙间的一切事物，都是由木、火、土、金、水五种物质的运动变化构成。古代劳动人民在长期的生活和生产实践中，认识到木、火、土、金、水五种物质是生活中不可

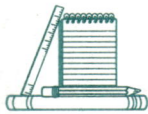

缺少的东西。后来人们把这五种物质的属性加以抽象推演为五类哲学概念，用以说明整个物质世界，并用五行之间的生克乘侮的关系来阐释事物之间的相互关系。五行学说引入医学，主要用以说明脏腑之间在生理功能和病理变化上的相互关系，以及人与外界环境的相互关系等，从而指导中医临床实践。

（二）五行的特性

五行的特性，是古人在长期的生活和生产实践中，对木、火、土、金、水五种物质悉心观察，在积累了大量直观的朴素认识基础上，进行抽象引申而逐渐形成的。

1. 木的特性　"木曰曲直"。曲，屈也；直，伸也。曲直，即指树木的枝条具有生长、柔和、能屈能伸的特性，引申为凡具有生长、升发、条达、舒畅性质或作用的事物，均归属于木。

2. 火的特性　"火曰炎上"。炎，具焚烧、热烈之义；上，指上升。炎上是指火具有温热、向上、升腾、明亮的特性。引申为具有温热、向上等性质或作用的事物均归属于火。

3. 土的特性　"土爰稼穑"。"爰"通"曰"；稼指种植谷物，穑指收获谷物。引申为具有生化、承载、受纳等性质或作用的事物，均归属于土。

4. 金的特性　"金曰从革"。从，由也；革，即变革。从革，即说明金的产生是通过变革而实现的。金质地沉重，且常用于杀戮。引申为具有收敛、肃杀、下降、清洁等性质或作用的事物，均归属于金。

5. 水的特性　"水曰润下"。润，即滋润、濡润；下，指下行、向下。润下乃指水滋润下行的特性。引申为凡具有寒凉、滋润、下行、闭藏性质或作用的事物，皆归属于水。

（三）事物属性的五行归类

五行学说对事物属性的归类，是以天人相应为指导思想，以五行为中心，以空间结构的五方、时间结构的五季、人体结构的五脏为基本框架，采用取象比类法、推演络绎法将自然界的各种事物和现象，人体的脏腑、组织、生理、病理现象，以及自然界与人体息息相关的事物，按其属性分别归属于木、火、土、金、水"五行"之中。如凡具有生长、升发、条达、舒畅等性质和作用者，统属于木；凡具有温热、向上等性质和作用者，统属于火；凡具有长养、生化、承载、受纳等性质和作用者，统属于土；凡具有沉降、萧条、收敛等性质和作用者，统属于金；凡具有寒凉、滋润、向下、闭藏等性质和作用者，统属于水。如春季多风且多东风；春天一到，草木萌生，大地一片青绿；草木变化多生酸味；色青味酸的物质进入人体先入肝；肝与胆相表里，肝开窍于目且主筋，肝的情志活动主怒。这样看来，"东""春""生""风""青""酸""肝""胆""目""筋""怒"均归属于五行中之中的"木"。其他四"行"如此类推，将人体的生命活动与自然界的事物和现象联系起来，构成了与人体内外环境相互关联的五行结构系统，用以说明人体及人与自然环境的统一。因此，医学上的五行，实际上是五种不同特性及它们之间联系的抽象概括。见表2-1。

表2-1　五行属性归类

自然界							五行	人体						
五方	五季	五气	五音	五味	五色	五化		五脏	五腑	五官	五体	五志	五液	五声
东	春	风	角	酸	青	生	木	肝	胆	目	筋	怒	泪	呼
南	夏	暑	徵	苦	赤	长	火	心	小肠	舌	脉	喜	汗	笑
中	长夏	湿	宫	甘	黄	化	土	脾	胃	口	肉	思	涎	歌
西	秋	燥	商	辛	白	收	金	肺	大肠	鼻	皮	悲	涕	哭
北	冬	寒	羽	咸	黑	藏	水	肾	膀胱	耳	骨	恐	唾	呻

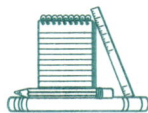

知识链接

取象比类法和推演络绎法

取象比类法：即从事物的形象中找出能反映其本质的特征，直接与五行各自的特性相比较，以确定其五行属性的方法。如事物属性与木的特性相类似，则将其归属于木；与火的特性相类似，则将其归属于火。以方位配五行为例，日出东方，富有生机，与木之升发特性相类似，故东方归属于木；南方炎热，与火的特性相类似，故南方归属于火；西方为日落之处，与金之肃杀沉降相类似，故西方归属于金；北方寒冷，与水之寒凉特性相类似，故北方归属于水；中央地带，土地肥沃，气候适中，万物繁茂，与土的生化、承载特性相类似，故中央归属于土。

推演络绎法：即根据已知的某些事物的五行属性，推演至其他相关的事物，以得知这些事物五行属性的方法。如秋季万物萧条，类似于金之肃降，故属金；而秋季气候干燥，故燥也就归属于金。又如肝属木，由于肝合胆、主筋，其华在爪，开窍于目，故经推演络绎而把胆、筋、爪、目归属于木。

二、五行学说的内容

（一）相生、相克

五行的相生、相克是事物运动变化的一般规律。五行学说并不是静止地、孤立地将事物均属五行，而是以五行之间的相生、相克关系来探索和解释事物之间的相互联系和相互协调。在中医学中，相生相克主要用于说明人体生理功能。

1. 相生　是指一事物对另一事物具有资生、助长、促进的作用。五行相生的次序：木生火，火生土，土生金，金生水，水生木（图 2-1）。在相生关系中，任何一行都有"生我"和"我生"两方面的关系，即"母子"关系，"生我"者为"母"，"我生"者为"子"。以土为例，生我者是火，火能生土，故火为土之母；我生者是金，土能生金，故金为土之子，以此类推。

2. 相克　是指一事物对另一事物的生长和功能具有制约、抑制的作用。五行相克的次序：木克土，土克水，水克火，火克金，金克木（图 2-1）。在相克关系中，任何一行都有"克我"和"我克"两方面的关系，这种关系在《内经》中称之为"所不胜"和"所胜"的关系。克我者为"所不胜"，我克者为"所胜"。以木为例，克我者是金，则金为木之所不胜；我克者是土，则土是木之所胜，以此类推。

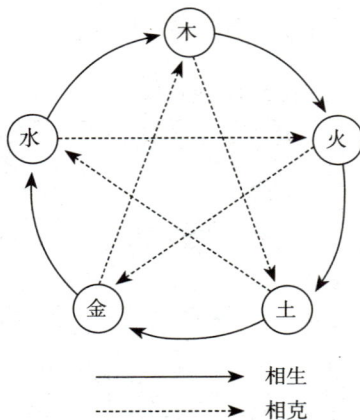

图 2-1　五行相生、相克示意

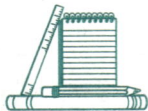

在五行相生相克关系中，任何一行都有"生我""我生""克我""我克"四个方面的关系同时存在，相生与相克是不可分割的两个方面。没有相生，就没有事物的发生和成长；没有相克，就不能维持事物的协调和发展。因此，必须生中有克，克中有生，才能维持和促进事物的平衡协调和发展变化。正如《类经图翼》说："造化之机，不可无生，亦不可无制。无生则发育无由，无制则亢而为害。"

（二）相乘、相侮

五行学说以五行之间的相乘、相侮关系来探索和解释事物之间的协调平衡被破坏后的相互影响。在中医学中，相乘相侮主要用于阐明人体的病理变化。

1. 相乘　乘，凌也，即以强凌弱之意。相乘，即相克太过，超出了正常制约的范围，使事物之间失去了正常的相克。五行相乘的次序与相克相同，即木乘土、土乘水、水乘火、火乘金、金乘木（图2-2）。

导致相乘的原因有"太过"与"不及"两种情况。一是五行中某一行过度亢盛（太过），对其"所胜"一行克制太过，使其虚弱。以木克土为例，木过度亢盛，而土虽不虚，但难以承受木的过度克制，造成土的不足，此为木亢乘土。二是五行中某一行过于虚弱（不及），难以抵御其"所不胜"一行的正常限度的克制，而更加虚弱。以木克土为例，土自身不足，木虽然属于正常水平，但也会乘土之虚而克之，这种相克超过了正常的制约程度，将会使土更虚，称之为"土虚木乘"。

2. 相侮　侮，为欺侮、欺凌之义。五行相侮，是指五行中任何一行过于太过或不足，使原来克它的一行，不仅不能制约它，反而被它所克制，即反克，又称"反侮"。五行相侮的次序与相克、相乘的方向相反，即木侮金、金侮火、火侮水、水侮土、土侮木（图2-2）。

导致相侮的原因，有"太过"与"不及"两种情况。太过所致的相侮，是指五行的某一行过于强盛，使其"所不胜"一行不仅不能克制它，反而受到它的反向克制。以木为例，金原是克木的，但由于木过度亢盛，则金不仅不能克木，反而被木所克制，使金受损。不及所致的相侮，是指五行中某一行过于虚弱，不仅不能制约其"所胜"的一行，反而受到其"所胜"的一行的"反克"。如正常情况下，木克土，但当木过度衰弱时，土乘木之衰而反侮之。

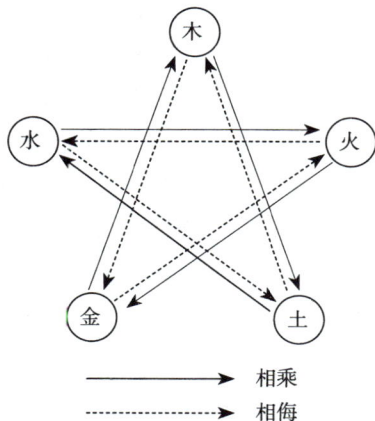

图 2-2　五行相乘、相侮示意

三、五行学说在中医学中的应用

（一）解释脏腑的生理及其内在联系

五行学说，用五行属性来概括五脏的生理特性，用相生和相克来解释脏腑之间的生理关系。

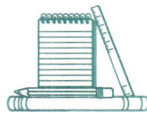

如肝喜条达，具疏泄功能，木有屈伸升发的特性，故以肝属"木"；心阳有温煦作用，火具阳热的特性，故以心属"火"；脾为生化之源，土具生化万物的特性，故以脾属"土"；肺主肃降，金具清肃、收敛的特性，故以肺属"金"；肾主水且藏精，水有润下的特性，故以肾属"水"。

五行学说，还用生克制化理论来解释脏腑之间的生理关系及其内在联系。如肾之精以养肝，此乃水生木；肝藏血以济心，此乃木生火；心之阳以温脾，此乃火生土；脾化生水谷精微以养肺，此乃土生金，这是应用了五脏的相生关系解释脏腑之间的生理关系及其内在联系。又如肺气清肃下降，可以抑制肝阳上亢，此即金克木；肝的条达，可以疏泄脾的壅郁，此即木克土；脾的运化，可以制止肾水的泛滥，此即土克水等，这是应用了五脏相克的关系解释脏腑间的生理关系。

（二）解释脏腑间的病理变化

五行学说既可以说明生理状况下脏腑间的相互联系，又可用以说明病理状态下脏腑之间的相互影响、相互传变。

1. 相生关系的传变　是指病变顺着或逆着五行相生次序的传变，包括"母病及子"和"子病犯母"两个方面。母病及子，是指疾病从母脏传及子脏。如肾属水，肝属木，水能生木，肾为母脏，肝为子脏，故肾病及肝即是母病及子。子病犯母，是指疾病的传变由子脏传至母脏。如肝属木，心属火，木能生火，肝为母脏，心为子脏，故心病及肝即是子病犯母。

2. 相克关系的传变　是指病变顺着或逆着五行相克次序的传变，包括"相乘"和"相侮"两个方面。

引起相乘的原因不外两种：一是某脏过盛，而致被克之脏受到过分制约；二是某脏过弱，不能耐受所不胜之脏的制约，从而出现克伐太过。如肝木过旺可乘脾土，脾土过弱易被肝木所乘（土虚木乘）。

引起相侮的原因亦不外两种：一是某脏过盛而使所不胜之脏受到反向制约；二是某脏过弱，其所胜之脏对其反向制约。如肝火旺盛反侮肺金，称之为"木火刑金"；脾土虚衰不能制约肾水，称之为"土虚水侮"。

总之，脏腑之间病变的相互影响，可用五行的母子相及和乘侮规律来阐释。

（三）指导疾病的诊断

人体是一个有机的整体，内脏有病可以反映到体表。《灵枢·本脏》说："视其外应，以知其内藏，则知所病矣。"说明人体内脏功能活动及其相互关系的异常变化，可以从患者的面色、声音、口味、脉象等方面反映出来。五脏六腑及五色、五味、五志等都可归属于五行，而五行中同一行的事物之间有着一定的联系，故某一行的内脏有病时，可影响到同行中的其他方面。所以临床对望、闻、问、切四诊所得的资料，可根据五行的配属关系及其生克乘侮的变化规律，以确定五脏病变的部位，推断病情进展和判断疾病的预后。如面青，喜食酸味，目赤，喜怒，脉弦，即可诊断为肝病；面见赤色，口苦，舌尖红赤，脉洪，即可诊断为心病。

（四）指导疾病的治疗

临床上，一脏受病常可波及他脏而致疾病发生传变。因此，在治疗时，除对本脏病进行治疗外，还可根据五行的生克乘侮规律，来调整脏腑的太过或不及，以控制其进一步的传变。如"见肝之病，知肝传脾，当先实脾"，即肝气太过，木旺则必乘脾土。治疗时可根据木乘土的规律，先一步健脾，以防肝病传脾。这就是运用五行生克关系指导治疗的具体体现。此外，历代医家运用五行生克乘侮的规律，制订了很多治疗方法，如培土生金、扶土抑木、益火补土、滋水涵木、泻南补北、佐金平木等。

可见，以五行的生克规律指导疾病的诊断和治疗，有其一定的实用价值，但是并非所有疾

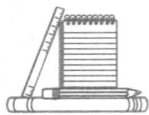

病的治疗都能用五行学说来说明。因此在临床上，既要正确地掌握五行生克规律，又要根据具体病情进行辨证论治。

知识链接

常用治法

①滋水涵木法：即滋肾养肝法，是通过滋肾阴以养肝阴，适用于肾阴亏损而致的肝阴不足或肝阳上亢证。②培土生金法：即健脾补肺法，是通过培补脾气以助益肺气，适用于肺脾虚弱证。③肝火泻心法：用清心火以治肝火旺的方法，适用于心肝火旺证。④心火泻胃法：用泻胃火以治心火旺的方法，适用于胃腑有热，熏蒸于心，神志不宁之证。⑤抑木扶土法：即疏肝健脾法，是以疏肝、平肝，佐以健脾，治疗肝旺脾虚的证候。⑥泻南补北法：又称泻火补水法或滋阴降火法，即泻心火（南）滋肾水（北），适用于肾阴不足，心火偏亢，水火不济，心肾不交证。⑦培土制水法：是指通过温运脾阳以治疗水湿停聚的方法，适用于脾虚不运，水湿泛滥而致的水肿胀满之证。⑧佐金平木法：即泻肝清肺法，是清肃肺气以抑制肝木的一种治疗方法，适用于肝火偏盛，影响肺气清肃之证。⑨金水相生法：即滋养肺肾法，是通过肺肾同治以滋养肺肾之阴，适用于肺肾阴虚证。⑩益火补土法：即温肾健脾法，是通过温壮肾阳以补助脾阳的方法，适用于脾肾阳虚证。

综上所述，阴阳五行学说，是我国古代的哲学思想，属于朴素的唯物论和自发的辩证法范畴。阴阳学说是从事物矛盾着的两个方面的对立斗争、依存互根、相互消长、相互转化的角度来说明事物的变化与发展；五行学说则是从事物属性的五行归类及生克乘侮规律，来说明事物的性质以及各事物间的变化发展的相互关系。

阴阳五行学说，应用于医学领域，则是以脏腑、经络等为客观依据，用自然现象的变化来分析、研究、归纳，解释人体的生理活动和病理变化，并指导临床诊断与治疗。但由于历史条件的限制，阴阳五行学说只是朴素的唯物论和自发的辩证法思想，还不能完全解释人体复杂的生理和病理现象。因此，我们必须以辩证唯物主义和历史唯物主义为指导思想，正确对待阴阳五行学说，运用现代的科学知识、方法和技术整理研究中医学内涵，达到古为今用之目的。

复习思考

1.阴阳学说的内容包括哪些方面？

2.何为相生、相克、相乘、相侮？写出五行的生克规律。

3.五行的特性是什么？

4.如何应用阴阳学说的理论指导疾病的治疗？

5.依据五行的相生、相克制订的治法有哪些？

扫一扫，知答案

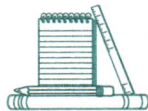

第三章　藏象学说

扫一扫，查阅
本模块 PPT、
视频等数字资源

【学习目标】

1. 掌握五脏六腑的组成及其生理功能。
2. 熟悉五脏与体窍志液的对应关系。
3. 了解藏象的含义和藏象学说的主要特点。

案例导入

张某，男，58岁。纳差、便溏1年8个月。患者1年前因"胃溃疡病"行"胃大部切除术"。术后身体日益虚弱，胃纳不佳，口淡乏味，食后脘腹部胀满，大便溏薄，每日3～4次，体重渐减，伴四肢疲倦乏力，头昏眼花，清晨牙龈经常出血。

检查：周身轻度水肿，以下肢为甚，面色萎黄，口唇淡白，舌淡，脉细弱。

1. 本病以哪一脏腑病变为主？
2. 请运用藏象学说理论分析、解释每个症状发生的机制。

"藏象学说"是中医理论体系的核心内容。本学说主要阐述了脏腑的生理功能、病理表现及体、窍、志、液的关系。"藏象"一词，源于《素问·六节藏象论》所言："藏象何如？""藏"，指藏于体内的内脏，包括五脏、六腑和奇恒之腑；"象"，指征象，即表现于外的生理、病理现象。藏象学说，是通过对人体外部生理和病理现象的观察来探求人体内部脏腑的生理功能、病理变化及其相互关系的学说。古代解剖知识、长期的医疗实践与哲学思想的指导，为藏象学说的形成奠定了基础。藏象的核心是脏腑。脏腑是人体内脏的总称，包括五脏、六腑和奇恒之腑三类。五脏，即心、肝、脾、肺、肾；六腑，即胆、胃、小肠、大肠、膀胱、三焦；奇恒之腑，包括脑、髓、骨、脉、胆、女子胞。五脏的形态结构属实体性器官，其共同生理功能是"藏精气"，即化生和贮藏精气，具有"藏而不泻""满而不能实"的特点；六腑的形态结构属中空的管腔器官，其共同的生理功能为"传化物"，即受纳和腐熟水谷、传化和排泄糟粕，具有"泻而不藏""实而不能满"的特点；奇恒之腑，在形态上似腑，在功能上又似脏，因其似脏似腑，又非脏非腑，故称为"奇恒之腑"。

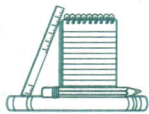

藏象学说的特点，主要包括以下两方面：一是以五脏为中心的整体观，具体体现在人体以五脏为中心，在内通过经络系统，联系六腑及形体官窍，在外与自然界相通应，从而维持人体内外环境之间的相对协调平衡。二是以"象"来考证"脏"的功能活动，藏象学说依据"有诸内者，必形诸外"的原理，运用"司外揣内"法，通过表象来考察人体内脏腑的变化。如面色红润、思维敏捷、神志清晰、舌红润灵活、脉和缓有力，反映心之气血充盈；如面色无华、心悸气短、失眠多梦、舌淡、脉细弱，则反映心之气血亏虚。若经过治疗后，原来的气血亏虚症状消失而转为正常，又可证实治疗方法正确。藏象学说正是通过对色、神、舌、脉等征象的考察，来推测脏腑功能的正常与否，且由此而证实治疗方法的正误。

藏象学说虽然以一定的解剖学知识为基础，但主要是在中国古代哲学思想的指导下，通过整体观察，"以象测藏"而探知内脏的情况。因此，藏象学说中的脏腑，并不是单纯的解剖学概念，而是概括了人体某一系统生理和病理的概念。如肾不但具有解剖学意义上的"肾"，更主要的是具有藏精，主生长发育与生殖，主水、主纳气、主骨生髓等生理功能；肾与膀胱相表里，肾、膀胱、骨、髓、脑、发、耳、二阴构成了一个肾系统。肾出现病变后，可出现生长发育迟缓、阳痿不育或宫寒不孕、水肿气喘、骨软无力、发白早脱、头晕健忘、耳鸣耳聋、二便失常等病理表现。由此可见，藏象学说中脏的生理功能，包含现代解剖生理学中几个脏器的生理功能，而现代解剖生理学中一个脏器的生理功能又分散于藏象学说所讲几个脏腑的生理功能之中；病理学的表现亦与此相类。

第一节　五　脏

心、肺、脾、肝、肾称为五脏（习惯上把心包附属于心）。五脏具有化生和贮藏精气的共同生理功能，同时又各有专司，且与躯体官窍有着特殊的联系，形成了以五脏为中心的藏象系统。

一、心

心位于胸腔之内，膈膜之上，两肺之间，脊柱之前，略偏左，有心包卫护于外，内有孔窍相通。心是五脏之首，是人体生命活动的中心，为神之居、血之主、脉之宗，在五行中属火，阴阳属性为"阳中之阳"，起着主宰人体生命活动的作用。通过经络与小肠形成表里关系。心开窍于舌，主脉，其华在面，在液为汗，在志为喜。心与夏季相应。心为五脏六腑之大主，故《素问·灵兰秘典论》称其为"君主之官"。

1. 心的主要生理功能

（1）主血脉　心主血脉，指心具有推动血液在脉管内运行以营养全身的功能，包括心主血和心主脉两个方面。全身的血都在脉中运行，依赖于心气的推动而输送到全身，发挥其濡养的作用。脉，即血脉，是气血运行的通道，故称脉为"血之府"。脉道的通利与否，直接影响血液的正常运行。心主血的生理作用有二：一是行血以输送营养物质；二是心参与血液的生成。心、脉、血液三者共同构成一个相对独立的系统，在这个系统中，心起主导作用，血液在心气的推动作用下，在心和脉中不停地流动，周而复始，循环往复。心的功能正常则搏动正常，脉象和缓有力、节律均匀，面色红润有光泽。若心功能异常，则会通过心脏搏动、脉搏、面色等方面反映出来。如心气不足，血液亏虚，脉道不利，则血流不畅；血脉空虚，则见面色无华、舌色淡白、脉象细弱无力；心脉瘀阻者，可见面色晦暗、唇舌青紫、心前区刺痛和憋闷，脉象结、代、促、涩等。

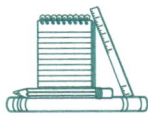

（2）主神志　即"心主神明""心藏神"。是指心具有统率人体五脏六腑、形体官窍的一切生理活动和主司人体精神意识思维活动的功能。神有广义和狭义之分。广义的神，指人体生命活动的总称，即整个人体生命活动的外在表现。狭义的神是指人们的精神、意识、思维活动及性格倾向，即心所主之神志。故《素问·灵兰秘典论》说："心者，君主之官，神明出焉。"心藏神，为人体生命活动的中心。其生理作用有二：其一，主思维、意识、精神；其二，主宰生命活动。因此，"心者，五脏六腑之大主也，精神之所舍也"。心藏神功能正常，则见精神振奋、神志清晰、思维敏捷、反应灵敏，脏腑组织功能协调；反之，心藏神功能异常，则见失眠、多梦、健忘、精神不振或谵语、昏迷等表现，严重者还可影响其他脏腑组织的功能活动，甚至危及生命。

2. 心与体、窍、志、液的关系

（1）在体合脉，其华在面，开窍于舌　在体合脉是指全身的血脉都归属于心。华，是光彩之义，其华在面，是指心脏精气的盛衰可由面部色泽反映出来。由于心主血脉，头面部的血脉极为丰富，全身血气皆上注于面，心血充盈，则见面色红润光泽；心血瘀阻，则见面色青紫晦暗；心血亏虚，则见面色淡白无华。心开窍于舌，又称"舌为心之苗"，心经的别络上系于舌，心的气血与舌相通，舌的功能有赖于心主血脉和心主神志的功能，通过对舌的观察，可以了解心主血脉和主神志的功能状态。心功能正常，则舌体柔软灵活、语言清晰、味觉灵敏；心血不足，则舌质淡白；心血瘀阻，则舌质紫暗或见瘀斑；心神失常，则见舌强、语謇或失语等。因此心气的盛衰及其功能的变化，皆可从舌的变化上得以反映。

（2）在志为喜，其液为汗　喜为心之志，心的生理功能与精神情志的"喜"有密切关系。喜，一般属于对外界刺激产生的良性反应，有益于心主血脉的生理功能，但若喜乐过度，可使心神涣散、注意力不集中，严重者可见精神错乱，甚或心气暴脱而亡。故《灵枢·本神》说："喜乐者，神惮散而不藏。"《素问·阴阳应象大论》也有"喜伤心"之说。汗为津液所化生，经汗孔排于体表，血与津液同出一源，因此有"血汗同源"之说，而血又为心所主，故有"汗为心之液"之说。心功能正常，则汗液正常排泄。心病则汗出异常，如心气虚则自汗、心阴虚则盗汗、心阳暴脱则绝汗。汗液的生成与排泄受心神的主宰与调节。心神清明，机体对外界各种信息反应灵敏，汗液的生成与排泄，就会随着体内生理情况和外界气候的变化而有相应的调节。

知识链接

心　包

心包，又称心包络，亦称"膻中"，是心脏外面的包膜，为心脏的外围组织，有保护心脏、代心受邪的作用。在外感热病中，因温热之邪内陷，出现高热神昏、谵语妄言等心神受扰的病态，称之为"热入心包"；痰阻心窍，出现意识模糊，甚至昏迷不醒等症状，称为"痰蒙心包"。心与心包络在辨证论治上差别不大。

二、肺

肺位于胸腔高位，左右各一，与心同居膈上，上连气道，并通过口鼻与外界直接相通。因其在五脏六腑中位置最高，故有"华盖"之称。五行属金，阴阳属性为"阳中之阴"，通过经络与大肠形成表里关系。肺开窍于鼻，主皮，其华在毛，在液为涕，在志为忧（悲）。肺与秋气相应。在五脏六腑中，肺为娇脏，《素问·灵兰秘典论》称肺为"相傅之官"。

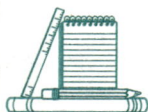

1. 肺的生理功能

（1）主气、司呼吸　肺主气包括主呼吸之气和主一身之气。肺主呼吸之气，指肺是人体内气体交换的场所。肺主一身之气，一方面是它吸入的自然界的清气是人体中气的重要组成部分，吸入的清气与脾胃运化的水谷精气在肺相合生成宗气，贯心脉以行心血。另一方面肺的呼吸运动又推动全身气的升降出入。肺主气不仅能辅心行血，而且主持和调节了全身各脏腑组织器官之气，对全身的气机具有调节作用。人体通过肺，吸入自然界的清气，呼出体内的浊气，吐故纳新，使体内的气体不断得到交换，以保证人体新陈代谢的正常进行。

（2）主宣发、肃降　肺主宣发，即是指肺气具有向上、向外、升宣、发散的生理功能。肺主宣发的功能有三：一是指肺通过宣达、布散的功能把浊气排出体外；二是把脾转输来的水谷精微及津液布散全身，外达于皮毛；三是宣发卫气，外合皮毛，并调节汗孔的开阖，将津液的代谢产物化为汗液排出体外。

肺主肃降，指肺具有排出肺内各种异物，使呼吸道通畅，呼吸平稳，从而保持肺脏清虚之性的功能。肺主肃降功能有三：一是指肺通过下降作用充分吸入自然界清气，并下纳于肾；二是将脾转输来的津液及水谷精微向下布散全身，并将代谢后的产物通过三焦而排入肾和膀胱；三是肃清呼吸道的异物，以保持其洁净通畅。

肺的宣发和肃降，是相反相成的矛盾运动。在生理情况下相互依存和相互制约；在病理情况下，则又常常相互影响，相互传变。宣发与肃降正常，则气道通畅，呼吸均匀，体内外气体得以正常交换。如二者功能失调，就会发生"肺气失宣"或"肺失肃降"的病理变化，从而出现呼吸气短、喘促、咳痰等肺气上逆的症状。

（3）主通调水道　调，即调节。肺主通调水道，是指肺通过宣发肃降对体内津液的输布、运行和排泄起着疏通和调节作用，以维持体内水液代谢平衡的功能。通过肺的宣发，将脏腑代谢后的水液向上、向外输布，布散至全身，外达皮毛，代谢后以汗液的形式由汗孔排泄；通过肺的肃降，可将脏腑代谢后的水液向下、向内输送，经肾和膀胱的蒸腾气化作用，将代谢后的水液化为尿液贮存于膀胱，排出体外。由此可见，肺气的宣发和肃降，不但能使水液运行的道路通畅，而且在维持机体水液代谢平衡中发挥着重要的调节作用，又因肺位居高位，故有"肺为水之上源"之说。

（4）朝百脉，主治节　朝，即朝向，聚会；百脉，泛指全身的血脉。肺朝百脉，是指百脉朝会于肺，即全身的血液都通过经脉朝会于肺，通过肺的呼吸作用，进行气体交换，经肺的呼浊吸清，将含有清气的血液通过百脉再输布全身。治节，即治理调节。肺主治节，是指肺可治理调节全身之气、血、津液的代谢。肺主治节的生理功能实际上是对肺主要生理功能的概括。肺是通过治理调节气、血、津液而起到治理调节全身的作用，其中治理调节气机为其关键。因为肺主气、司呼吸，不但与气的生成有关，而且随着肺气的宣降和呼吸运动，治理和调节全身的气机，即调节气的升降出入运动。肺的调节作用其实是通过对气机的调节来实现的。所以说，肺主治节的功能是对肺的主要生理功能的高度概括。

2. 肺与体、窍、志、液的关系

（1）在体合皮，其华在毛，开窍于鼻　皮毛，包括皮肤、汗腺、毫毛等组织，是一身之表，为抵御外邪侵袭的屏障。肺在体合皮，其华在毛，是指肺具有宣发卫气、输精于皮毛的作用。肺气宣发的功能正常，皮毛得养，则见皮肤致密、毫毛柔润光滑、抗邪力强、触觉灵敏。若肺气虚，宣发无力，卫表不固，则见畏寒、多汗或自汗、易感外邪、皮毛枯槁憔悴、触觉迟钝；肺阴虚弱，皮毛失养，则见皮毛干燥、憔悴枯槁、瘙痒等。鼻与喉相通而连于肺，鼻和喉是呼

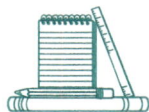

吸的门户，外邪袭肺，多从鼻喉而入，所以说，"肺开窍于鼻"，"喉为肺之门户"。鼻的嗅觉和喉部发音都依赖于肺气的作用且都与肺气的功能密切相关。肺气通利，呼吸平稳，则见鼻窍通畅、嗅觉灵敏、声音能彰。在病理上，若外邪袭肺，肺气失宣，可见鼻塞、喷嚏、流涕、喉痒、咳嗽、失音等肺气失宣的症状。

（2）在志为悲（忧），在液为涕 忧和悲的情志变化虽略有不同，但其对人体生理活动的影响大致相同。悲，即悲伤；忧，即忧愁。悲和忧两者均属非良性的情感活动，均可影响肺中精气和肺的宣发肃降运动，进而导致肺气耗伤。肺气调和，则遇事悲忧适度。若肺气不足，则易致情绪悲伤；过度悲伤，耗伤肺气，可出现少气懒言、呼吸气短等症状。涕为肺宣发的津液经鼻腔分泌而成，对鼻腔起着润泽的作用，为肺津所化，由肺气宣散于鼻窍，故在液为涕。肺气充沛，肺津充足，则见鼻涕润泽鼻窍而不外溢。若肺失宣降则会导致涕的分泌和性状异常，肺气虚，则见鼻涕自出；热邪袭肺，则见鼻塞、流黄涕等。

三、脾

脾居膈下，位于中焦，横膈之下腹腔内，与胃以膜相连。五行属土，阴阳属性为"阴中之至阴"。通过经络与胃形成表里关系，脾开窍于口，其华在唇，主肉，在液为涎，在志为思。脾与长夏相应。为"后天之本"，为"气血生化之源"。《素问·灵兰秘典论》称之为"仓廪之官"。

1. 脾的生理功能

（1）主运化 脾主运化，包括运化水谷和运化水液两个方面。运，即转运、输送；化，即消化、吸收。运化水谷是指脾能够把饮食物（水谷）化为精微，并将精微物质转输到全身。饮食物的消化和吸收，实际上是在胃和小肠内进行的，但必须依赖于脾的运化功能才能完成。其运化过程分为三个阶段：一是消化，饮食物受纳入胃，经胃的"腐熟"及小肠的"化物"，将饮食物分解为精微和糟粕两个部分；二是吸收，即帮助胃肠道吸收水谷精微；三是输布，即通过"散精"作用，将水谷精微上输于肺，再经肺的宣发与肃降而输布全身，从而使各脏腑、组织、器官得到营养，维持正常的生理功能。

运化水液，又称作"运化水湿"，是指脾对水液有吸收、转输、布散的作用。即脾将水谷精微和津液上归于肺，通过肺而布散全身；同时，将多余的水液，通过脾的运化传输到肾和膀胱，通过肾的气化作用，然后排出体外。

（2）主升清 脾主升清，是指脾气的功能是以向上升散为其特点。升，指上升、输布和升举；清，指水谷精微等营养物质。脾将水谷精微上输心、肺及头目，并通过心肺的作用化生气血，以营养全身。另外，脾气的运化特点以上升为主，故称"脾气主升""脾以升为健"。脾主升清还体现于能够维持内脏位置的相对稳定，即维持机体内脏的正常位置，防止内脏下垂的功能。若脾不升清，水谷不能运化，则出现神疲乏力、眩晕、腹胀、便溏、泄泻等症状；若脾气虚弱，升举无力而中气下陷，则出现久泻脱肛、内脏下垂等。此称为"脾气下陷"。

（3）主统血 脾主统血，是指脾有统摄血液在脉管中运行，防止溢于脉外的功能。脾统血的作用是通过气摄血的作用实现的。脾为气血生化之源，气为血帅，血随气行。脾的运化功能健旺，则气血充盈，气旺则固摄作用亦强，血液也不会溢出脉外而发生出血现象。反之，脾的运化功能减退，化源不足，则气血虚亏，气虚则血失统摄而离脉道，从而导致出血，称为"脾不统血"。常表现为便血、尿血、崩漏、皮下出血等。

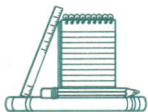

2.脾与体、窍、志、液的关系

（1）在体合肉，主四肢，开窍于口，其华在唇　全身肌肉和四肢所需的营养都需要依靠脾运化水谷精微来供给。脾为气血生化之源，全身的肌肉及四肢均赖其营养，才能丰满壮实，发挥其运动功能。若脾的功能减退，营养吸收发生障碍，肌肉也随之消瘦，四肢软弱无力。脾在窍为口是指食欲、口味等与脾主运化功能密切相关。脾气健运，则食欲旺盛，口味正常。若脾有病变，就会出现食欲减退和口味异常，如纳呆、口淡乏味。脾在窍为口，其华在唇，口唇的色泽能反映脾主运化的功能和化生气血的状况。脾气健运，气血充足，营养良好，则口唇红润而有光泽；脾失健运，气血虚少，营养不良，则口唇淡白无华。

（2）在志为思，在液为涎　在志为思，是指脾的生理功能与思虑相关。思，即思虑，是人类特有的精神、意识、思维活动的一种状态。正常限度内的思虑，是人人皆有的情志活动，对机体的生理活动并无不良影响。若思虑太过，则会导致脾气郁结，影响脾胃的运化功能。涎为唾液中较为清稀的部分，由脾气化生并转输、布散。涎有清洁口腔，保护口腔黏膜的作用，故说"脾在液为涎"。脾主升清，可使涎液上行于口内而不外溢；脾胃失和，则可导致涎液的分泌失常，发生口涎自出的现象。

四、肝

肝位于腹腔，横膈之下，右胁之内。五行属木，阴阳属性为"阴中之阳"。通过经络与胆形成表里关系。肝开窍于目，主筋，其华在爪，在液为泪，在志为怒，肝与春气相应。《素问·灵兰秘典论》称之为"将军之官"。

1.肝的生理功能　包括主疏泄和主藏血两个方面。

（1）主疏泄　疏，即疏导、疏通之义。泄，即发泄、疏泄、升发之义。肝主疏泄，是指肝具有疏通、调畅全身气机，使之通而不滞、散而不郁的作用。肝主疏泄功能主要表现在调畅气机、调畅情志、促进脾胃消化、促进血液运行和水液输布、调节生殖功能等五个方面。

①调畅气机：气机，泛指气的升、降、出、入运动。机体脏腑、经络、器官等活动，全赖于气的升降出入运动。肝气主升、主动的特点对于气机的疏通、畅达、升发是一个重要的因素。肝的疏泄功能正常，则气血调和，经络通利，脏腑器官功能活动也就正常协调。反之，肝的疏泄功能异常，主要表现在以下两个方面：一是疏泄不及，导致肝郁气滞，可见闷闷不乐，胸胁、两乳或少腹胀痛不适等；二是升发太过，肝气上逆，可见头目胀痛、面红目赤、急躁易怒，甚则猝然昏倒、不省人事等。气的升降出入运动是人体生命活动的基本形式。

②调畅情志：情志活动，依赖于气血的正常运行。肝的疏泄功能正常，气机调畅，人体就能较好地协调自身的精神情志活动，表现为精神愉快，心平气和，心情舒畅。若肝疏泄不及，易引起人的精神情志活动异常，则见沉闷不乐、多愁善感、沉默寡言等症；肝疏泄太过，则见急躁易怒、失眠多梦等症。肝失疏泄往往与外界环境的精神刺激，特别是过度的抑郁或大怒密切相关，故有"肝喜条达而恶抑郁""暴怒伤肝"的说法。

③促进脾胃消化：主要体现在调节脾胃气机升降和促进胆汁分泌排泄两个方面。肝的疏泄功能正常，是保持脾胃升降协调的重要条件。肝失疏泄不仅影响脾的升清功能，还可影响胃的降浊功能。如肝气犯胃，可见脘腹胀痛、呕呃嗳逆等症；肝气犯脾，可见纳呆、眩晕、泄泻等症。同时，肝的疏泄还可调节胆汁的分泌与排泄，有助于饮食物的消化吸收，也有助于脾胃的运化。若肝气郁结，致胆汁失于排泄，可见胁下胀满、疼痛、口苦，甚至出现黄疸等症。

④促进血液的运行和津液的代谢：血和津液属阴主静，气的推动作用是血液运行和水液输

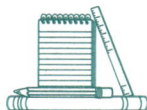

布的动力，气机调畅是血液循环和津液代谢正常的保证。肝主疏泄，调畅气机，通利三焦，疏通水道。若肝失疏泄，气机郁滞，血行不畅而为瘀血，津液输布异常，而成水湿痰饮等。

⑤促进和调节生殖功能：女子的月经与排卵，男子的排精与生殖功能，与肝的疏泄作用密切相关。肝的疏泄影响冲、任二脉的通利协调。肝失疏泄，冲任失调，女子则经行不畅，引发痛经、闭经、不孕等；男子则见精液藏泻失度，出现遗精、早泄、排精不畅等。

（2）主藏血　肝具有贮藏血液和调节血量的作用。肝贮藏血液，一方面可制约肝阳上亢，另一方面可防止出血；肝调节血量可使人体的血液在运动时达于四肢，休息时归藏于肝。

正常情况下，人体各部位的血量是相对恒定的，但常随机体活动量的增减、情绪的变化及外界气候的变化而发生变化。当活动剧烈或情绪激动时，肝把贮藏的血液向外输布，运于全身；而安静休息及情绪稳定时，外周血液的需用量相对减少，部分血液便归藏于肝。

由于肝对血液有贮藏和调节作用，所以人体各部分的生理功能都与肝关系密切。若肝功能异常，则藏血功能失常，常表现在"肝血不足"和"肝不藏血"两个方面。肝血可濡养筋目，若肝血不足，不能濡养于目，则会出现两目干涩昏花，或为夜盲；不能濡养于筋脉，则会出现肢体麻木、筋脉拘急、屈伸不利等症状。此外，肝为经血之源，若肝血不足，则妇女可见月经量少，甚则经闭；肝不藏血，则见各种出血，如崩漏、月经过多等。

2. 肝与体、窍、志、液的关系

（1）在体合筋，其华在爪，开窍于目　筋即筋膜，包括肌腱和韧带，附着于骨而聚于关节，为联络肢体关节、肌肉，主司运动的组织。肝血充盈，筋得所养，则关节运动灵活有力；若肝血不足，筋失所养，轻则关节屈伸不利，重则四肢麻木、筋脉拘急，甚至手足抽搐震颤、角弓反张。爪即爪甲，包括指甲和趾甲，是筋的延续，爪甲与筋相同，皆赖于肝血的濡养，故称"爪为筋之余"。肝血的盛衰可影响爪甲的荣枯。肝血充足，则爪甲红润光泽、坚韧明亮；若肝血不足，则爪甲软薄、枯而色夭，甚则变形易脆裂。肝开窍于目，是指肝的经脉上连目系，双目得到肝血的濡养才能发挥正常的视物功能。肝血不足，不能上养于目，则见两目干涩、视物不清、畏光涩泪。《素问·五脏生成》曰："肝受血而能视。"

（2）在志为怒，其液为泪　怒志活动以肝血为基础，"怒"是人们在情绪激动时的一种情志变化，对机体的生理活动来说，一般属于不良刺激。怒在一定限度内是情绪的宣泄，对维护人体的生理平衡具有重要意义。若大怒不解，对人体的主要影响是"怒则气上""怒则气逆，甚则呕血"。可见，怒对人体的影响主要是"气上逆"，这势必会导致肝阳上亢，甚则肝风内动，故又说"怒伤肝"。肝开窍于目，泪为目睛之液，泪从目生。若肝之气血调和，则能濡润、保护眼睛，故"泪为肝之液"。肝血不足，则会出现两目干涩、泪液减少。

五、肾

肾位于腰部，脊柱两侧，左右各一。五行属水，阴阳属性为"阴中之阴"。肾通过经络与膀胱形成表里关系。肾开窍于耳和二阴，主骨，其华在发，在液为唾，在志为恐。肾与冬季相应。《素问·脉要精微论》称肾为"先天之本"。

1. 肾的生理功能

（1）藏精，主生长、发育与生殖　精，是精微、精华之意。中医学中的精，是构成人体和维持人体生命活动的基本物质。先天之精，禀受父母，主要作用为促进生长发育和生殖。后天之精，来源于饮食，主要作用为营养五脏，灌溉六腑，维持人体的生命活动。故"肾为先天之本"，"脾为后天之本"。肾藏精，精化气，通过三焦布散全身，从而促进人体的生长、发育和

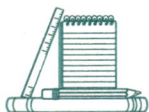

生殖。人体生、长、壮、老、已的生命过程及其生殖能力，与肾中精气的盛衰密切相关，《素问·上古天真论》曾对此做过精辟的论述。肾所藏的精，称肾精，精能化气，即肾气。肾精属阴；肾气属阳。肾阴，又称元阴、真阴、命门之水，是肾脏功能活动的物质基础，是人体一身阴液的根本，对机体各脏腑组织起濡润、滋养作用；肾阳，又称元阳、真阳、命门之火，是肾脏功能活动的动力源泉，是人体一身阳气的根本，对机体各脏腑组织起着推动、温煦的作用。可见，肾阴肾阳是人体一身阴阳的根本，在生理状态下二者互制互用，以维持肾脏自身及全身阴阳的平衡协调。

（2）主水　肾有主司和调节人体水液代谢的作用，故肾又称"水脏"。正如《素问·逆调论》所说："肾者水脏，主津液。"肾主水的功能主要是靠肾中精气对水液的蒸腾气化作用来完成的。人体的津液代谢是一个十分复杂的过程，肾对津液代谢的主持和调节作用体现在两个方面：一是脾的运化、肺的宣降、三焦的通调水道、小肠的分清泌浊、膀胱的蒸腾气化、皮肤的代谢等，均是在肾阴和肾阳的调节作用下完成的。二是肾脏本身就是津液输布和排泄所必须经过的一个重要环节。尿液的生成与排泄，直接与肾的气化作用密切相关。"肾阳为开""肾阴为阖"，若肾的气化功能正常，开阖有度，则尿液产生和排泄正常；若肾的气化失常，开阖失调，将导致人体尿液失常，甚者出现水液代谢障碍。如关门不利，则尿少、水肿；关门失约，则尿频、尿多。肾主水液，对于体内津液的输布和排泄，维持体内津液代谢的平衡，起着极为重要的调节作用，故称肾为"水之下源"。

（3）主纳气　纳，有受纳和摄纳的意思。肾主纳气，是指肾具有摄纳肺吸入的自然界清气，保持吸气的深度，防止呼吸表浅的作用。人的呼吸运动虽为肺所主，但肺吸入之气须下归于肾，由肾气为之摄纳，呼吸才能通畅、均匀，并保持一定的深度。因此，人体正常的呼吸运动是肺肾两脏功能相互协调的结果。正如清代林珮琴在《类证治裁·喘证》中所说："肺为气之主，肾为气之根。肺主出气，肾主纳气。阴阳相交，呼吸乃和。"肾主纳气，对人体的呼吸运动具有重要意义。肾中精气充盛，摄纳有权，则呼吸均匀和调；反之，若肾中精气不足，摄纳无力，不能帮助肺维持呼吸的深度，则出现呼吸表浅，或呼多吸少、动则气喘等病理表现，称为"肾不纳气"。

2. 肾与体、窍、志、液的关系

（1）主骨生髓、其华在发　肾藏精，精生髓，髓居骨中，称之为骨髓，骨骼的生长、发育、修复，均有赖骨髓充盈及其所提供的营养，故说"肾在体合骨"。如《素问·痿论》说："肾主身之骨髓。"《素问·解精微论》曰："髓者，骨之充也。"肾精充足，则骨髓生化有源，骨骼得骨髓之滋养而坚韧有力。若肾精不足，则骨髓空虚，骨软无力。髓除骨髓外，还有脊髓、脑髓，均由肾中精气所化生。齿为骨之余，由肾中精气所充养。牙齿的生长与脱落，与肾中精气的盛衰密切相关。肾中精气充足，则牙齿坚固有力；肾中精气不足，则牙齿松动易落。在小儿可见生长发育迟缓、骨软无力，出现"五迟、五软"等病理表现。发的生长与脱落、润泽与枯槁是肾中精气盛衰的反映。由于发有赖于血的滋养，故又称"发为血之余"。发的生长，依赖于精血的滋养。青壮年肾气充足，肾精足则血旺，发长而润泽，故说肾"其华在发"。老年人肾精不足，精气虚衰，发失所养，则须发早白、枯槁易脱。

（2）开窍于耳和二阴　耳的听觉功能是否灵敏，主要与肾中精气的盛衰有密切关系。肾中精气充盛，髓海得养，则听觉灵敏。肾中精气虚衰，髓海失养，则听力减退、耳鸣耳聋。故说"肾开窍于耳"。二阴，包括前阴和后阴。前阴包括尿道和外生殖器，有排尿和生殖功能。尿液的排泄虽由膀胱所主，但仍靠肾的气化功能才能维持正常。后阴，即肛门，是排泄粪便的通道。

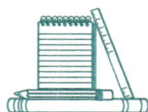

粪便的排泄虽属大肠的传导功能，但亦与肾的气化、封藏、温煦作用有关。所以，人之大小便的排泄和生殖功能都与肾有关。若肾阳虚，则见大便溏泄；肾阴虚，可见大便秘结；肾气不固，封藏失职，可见久泄滑脱。

（3）在志为恐，在液为唾　恐是一种恐惧、害怕的情志活动，与肾密切相关。若肾中精气充盈，封藏有度，则人在受到外界惊恐刺激时，多表现为虽恐不甚，且能自我调节。若肾中精气不充，封藏失司，则稍遇惊恐就会出现畏惧不安，甚至惶惶不可终日。恐则气下，肾气不固，可见二便失禁、滑胎等症状。唾，是唾液中较稠厚的部分，能够润泽口腔，辅助食物下咽，并能滋养肾精。《素问·宣明五气》曰："肾为唾。"唾为肾液，故肾的病理变化，常导致唾的分泌异常。如肾虚、肾寒常见多唾，肾阴亏虚常见唾液分泌不足而口舌干燥。

知识链接

命　门

　　"命门"一词，最早见于《黄帝内经》，系指眼睛而言。如《灵枢·根结》曰："命门者，目也。"将命门作为内脏提出则始于《难经》。如《难经·三十六难》曰："肾两者，非皆肾也，其左者为肾，右者为命门。命门者，诸神精之所舍，原气之所系也，故男子以藏精，女子以系胞。"命门，被赋予"生命之门"的含义。后世医家对命门所在部位认识不一，但对命门的生理功能与肾息息相通的认识是一致的。现代较一致的观点认为肾阳亦即"命门之火"，肾阴亦即"命门之水"。命门的提出，无非是强调了肾阴、肾阳对生命维持的重要性。另外，如单提命门，习惯上多指肾阳。

第二节　六　腑

　　六腑，是胆、胃、小肠、大肠、膀胱、三焦的总称。六腑多为中空的脏器，其共同的生理特点是受盛和传化水谷。这里所说的"传化"，有传导变化之意。所以，六腑主要是主管饮食物的受纳、传导、变化，并排泄食物的糟粕，所以说"六腑以通为用"。

一、胆

　　胆为中空的囊状器官，内藏胆汁。它既是六腑之一，也是奇恒之腑。其主要生理功能是贮藏和排泄胆汁、主决断。

　　1. 贮藏和排泄胆汁　胆汁，又称"精汁""清汁"，古人认为胆汁是一种精纯、清洁的精微物质，在肝内生成后，在肝的疏泄功能作用下，由肝之余气所化生，流入胆囊，贮藏起来。在饮食的消化过程中，贮藏于胆腑的胆汁在肝的疏泄作用下，参与饮食物的消化，是脾胃运化功能得以正常进行的重要条件。若肝疏泄失职，则胆汁疏泄不利，影响脾胃运化功能，可见食欲减退、胁下胀满疼痛、厌油腻、腹胀、腹泻等症状；若胆汁上逆、外溢，则见口苦、呕吐黄绿苦水、目睛发黄等症状；若湿热蕴结肝胆，以致肝失疏泄，胆汁外溢，浸渍肌肤，则发为黄疸。

　　2. 主决断，调节情志　胆主决断是指胆在精神意识思维活动过程中，具有促进对事物进行判断以做出决定的作用。胆的这一功能可以预防和消除某些精神刺激的不良影响，确保各脏腑之间的协调关系。胆与肝相表里，胆气亦喜升发条达。胆主决断影响精神情志。若胆气豪壮，

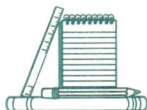

则善于应变、当机立断、判断准确；胆气虚弱，则善恐易惊、谋虑不决、胆怯怕事。

二、胃

胃位于膈下，腹腔上部，分上、中、下三部，胃的上部称为上脘，包括贲门；胃的下部称为下脘，包括幽门；胃的上下脘之间为中脘，即胃体。胃的主要生理功能是受纳与腐熟水谷，胃以降为和，主通降。胃的生理特性是喜润恶燥。

1. 主受纳、腐熟水谷　受纳，即接受、容纳；腐熟，是指饮食物经过胃的初步消化，形成食糜的过程。饮食入口，经食道容纳并暂存于胃，这一过程称之为受纳，故称胃为"太仓""水谷之海"。《灵枢·玉版》曰："人之所受气者，谷也。谷之所注者，胃也。胃者，水谷气血之海也。"容纳于胃的水谷，经过胃的腐熟后，下传于小肠，其精微物质经脾之运化而营养全身。脾胃的这种功能常被概括为"胃气"，人体后天营养的供给，也取决于"胃气"的盛衰。胃虽有受纳和腐熟水谷的功能，但必须和脾的运化功能相配合，才能使水谷化为精微，以化生气血津液，供养全身。若胃受纳与腐熟水谷功能失常，可见纳呆、厌食、胃脘胀闷疼痛、嗳腐吐酸等症。

2. 主通降，以降为和　通，即通畅；降，即下降。胃气"以降为顺""以通为和"，合称"胃主通降"。胃主通降，是指胃具有使食糜向下输送至小肠、大肠，并促进大肠排泄的生理功能。其特征体现在以下四个方面：首先，饮食物入胃，胃受纳而不拒之。其次，经胃气的腐熟作用而形成的食糜，下传小肠进一步消化。再次，协助小肠将食物残渣下输大肠，形成糟粕。最后，粪便有节制地排出体外。在这个过程中，胃气必须保持"通"和"降"的状态，食物的消化才能正常进行。若胃气不降，反而上逆，则出现恶心、呕吐、呃逆、嗳气等症。

三、小肠

小肠位于腹腔，上端接幽门，与胃相通，下端接阑门，与大肠相连，是机体对饮食物进行消化、吸收，并输布其精微、下传其糟粕的重要脏器。心与小肠相表里。小肠的主要生理功能是受盛化物和泌别清浊。

1. 受盛化物　受盛，即接受，以器盛物之意。化物，即消化、变化、化生精微之意。小肠的受盛化物功能主要表现在两个方面：一是指小肠承受了由胃下移而来的初步消化的食糜，起到容器的作用，即"受盛"作用。二是指经胃初步消化的食物，在小肠内必须停留一定的时间，由小肠对其进一步消化和吸收，从而将饮食水谷化为精微和糟粕两部分。可以被机体利用的营养物质，称为精微。食物中的残渣称为糟粕，由此下输于大肠，即"化物"作用。若小肠化物失常，可导致消化、吸收的障碍，出现腹胀、腹泻、便溏等症状；若小肠受盛功能失调，可导致传化异常，出现腹痛。

2. 泌别清浊　泌，即分泌；别，即分别。清，指各种水谷精微物质。浊，指食物经过消化后剩余的残渣，即糟粕。分清，就是将饮食物中的精华进行吸收，再通过脾之升清散精作用，上输心肺，输布全身，供给营养。别浊，体现为两个方面：其一，是将饮食物的残渣糟粕下传到大肠，形成粪便，经肛门排出体外；其二，是将剩余的水分经肾的气化作用渗入膀胱，形成尿液再排出体外，故有"小肠主液"之说。小肠的泌别清浊功能正常，则水液和糟粕各走其道，二便正常；若小肠功能失常，清浊不分，则可出现便秘泄泻、小便短少等。

四、大肠

大肠位于腹中，上端在阑门处与小肠相接，下端连接肛门。大肠与肺相表里。大肠的主要

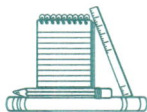

生理功能是传化糟粕和主津。

1. 传化糟粕　传化，即传导、变化。大肠接受小肠下输的食物残渣，吸收其中剩余的水液，将糟粕变化为成形的粪便，最后经肛门排出体外。大肠是传化糟粕的通道，又有吸收水液使糟粕变化成形的作用。故称"传导之官"。

2. 主津　大肠吸收水分，参与调节体内水液代谢的功能，称为"大肠主津"。大肠接受由小肠下注的饮食物残渣和剩余水分之后，将其中的部分水液再吸收，使残渣形成粪便排出体外。如果大肠传化糟粕功能失常，不能吸收水液，则会出现大便溏泄、肠鸣等症；大肠津亏，可见大便秘结。

五、膀胱

膀胱位于下腹部，其上通过输尿管与肾相通，其下接尿道。膀胱与肾相表里。膀胱的主要生理功能是贮存和排泄尿液。

1. 贮存尿液　水液在人体代谢过程中，通过肺、脾、肾三脏作用，布散全身。其代谢后的水液，经肾的气化作用，升清降浊，清者回流体内，浊者下输于膀胱，变成尿液，由膀胱加以贮存。《诸病源候论·膀胱病候》中说，"津液之余者，入胞脬则为小便"，"小便者，水液之余也"。

2. 排泄尿液　尿液在膀胱内潴留至一定程度时，经肾的气化作用，使膀胱开阖适度，则尿液可以及时地排出体外。若膀胱贮尿和排尿功能失调，主要表现为尿液的排泄失常，如尿频、尿急、尿道涩痛，小便清长或尿失禁、遗尿等症。《素问·灵兰秘典论》曰："膀胱者，州都之官，津液藏焉，气化则能出矣。"

六、三焦

三焦是上焦、中焦、下焦的合称。三焦为六腑之一，而且是脏腑中最大的腑，故有"孤腑"之称。其主要生理功能是通行元气、运行水液。元气，是人体最根本的气，根源于肾，通过三焦而布散于五脏六腑，充沛于全身，推动、激发各个脏腑组织的功能活动，因此，三焦是元气运行的通道。饮食水谷，特别是水液的运行吸收、输布和排泄，都是通过三焦来完成的。《素问·灵兰秘典论》曰："三焦者，决渎之官，水道出焉。"因此，三焦是气和水液升降出入的通道，又是气化活动的场所。

三焦部位的划分，包括上焦、中焦、下焦。膈以上为上焦，包括心与肺。横膈以下到脐为中焦，包括脾与胃。脐以下至二阴为下焦，包括肝、肾、大肠、小肠、膀胱、女子胞等。

三焦其各自的功能特点：①上焦如雾。接受来自中焦脾胃的水谷精微，通过心肺的宣发布散于全身，发挥其营养滋润作用，若雾露之溉，故称"上焦如雾"。②中焦如沤。胃受纳腐熟水谷，由脾之运化而形成水谷精微，通过脾的升清转输作用，将水谷精微上输于心肺以濡养周身。因为脾胃有腐熟水谷、运化精微的生理功能，故称"中焦如沤"。③下焦如渎。下焦将饮食物的残渣糟粕传送到大肠，变成粪便，从肛门排出体外，并将体内剩余的水液通过肾和膀胱的气化作用变成尿液，从尿道排出体外。这种生理过程具有向下疏通、向外排泄之势，故称"下焦如渎"。

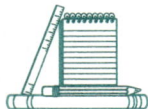

第三节　奇恒之腑

脑、髓、骨、脉、胆、女子胞，总称为奇恒之腑。它们形同腑，为中空的器官，功似脏（除胆之外），具有藏精之用。似脏非脏，似腑非腑，故得名。除胆之外均没有表里配合，也没有五行配属。胆既属于六腑，又属于奇恒之腑。本节只叙述脑和女子胞。

一、脑

脑居于颅腔之内，上至颅囟，下至风府，由髓汇聚而成，故亦称"脑髓"。《灵枢·海论》曰："脑为髓之海。"脑的主要生理功能是主藏元神、主宰生命活动、主感觉运动。但以五脏为中心的藏象学说，将脑的功能分属五脏而统归于心。

1. 主藏元神　人的精神思维活动，是外界客观事物反映于大脑的结果。中医学一方面强调心是思维的重要器官；另一方面也认为这种思维意识活动是在元神功能基础上后天获得的，是后天之神，与脑的功能密切相关。明代李时珍在《本草纲目》中提出："脑为元神之府。"脑主精神意识的功能正常，则精神饱满，思维灵敏，意识清楚，记忆力强，语言清晰，情志活动正常。反之，则精神萎靡不振，记忆力减退，反应迟钝，甚至精神错乱等。

2. 主宰生命活动　脑为"元神之府"，是生命的主宰。元神来自先天，为人出生之前随形俱而生之神。元神存则有生命，元神散则人即死。故脑为生命的枢机，是生命活动的要害所在。

3. 主感觉运动　眼耳口鼻舌为五脏外窍，皆位于头面，与脑相通。故髓海充盈，脑的功能正常，则视物清晰，听觉、嗅觉灵敏，感觉正常，动作敏捷。反之，髓海不足，则感觉、运动功能失常，就会出现视物不清，听觉、嗅觉不灵，动作迟缓，感觉障碍，肢体软弱无力等症状。

脑由髓汇集而成，而髓由精化，精由肾藏，肾藏之精，又依赖于后天之精的充养，故脑髓的充盈不但与肾精密切相关，而且与五脏六腑之精有关。五脏六腑的功能协调，脑才能够发挥正常的生理功能，故对于脑的病变，中医学多从五脏进行辨证论治。

二、女子胞

女子胞，位于小腹，下口连接阴道，又称"胞宫""子脏"。其主要生理功能是主月经和孕育胎儿。

1. 主月经　月经，又称月信、月事、月水。女子二七左右，肾中精气旺盛，天癸至，任脉通，太冲脉盛，女子胞发育成熟，月经来潮。七七后，肾中精气渐衰，天癸渐绝，任、冲二脉的气血也逐渐衰少，而致绝经。可见，月经的产生是脏腑气血作用于胞宫的结果，因此，其主月经的作用与肾、天癸、任脉、冲脉等关系密切。

2. 孕育胎儿　胞宫是女性孕产的器官。女子在发育成熟后，月经应时来潮，女子胞就具备了生殖和养育胎儿的能力，受孕之后，女子胞就成为保护胎元、孕育胎儿的主要器官。《中西汇通医经精义·下卷》曰："女子之胞，一名子宫，乃孕子之处。"

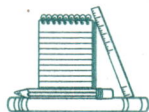

> **知识链接**
>
> ### 子宫与精室
>
> 　　女子之胞名曰"子宫"，具有主持月经、孕育胎儿的功能，是女性生殖器官之一；而男子之胞名为"精室"，又称精宫，是男子的生殖器官，包括解剖学所说的睾丸、附睾、精囊腺和前列腺等，具有贮藏精液、生育繁衍的功能。均属肾所主，与冲任相关。清代唐宗海《中西汇通医经精义·下卷》曰："女子之胞，男子为精室，乃血气交会，化精成胎之所，最为紧要。"精室的功能与肾之精气盛衰密切相关。

第四节　脏腑之间的关系

　　人体是由脏腑、经络、形体及官窍所构成的一个有机整体，各脏腑组织器官的功能活动并不是孤立的，在这个整体中，它们在生理上互相依赖、互相制约，在病理上互相影响、互相传变。脏腑之间的关系主要包括脏与脏之间的关系、脏与腑之间的关系、腑与腑之间的关系三个方面。

一、脏与脏之间的关系

　　心、肺、脾、肝、肾五脏，不仅有各自的生理功能和特定的病理变化，而且存在着复杂的生理联系和病理影响。古代医家大多以五行生克理论来阐述五脏之间的生理联系，用五行乘侮理论来阐述五脏之间的病理影响。脏与脏之间的关系，即五脏之间的关系。《侣山堂类辨》曰："五脏之气，皆相贯通。"脏与脏之间的关系不只表现在形态结构方面，更重要的是，它们在生理功能和病理变化上有内在的联系，因而形成了脏与脏之间互相资生、互相制约的关系。

　　1. 心与肺　心与肺之间的关系，体现于气和血相互依存、相互为用的关系。心主血，肺主气，这就决定了心与肺之间的关系，主要体现在气血相互为用方面。血的运行依靠气的推动，而气也需要血的运载才能输布至全身。心主血脉，上朝于肺；肺主宗气，贯通心脉。血的运行虽为心所主，但必须依赖肺气的推动；宗气要贯通心脉，也必须得到血的运载，才能输布全身。肺朝百脉，助心行血，是血液正常运行的必要条件；而只有正常的血液循行，才能维持肺主气、司呼吸功能的正常进行。所以，前人有"气为血之帅，血为气之母"的说法。在病理上，心与肺两脏相互影响，表现为气和血的运行功能失常。若心气不足、心阳不振、心脉瘀阻，皆可影响肺的宣发和肃降，从而出现胸闷、气促、咳嗽等肺气不宣的症状；反之，肺气不足，则可影响心的行血功能，从而出现心悸、胸闷、舌紫暗、口唇青紫、脉涩等心血瘀阻之症状。

　　2. 心与脾　心与脾之间的关系，主要表现在血液的生成和运行这两个方面。心主血而行血，脾生血又统血，所以心与脾之间的关系主要体现在血液的生成和运行两方面的协同作用。心主血脉，脾主运化。心血赖脾气转输的水谷精微得以化生，而脾的运化功能又有赖于心血的推动和滋养，并在心神的统率下维持其正常的生理活动。血液在脉内循行，既有赖于心气的推动，又靠脾气的统摄。只有心脾两脏协调才能循经运行而不溢于脉外，所以有"诸血皆运于脾"的说法。病理上，心与脾相互影响，主要表现为血液的运行和生成功能失调。若思虑过度，耗伤心血，影响脾的运化功能。若脾气虚弱，气血生化不足，或脾不统血，血液外逸，导致心血亏

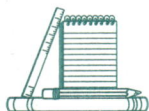

损，常见心悸、失眠多梦、肢体倦怠、食少纳呆、心神不安、面色无华等为主要表现的心脾两虚证。

3. 心与肝　心与肝之间的关系，主要表现在血液循行和精神情志这两个方面。心主血，肝藏血。血脉充盈则心有所主，肝有所藏，以发挥其贮藏血液和调节血量的生理功能；而肝的疏泄功能正常，又有助于心主血脉功能正常进行，使血行不瘀。若肝不藏血，心无所主，必然导致血液运行失常，常见失眠、多梦、心悸、面色无华，或头晕、视物昏花、目涩、爪甲不荣等心肝血虚证表现。心藏神，主宰人的精神意识思维活动；肝主疏泄，调节人体的情志活动。心肝两脏协同为用，以维持精神情志活动的正常。

4. 心与肾　心与肾之间的关系，主要表现在两个方面，一是心阴心阳与肾阴肾阳之间的依存关系，二是心血与肾精之间的依存关系。心在五行属火，位居于上属阳；肾在五行属水，位居于下属阴。下者以上升为顺，上者以下降为和。心火必须下降于肾，与肾阳共同温煦肾阴，使肾水不寒；而肾水则必须上济于心，与心阴共同涵养心阳，使心火不亢。心肾阴阳升降的动态平衡，维持着心肾功能的协调，称为"心肾相交"或"水火既济"。若心火不能下降于肾而上亢，肾水不能上济于心而下泄，则心肾之间的生理功能就会失去协调，出现一系列的病理变化，临床上称之为"心肾不交"或"水火不济"。反之，肾阴阳升降的平衡失调，心肾的生理功能就会失去协调，而发生病变。其主要表现有心悸、失眠、心烦、头晕耳鸣、腰膝酸软等。心血与肾精的关系其实是精血互生的关系。

5. 肺与脾　肺与脾的关系主要体现在气的生成和津液的输布代谢方面。肺司呼吸而纳入清气，脾主运化而化生水谷精气。肺所吸入的清气和脾胃所运化的水谷精气，是组成气的主要物质基础。在津液的输布代谢过程中，肺的宣发肃降和通调水道的作用，有助于脾运化水液的功能，防止水液潴留；脾转输水液于肺，有助于肺通调水道功能的发挥。在病理上，若脾气虚损，运化无力，常导致肺气不足。肺气亏虚也可累及于脾，导致脾气虚弱。两者皆可出现久咳不愈、咳喘痰多、食少纳呆、少气懒言等肺脾两虚病变。所以有"脾为生痰之源，肺为贮痰之器"之说。

6. 肺与肝　肺与肝的关系，主要表现在气机的协调方面。肺居上焦，其气肃降，肝居下焦，其气升发；肝升肺降，相互协调，以维持人体气机的升降运动。若肝升太过，或肺降不及，则出现胸胁胀满疼痛、咳嗽气喘，甚则咯血等肝火犯肺的症状，称为"肝火犯肺"。若肺失肃降，燥热内盛，亦会伤及肝阴，导致肝阳亢逆而见头痛、易怒、胁肋胀痛、头晕目眩、面红目赤等肺病及肝症状。

7. 肺与肾　肺与肾的关系，主要体现在水液代谢和呼吸运动两个方面。在水液代谢方面，肺主通调水道，为水之上源；肺的宣降和通调水道，有赖于肾的蒸腾气化；肾主水的功能，有赖于肺的宣降和通调水道。若肺失宣降，通调失职，损及肾脏，则出现尿少、水肿等症；若肾阳虚衰，气化失常，水液泛溢，则全身水肿，影响及肺又可见喘促、咳逆不能平卧等寒水射肺之症。肺司呼吸，肾主纳气，肺的呼吸功能，尤其是呼吸的深度，需要肾的纳气功能来实现。肾气充盛，吸入之气才能下纳于肾，故有"肺为气之主，肾为气之根"之说。病理上，肾中精气不足，摄纳无权，气浮于上，或肺气久虚，或久病及肾，均可出现以呼多吸少、肾不纳气、气喘、胸闷为主要表现的肾不纳气等症状。

8. 肝与脾　肝与脾的关系，主要表现在疏泄与运化的相互为用、藏血与统血的相互协调关系。肝主疏泄，可协调脾胃的升降，调畅气机，协调脾之运化功能；脾气健旺，生血有源，统血有力，则肝藏血充足，肝体得养，有利于肝之疏泄。脾的运化与肝的疏泄相互依赖，肝的功

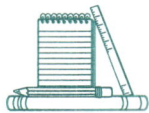

能正常，疏泄调畅，则脾得健运；脾的功能正常，不但血液化源充足，肝血也充盈，有助于肝的疏泄。在病理情况下，脾虚生化不足，或统摄无权，失血过多，皆可致肝血不足，从而表现出头晕目眩、面色无华、食少乏力或妇女月经量少、色淡，甚至闭经等肝脾两虚的临床表现。

9. 肝与肾　肝与肾的关系，表现在精血互生和阴液互养两方面。肝肾之间的关系极为密切，故有"肝肾同源"之说。肝藏血，肾藏精，精与血是相互滋生的。肾精充足，肝血也得以滋养；肝血充盈，使血化为精，肾精才能充满。故有"精血同源"之说。肝在五行中属木，肾在五行中属水，水能生木。肾阴充盛能滋养肝阴，肝阴充盛能滋养肾阴，肝肾之阴互相滋养。在病理上，肾精亏损，可致肝血不足；肝血不足，也会导致肾精亏损，症见头晕目眩、耳聋耳鸣、腰膝酸软等肝肾精血两亏的病变。

10. 脾与肾　脾与肾的关系，主要表现在先天、后天相互资助和水液代谢方面。脾主运化，化生气血，为后天之本；肾主藏精，为先天之本。脾主运化，借助于肾阳的温煦，故有"脾阳根于肾阳"之说。肾藏精，肾中精气赖于脾运化的水谷精微的充养才能充盛，故有"肾为先天之本"之说。所以，脾和肾存在着先天温养后天、后天补养先天，两者相互资助、相互促进的关系，以维持人体生命活动的进行。在病理上，若肾阳不足不能温煦脾阳，或脾阳不足累及肾阳，皆可出现下腹冷痛、五更泄泻、腰膝酸冷等脾肾阳虚的病变。

二、脏与腑之间的关系

五脏与六腑之间的关系，主要是阴阳表里相合的关系。五脏为阴，六腑为阳；五脏为里，六腑为表。一脏一腑，一阴一阳，一表一里，相互配合，通过经络的相互络属，从而形成了脏腑之间的密切联系。说明它们不仅在生理上相互联系，而且在病理上也相互影响。

1. 心与小肠　心与小肠，通过经脉的相互络属构成表里关系。在生理上，小肠主化物、泌别清浊，其清者可以转化为心血，心主血脉，将气血输送达小肠，有利于小肠的受盛和化物。表现在病理方面，心与小肠相互影响传变，如心有实火，可移热于小肠，引起尿少、尿痛、尿热赤等症；反之，小肠有实热，亦可循经上炎于心，可引起心烦、口舌生疮、舌赤等症。

2. 肺与大肠　肺与大肠，通过经脉的相互络属构成表里关系。在生理上，肺气肃降，有助于大肠传导功能的发挥；大肠传导功能正常，亦有助于肺的清肃通利。二者协调配合，从而使肺与大肠气机调畅，功能正常。在病理上，若肺失肃降，津液不能下达，则大肠传导功能受阻；反之，若大肠实热，腑气不通，又可影响肺的肃降，可见大便干燥秘结或咳逆气喘等症状；若肺气虚弱，则气虚推动无力，可见大便难涩而不行，称为"气虚便秘"。

3. 脾与胃　脾与胃以膜相连，通过经脉的相互络属构成表里关系。脾主运化，胃主受纳；脾主升清，胃主降浊；脾喜燥恶湿，胃喜润恶燥。二者运纳协调，升降相因，燥湿相济，共同完成食物的消化吸收及水谷精微的输布，以滋养全身，化生气血、津液，故又称脾胃为"后天之本"。在病理上，胃主受纳与脾主运化相互影响，胃受纳失常则脾之运化不利，脾失健运则胃纳失常，出现恶心呕吐、不思饮食、脘腹胀满，称为"脾胃不和"。脾胃之升降不仅是水谷精微输布和食物残渣下行的动力，而且是人体气机升降的枢纽。若脾为湿困，运化失职，清气不升，影响胃的受纳和降，可出现食少、呕吐、呃逆嗳气等症状；反之，若饮食失节，食滞胃脘，胃失和降，亦可影响脾的升清与运化，而出现腹胀、泄泻等症状。

4. 肝与胆　胆附于肝，胆汁来源于肝，胆汁的贮藏和排泄，有赖于肝的疏泄；而胆汁排泄畅通，有利于肝主疏泄功能的发挥。肝与胆的关系，主要表现在消化与情志方面。消化方面，首先表现在胆汁的生成和排泄。胆汁为肝之余气所生，但只有在肝主疏泄功能正常的情况下，

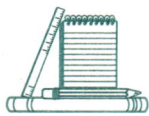

胆汁才能顺利生成并排入肠道，以助消化。其次，肝胆均属木，有疏泄功能，同时，胆汁可涵敛肝阳，有利于肝的疏泄。因此，肝与胆在生理和病理上密切相关。肝病常影响及胆，胆病也常波及于肝，终致肝胆同病，如肝胆火旺、肝胆湿热证等。此外，肝主谋虑，胆主决断，从情志意识过程来看，谋虑后必当决断，而决断又来自谋虑，肝胆相济，勇敢乃成。

5. 肾与膀胱 肾与膀胱同居下焦。肾为水脏，膀胱为水腑。膀胱的贮尿和排尿功能，依赖于肾的气化和固摄作用。肾气帮助膀胱气化津液，控制尿液的排泄。肾气充足，固摄有权，膀胱开阖有度，则尿液得以正常生成和排泄。病理上，肾的功能失常，常会影响到膀胱的功能。如肾气虚衰，固摄无权，则膀胱开阖失度，出现小便不利或失禁，或遗尿、尿频等症状。例如老年人出现小便失禁、多尿等症状，多因肾气虚衰所致。如肾阳虚弱，肾与膀胱气化不利，可见小便不利，甚者癃闭。

三、腑与腑之间的关系

六腑的生理功能虽各有不同，但其共同的生理功能是"传化物"。六腑之间的关系，主要体现在饮食物的消化、吸收和排泄过程中的相互联系和密切配合。

在生理上，饮食入胃，经胃的腐熟，初步消化变成食糜，下移于小肠，通过小肠的进一步消化，以及胆汁的助消化作用，泌别清浊，其水谷精微被吸收，经脾的转输，以营养全身；其糟粕下传于大肠，经大肠的传化作用，吸收大部分水分，形成粪便排出体外；其剩余的水分，渗入膀胱，形成尿液排出体外；上述饮食物消化、吸收、排泄的过程，还有赖于三焦的气化作用。三焦是元气和津液运行的通道，与消化、吸收、排泄功能均有关。由此可见，人体对饮食物的消化、吸收、传导、排泄，是由六腑分工合作，共同完成的。由于六腑传化水谷需要不断地受纳、消化、传导和排泄，虚实更替，宜通不宜滞，故有"六腑以通为用""腑病以通为补"的说法。

复习思考

1. 何为藏象？人体脏腑按其形态结构和功能特点分哪几类？
2. 简述心、肝、脾、肺、肾主要的生理功能。
3. 六腑的共同生理特点是怎样的？为什么说"六腑以通为用"？
4. 如何理解"肾为先天之本""脾为后天之本"？
5. 脏与脏的关系各主要表现在哪些方面？

扫一扫，知答案

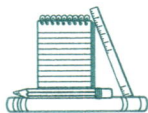

第四章　气、血、津液

扫一扫，查阅
本模块 PPT、
视频等数字资源

【学习目标】

1. 掌握气、血、津液的基本概念和生理功能。

2. 熟悉气、血、津液的生成来源；血的循环；津液的生成、输布、排泄，气与血之间的关系。

3. 了解气的分类及作用；气与血、津液与血、气与津液的相互关系。

案例导入

某女性患者，39 岁，患崩漏 2 年，现头晕眼花，面色淡白、少华，乏力、自汗，舌淡苔白，脉细无力，试从气血津液的角度分析该患者的证候。

分析

患者有崩漏失血病史 2 年，导致血虚不能濡养，出现头晕眼花，面色淡白、少华；气虚推动无力、固摄无权则乏力、自汗；舌淡苔白，脉细无力，均提示患者属气血两虚证。

气、血、津液既是构成人体的基本物质，又是维持人体生命活动的基本物质。气、血、津液是人体脏腑、经络等组织生理活动的产物，也是这些组织进行生理活动的物质基础。在人体的生命活动过程中，气、血、津液不断地被消耗，又不断地得到化生和补充。故气、血、津液与脏腑、经络等组织之间有着十分密切的联系。本章从气、血、津液的概念、生成、分布和生理功能，以及相互关系几个方面，介绍中医学对与生命相关的基本物质——气、血、津液的基本认识和相关的理论知识。

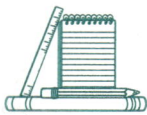

第一节　气

气原本是古代哲学家对自然界及其物质本原的一种抽象的认识，认为天地间的万物，皆由气的运动变化而产生，这种朴素的唯物主义哲学认识观渗透进入医学领域，促使古代医家结合具体的医学知识，构建成中医学的"气"理论。

一、气的基本概念

中医学认为，气的概念可概括为两个方面：一是构成人体的最基本物质，强调人是"天地之气"的产物。二是维持人体生命活动的最基本物质。《素问·宝命全形论》曰："人以天地之气生，四时之法成……天地合气，命之曰人。"《医门法律》又说："气聚则形成，气散则形亡。"故气是构成人体的最基本物质。《素问·六节藏象论》曰："天食人以五气，地食人以五味。五气入鼻，藏于心肺，上使五色修明，音声能彰；五味入口，藏于肠胃，味有所藏，以养五气，气和而生，津液相成，神乃自生。"故气是维持人体生命活动的最基本物质。人的生命活动，在气的作用下得以进行。气是一种具有很强活力的精微物质，且将这样强烈的活力用于推动、激发脏腑功能，促进血与津液的运行，人的生命活动才表现出勃勃生机。

二、气的来源、运动和功能

（一）气的来源

人体之气，源于先天之精和后天摄取的水谷之精气、自然界之精气，通过肾、脾胃和肺等脏腑生理功能的综合作用，将三者结合起来而生成。

就先天而言，生命之始，来自父母生殖之精的相互作用。先天之精气藏于肾中，为气的最原始部分，其得到脾胃运化的水谷精气充养后，可化生成为"元气"。就后天而言，人一出生就必须通过肺的呼吸，吸纳自然界的清气，即"自然界清气"；通过脾胃的功能，吸收水谷精微成分，即"水谷精气"。这两者与先天精气相互契合成为"人体之气"。因此，气的生成来源于以下三个方面：一是先天精气，藏之于肾；二是自然界清气，吸收于肺；三是水谷精气，有赖于脾胃。在肾、肺、脾胃的作用下，先天精气、自然界清气和水谷精气相结合，形成为人的生命活动提供动力的人体之气。肾、肺、脾胃的生理功能正常与否，三脏相互间协调和谐与否，都会影响气的来源和生成，决定着气的旺盛或虚弱。

（二）气的运动

气的运动称为"气机"。气在体内和谐而不息的运动过程中，发挥着各种重要的生理功能，时刻推动和激发脏腑经络等组织器官的功能活动，维系着人体生机，气的运动一旦停止，人的生命活动也将终结。气的运动形式虽多种多样，但概括起来不外乎升、降、出、入四种基本形式。其中，升是指气行向上；降，是指气行向下；出，是指气由内而外出；入，是指气由外而入内。气的升降出入之间是协调为用、密切联系的。

气的升降出入，具体体现在脏腑、经络等组织器官的生理活动，以及血与津液的运行过程中。例如，肺主气、司呼吸的过程，既有气的出入，又有气的升降。又如脾胃的纳运过程，脾主升，胃主降，也体现着气的升与降。人体脏腑经络等组织器官，都是气升降出入的场所。生命活动的过程，就是气升降出入运动的过程。气的运行通畅无阻，升降出入之间协调

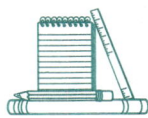

平衡，称作"气机调畅"。反之，若气的运行受阻，或升降出入失去协调平衡时，称为"气机失调"。

气机失调的病机变化，常见有五种表现形式："气滞"，是指气的运行不畅或在局部发生阻滞不通；"气逆"，是指气的上升太过、下降不及或横行逆乱；"气陷"是指气的上升不及或下降太过；"气脱"，是指气不能内守而大量外逸；"气闭"，是指气不能外达而郁结闭塞于内。

（三）气的生理功能

气通过多种重要的生理功能，维系着人体生命活动，主要体现在五个方面。

1. 推动作用　气的推动作用，是指气具有激发和推动的功能。气是具有很强活力的精微物质，在运行全身的过程中对身体各个组织器官进行激发和推动，具体表现在激发各脏腑组织器官功能，推动血液的生成和运行，推动津液的生成、输布和排泄，以及通过对脏腑功能的推动，激发人体生长发育。若体内之气充沛，则各项功能正常，人体表现为生机勃勃；反之，气虚或推动无力，则可见脏腑功能减退，血与液的运行代谢失常，甚则生长发育迟缓等，出现以功能衰弱不足为特征的各种病理状态。

2. 温养作用　气的温养作用，是指气对脏腑经络等组织器官有着温煦和营养的功能。气是机体热量来源，是体内产生热量的物质基础。气的温煦作用，表现在维持人体体温的相对恒定，维持脏腑、经络等组织器官的功能活动，以及血和津液等液态物质的正常循行，即所谓"血得温而行，得寒则凝"。如果气虚，温煦作用失常，则可见脏腑、经络等组织器官功能活动减弱、四肢不温、畏寒喜暖，以及血和津液运行迟缓等寒象；若气行郁闭，壅滞化火，又可见发热，脏腑、经络等组织器官功能活动亢奋等病变。气的营养作用，体现在三方面：一是通过行于体表的卫气，营养肌肉皮毛组织；二是通过经络之气，起到输送营养、濡养组织器官的功效；三是通过营气化生血液，以营养全身。若气虚、营养不足，使全身各脏腑组织器官失养，则出现皮毛枯槁、脏腑功能活动减弱等病理表现。

3. 防御作用　气的防御作用，是指气具有卫护肌表，抵御外邪入侵，或外邪入侵后与之抗争，驱邪外出的功能。机体有着抵御外邪和抗病御病的复杂机制，包括各脏腑组织、生命物质等多方面的综合作用，但其中最重要的是气的防御作用。若气虚，防御作用减弱，则抗病能力减弱，易受外邪侵袭而生病，且患病后，亦较难痊愈。

4. 固摄作用　固摄，有约束、统摄之义。气的固摄作用，指气对血、津液及其他各种液态物质具有约束、统摄，以防止其无故流失的功能。气的固摄作用，主要表现在约束血液，使之循脉而行，不至于逸出脉外；约束汗、尿、唾、涎及胃液肠液等，调控其分泌量或排泄量，以免丢失过多；固摄精液，使之不因妄动而频繁遗泄等。若气的固摄作用失常，常可见自汗、多汗、多尿、遗尿、尿失禁、遗精、滑泄及各种出血证。此外，大便滑脱、妇女白带过多及孕妇胎儿不固、习惯性流产等也都与气的固摄作用失常有关。

5. 气化作用　气化，是一个含义较广的术语。广义的"气化"，泛指在气的作用下所产生的各种变化。从这一层意义上说，气的推动、温养、防御、固摄等作用皆可包含在其中。狭义的气化，是指在气的作用下，气、血、津液等不同物质形态之间相互化生，以及物质与功能之间的相互转化。如在脾胃之气的作用下，摄入的饮食物化生为水谷精气，又进一步转化为营卫之气，生成了血、津液等；在肾气的蒸腾气化作用下，部分津液转化为尿液；也是在气的作用下，津液转化为汗液等。若气虚或气化失司，必然影响到体内物质与能量的转换过程，影响到气、血、津液的新陈代谢和汗尿等的生成与排泄，从而产生各种病变。因此，在生命活动中，气化作用十分重要，甚至可以说气化是生命活动的本质所在，是生命的基本特征。

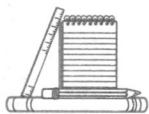

三、气的分类

　　总体上说，人体之气是在肺、脾胃、肾等脏腑的共同作用下，由先天精气、水谷精气和自然界清气相结合而成的。因此，本质上说，人体只有一种气。气具有很强的活力和极为广泛的生理功能，根据其生成、分布、功能特点的不同，人体之气可划分为元气、宗气、营气和卫气等。

　　1. 元气　元，有本原之意。故元气又名"元气""真气"，是人体最根本、最重要的气，是人体生命活动的原动力。

　　（1）生成　元气根于肾，由肾中精气所化生，以先天之精为基础，受后天水谷精气的不断充养。故元气的盛衰，与先天禀赋和后天的调养，尤其是肾、脾胃的功能密切相关。

　　（2）分布　元气发于肾间，通过三焦，沿经络系统和腠理间隙循行全身，内而五脏六腑，外而肌肤腠理，无处不到，作用于机体各部分，成为人体最根本、最重要的气。《难经·六十六难》说："三焦者，原气之别使也，主通行三气，经历五脏六腑。"

　　（3）生理功能　元气是构成人体和维持人体生命活动的最基本物质，有推动人体的生长发育、温煦和激发脏腑、经络等组织器官生理功能的作用，为人体生命活动的原动力。元气愈充沛，脏腑就愈强盛，身体就愈健康；反之，若元气不足，就会成为发生疾病的内在条件。

　　2. 宗气　宗气是由肺吸入的自然界清气与脾胃运化的水谷之精气结合聚于胸中而成，是后天之气运动输布的本始。

　　（1）生成　宗气是由水谷精微和自然界的清气所生成。饮食物经过脾胃的收纳、腐熟化生为水谷精气，水谷精气赖脾之升清而转输于肺，与由肺从自然界吸入的清气相互结合而成。因此，肺与脾胃功能的强弱，与宗气的盛衰密切相关。

　　（2）分布　宗气聚于胸中，贯注心肺。宗气在胸中积聚之处，称作"上气海"，又名膻中。其向上出肺，循喉咙而走息道（呼吸道），推动呼吸；贯注心脉，在脉中推动气血的运行；向下注入脐下丹田（下气海），由气海向下注入气街（相当于腹股沟部位），再下行于足。正如《灵枢·邪客》所说："宗气积于胸中，出于喉咙，以贯心脉，而行呼吸。"

　　（3）生理功能　宗气的功能主要表现在两个方面：一是走息道以行呼吸。宗气上走息道，推动肺的呼吸，凡言语、声音和呼吸的强弱均与宗气有关。二是贯心脉以行气血。宗气贯入于心脉之中，以助心脏推动血液运行，故气血的运行、肢体寒温、言语声音及脉搏强弱节律等，皆与宗气的盛衰有关。《读医随笔·气血精神论》说："宗气者，动气也。凡呼吸、语言、声音，以及肢体运动、筋力强弱者，宗气之功用也。"

　　3. 营气　营气，是行于脉中，具有营养作用之气。因其昼夜营周不休，故名。又因其富有营养，故又称"荣气"。营气与血通行脉中，是血液的重要组成部分，故常"营血"并称。营气与卫气相对而言，属于阴，故又有"营阴"之称。

　　（1）生成　营气是由来自脾胃腐熟运化的水谷精气中的精粹部分和肺吸入的自然界清气相结合所化生。

　　（2）分布　营气行于脉中，营运于全身。营气分布于血脉之中，通过十二经脉和任督二脉循行于全身，内贯五脏六腑，外达四肢百骸，终而复始，营周不休。

　　（3）生理功能　包括化生血液和营养全身两个方面。营气注于脉中，成为血液的主要组成成分。《灵枢·邪客》说："营气者，泌其津液，注之于脉，化以为血。"营气与津液调和，共注脉中，化成血液，保持血量的恒定。营气循经脉流注于全身上下内外，流行于中而滋养五脏六

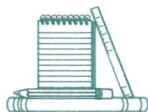

腑，布散于外而浇灌皮毛筋骨，为全身脏腑、组织提供了生理活动的物质基础。

4. 卫气   是指运行于脉外而具有护卫机体作用的气。卫气与营气相对而言，属阳，故又称为"卫阳"。其性慓疾滑利，活动力强，流动迅速。

（1）生成   卫气主要由脾胃运化的水谷精气中慓疾滑利的部分所化生。《素问·痹论》说："卫者，水谷之悍气也。"

（2）分布   卫气慓疾滑利，活动力强，流动速度快，故不受脉管的约束，运行于脉外，循于皮肤之中、分肉之间，熏于肓膜，散于胸腹，内至胸腹脏腑，外至皮肤肌腠，布散全身。

（3）生理功能   卫气具有三方面的功能。一是护卫肌表、防御外邪入侵。《医旨绪余·宗气营气卫气》说："卫气者，为言护卫周身……不使外邪侵犯也。"二是温养脏腑、肌肉和皮毛等。《读医随笔·气血精神论》说："卫气者，热气也。凡肌肉之所以能温，水谷之所以能化者，卫气之功用也。虚则病寒，实则病热。"三是调控腠理开阖、汗液的排泄，维持体温的相对恒定。

营气与卫气都来源于水谷之精微，均由脾胃所化生。虽然来源相同，但营气性质精纯、富有营养，卫气性质慓疾滑利、易于流行。营卫二气之间可以相互化生，相互资助。营气行于脉中，若游出脉外则转为卫气；卫气行于脉外，若进入脉中则转为营气。营卫之间必须协调，才能维持人体正常的体温和汗液分泌，人体才能有旺盛的抗邪能力和脏腑的正常生理活动。若营卫二者失和，则可能出现恶寒发热、无汗或汗多，"昼不精、夜不瞑"，以及抗病能力低下而易于感冒等。

表 4-1   元气、宗气、营气、卫气的比较

类别	生成来源	分布	功能
元气	先天之精化生，赖后天之精充养	肾中	推动人体生殖与生长发育；激发推动各脏腑经络的生理功能
宗气	水谷精气和自然界清气	胸中	走息道以行呼吸；贯心脉以行气血
营气	水谷精气中"精纯柔和"部分所化生	脉中	营养全身；化生血液
卫气	水谷精气中"慓疾滑利"部分所化生	脉外	护卫肌表，防止外邪入侵；温养脏腑，润泽皮毛；调控腠理，维持人体正常体温

【考纲摘要】

1. 气的概念   气是构成人体和维持人体生命活动的最基本物质。

2. 气的主要功能   推动作用、温养作用、防御作用、固摄作用、气化作用。

3. 气的分类   元气、宗气、营气和卫气。

第二节   血

一、血的基本概念

血，即血液，是人体内极富濡养作用的红色液态物质，也是构成人体和维持人体生命活动

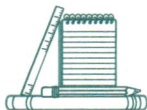

的基本物质之一。《素问·调经论》强调说："人之所有者，血与气耳。"血与气相对而言，属性为阴，故有"阴血"之称。血液必须循行于脉内，才能发挥它营养滋润全身的生理效应。

二、血的来源和组成

血液主要由营气和津液组成，其生成途径主要有两条：①脾胃化生的水谷精微经脾的升清作用上输于肺，与肺吸入的清气相结合，贯注心脉，在心气的气化作用下注入于脉，化赤为血。《灵枢·决气》指出："中焦受气取汁，变化而赤，是谓血。"②肾主骨，肾精化为髓，髓充于骨，可化为血。肾精输于肝，在肝的作用下可化为血，精藏于肾，血藏于肝。肾中精气充盈，则肝有所养，血有所充；肝藏血量充足，则肾有所藏，精有所资，故有"精血同源"之说。肾藏精，肾精充盈，亦能化血。肾精充盈，则肝有所养，血有所充，终则归于心，心火化赤而为血。血液的化生过程，主要与脾、胃、心、肝、肺、肾等脏腑功能活动密切相关。如果其中某一脏腑的功能失调，则可导致血液的生成不足，从而产生血虚等病理变化。

知识链接

精

精，是构成人体和维持生命活动最原始的物质。广义之精，是指一切构成人体并具有重要生理功能的精微物质；狭义之精，是指肾中所藏的生殖之精。人体之精来源于父母生殖之精和后天饮食水谷所生化的水谷之精，即先天之精和后天之精，具有繁衍生命、促进生长发育、生髓化血、濡养脏腑、生气化神等作用。

三、血的循环

1. 基本形式　脉是血液循行的管道，能阻遏血液溢出脉外，血液只有循脉运行才能周流全身，内至脏腑，外达肢节，周而复始，故脉有"血府"之称。水谷精气是进入血液循环的，心气推动血液在脉中循行，百脉朝会于肺，故从中可以了解血液循环的具体走向。尽管其与西医解剖生理学对血液循环的认识有所不同，但已明确了心肺和脉构成了血液的循环系统。

2. 基本条件　血液的正常循行受到诸多因素的影响，与气的作用关系密切，气的推动作用和固摄作用之间的平衡协调是血行通畅的重要保证。气的推动作用能促使血液运行不息，气的固摄作用能控制血液循脉而行，不致逸出脉外。心气充沛是确保血液循环正常进行的最基本条件。总之，血液的正常运行，有赖于心、肺、脾、肝等脏腑之气的推动和固摄作用相辅相成、协调制约，若其中任何一脏的功能失调，气的推动作用与固摄作用之间的平衡失调，皆可引起血行失常的病变。在某种因素作用下，血液不能在脉中循行而溢出脉外，则成为离经之血。离经之血积聚于体内，久不消散，则成为瘀血。瘀血不仅失去了血液的正常生理功能，而且成为病理产物性病因。

四、血的生理功能

血是富含营养的生命物质，其生理功能主要表现在两方面。

1. 濡养和滋养全身　血由水谷精微所化生，行于脉中，内至脏腑，外达肌肤官窍。血液充足，能充分发挥濡养和滋润作用，外在表现为面色红润、皮毛光泽、肌肉丰满壮实、筋骨劲强、感觉和运动灵活、脏腑坚固。

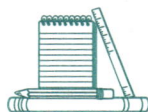

2. 神志活动的主要物质基础 血是精神活动的主要物质基础。临床上血液充盈，血脉和调通利，脏腑功能和谐，则精力充沛、神志清晰、思维敏捷、情志舒畅、感觉灵敏。如果血液亏虚，神失所养，则易出现惊悸、失眠、健忘、多梦、烦躁等神志不安的症状。

【考纲摘要】

1. *血的概念* 血是人体内极富濡养作用的红色的液态物质，是构成人体和维持人体生命活动的重要物质之一。

2. *血的主要功能* 濡养和滋养全身；神志活动的主要物质基础。

第三节　津　液

一、津液的基本概念

津液，是机体一切正常水液的总称，包括各脏腑组织器官的内在液体及人体正常的分泌物，是构成人体和维持人体生命活动的基本物质之一。

二、津液的来源和组成

津液来源于饮食物，由脾胃化生。津液由津和液组成。一般来说，清而稀者为津，其流动性较大，主要布散于体表、皮肤、肌肉和孔窍，并能渗入血脉，发挥滋润作用；浊而稠者为液，其流动性较小，主要灌注于脏腑、骨节、脑、髓等组织之中，起着濡养作用。

表 4-2　津与液的比较

类别	共同点	不同点			
		分布	性质	属性	功能
津	源于水谷	体表、皮肤、肌肉和孔窍	质地清稀、流动性大	阳	滋润
液	生于脾胃	骨节、脏腑、脑、髓	质地稠浊、流动性小	阴	濡养

三、津液的生成、输布和排泄

津液的生成、输布和排泄的生理过程，是多个脏腑功能协调配合的结果。《内经》曰："饮入于胃，游溢精气，上输于脾，脾气散精，上归于肺，通调水道，下输膀胱，水精四布，五经并行。"

1. 津液的生成 津液来源于水谷，主要通过脾胃、大小肠等脏腑的功能活动而生成。津液的生成取决于两方面因素：一是充足的水饮类食物摄入；二是脾胃、大小肠的消化功能正常。若摄入不足，或脾胃、大小肠的功能失常，均可使津液生成不足而见津液亏虚、缺乏等病变。

2. 津液的输布 津液的输布主要依靠脾、肺、肾三脏功能的密切配合及肝、三焦等脏腑的参与完成。通过肺气的宣降作用将津液输布全身，并下达于肾。肾为主水之脏，肾中阳气的蒸腾气化作用，一方面对整个津液代谢起着主宰和调节作用；另一方面直接参与津液的输布，对

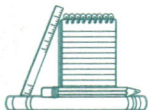

津液进行蒸清泌浊的加工，将清者蒸腾，复归于脾肺，重新参与体内环流循行，剩余之浊者则化为尿液，注于膀胱。肾的蒸腾气化作用，是参与津液输布的一个重要环节。此外，肝主疏泄，气机调畅，气行则津布，促进了津液的输布环流；三焦"决渎行水"，三焦通利为津液的正常输布提供了保证。

3. **津液的排泄**　津液主要通过汗、尿和呼气、粪便等途径排出体外。津液代谢后产物的排泄，主要依赖于肺与大肠、肾和膀胱等脏腑功能的协调配合完成。

综上所述，津液的生成、输布和排泄过程，是由多个脏腑参与，共同完成的一个较为复杂的生理过程。其中，尤与肺、脾、肾三脏关系密切。若任何一脏出现功能失常，都可引起津液代谢障碍，而出现津液亏虚或水湿、痰饮等病理产物。

四、津液的功能

津液是以水为主体，含有丰富的营养物质，对机体发挥着滋润与濡养、化生血液、调节机体阴阳平衡、排泄废物等功能。

1. **滋润与濡养脏腑组织**　津液广泛地布散于机体脏腑经络、形体官窍等组织器官之中，对全身起着滋润和濡养作用。如布散于体表、孔窍之津，使肌肤丰润，毛发光泽，官窍滋润，功能灵敏；灌注于脏腑骨节、脑髓之液，使脏腑得养，关节滑利，屈伸自如，骨骼坚强。如若津液不足，失去滋润与濡养脏腑组织的作用，则会使皮毛、肌肤、孔窍、骨节，以及脏腑脑髓的生理活动受到影响，从而发生变化。

2. **参与血液的生成**　津液进入脉中，既参与血液的化生，又滑利脉道，维持和调节血液的稀稠度，使之环流不息。

3. **维持机体阴阳平衡**　津液性质属阴，是人体阴精的一部分，对维持人体阴阳平衡起着重要的作用。

4. **促进废物排泄**　津液在其自身的代谢过程中，可以将各脏器代谢后的产物或废物，通过汗、尿等方式及时地清除，排出体外。

【考纲摘要】

津液的概念：津液是机体一切正常水液的总称，包括各脏腑组织器官的内在体液及人体正常的分泌物，如胃液、肠液和涕、泪等。清而稀薄的称为津，浊而稠厚的称为液。

第四节　气、血、津液之间的关系

气、血、精、津液，虽在性状、功能及分布上各有不同的特点，但四者均是构成人体和维系人体生命活动的基本物质，它们的组成都离不开脾胃化生的水谷精气，因此，四者之间可相互资生，相互转化。在此，我们主要介绍气、血、津液之间的关系。

一、气与血的关系

气是血液生成和运行的动力；血是气的物质基础和载体。"气为血之帅"，"血为气之母"，气属阳，血属阴，二者相互依存，相互滋生，相互影响。气为血之帅，是指气对血的作用，即

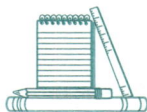

气能生血、行血、摄血；血为气之母，则是指血对气的作用，即血能载气和养气。

（一）气为血之帅

1. 气能生血　气能生血，是指气参与并促进血的生成。具体体现在两个方面：其一，营气直接参与血的生成，是血液的重要组成成分。其二，气化作用是血液生成的动力。从饮食物化生水谷精微，最终生成红色的血液。气能生血，气旺则血充，气虚则血少。所以治疗血虚证时，常配补气药，使气旺则血生。

2. 气能行血　是指气能推动血液的运行。通过心、肺、肝等脏腑之气的作用，推动和促进血液的运行，使血运不息，环流全身。气行则血行，气滞则血瘀。所以治疗瘀血证时，常配行气药，使气行则血行。

3. 气能摄血　是指气具有统摄血液在脉中循行，防止其逸出脉外的功能。气能摄血是气的固摄作用的体现，主要与脾气统血功能有关。所以治疗气不摄血所致出血证时，常配补气药，以补气摄血，收止血之效。

（二）血为气之母

1. 血能载气　指血是气的载体。气的活力很强，易于脱失，必须依附于血而不致散脱。所以，临床上血虚者，气亦易衰；若大出血者，气亦常随之而脱失，终成气随血脱的危证。

2. 血能养气　血能养气，是指气的充盛及其功能发挥离不开血液的营养，故有"气赖血补"之说。血在其循行过程中，不断为气的生成和功能活动提供养料。因此，血足则气旺，血虚则气衰。临床上，治疗血虚日久而致气虚或气血两虚者，常需补气与养血兼顾。

二、气与津液的关系

气属阳，津液属阴，气与津液的关系，和气与血的关系相似。

1. 气能生津　是指气是津液生成的动力，津液的生成依赖气的推动和气化作用。气推动和激发脾胃的功能，使中焦旺盛，运化正常，则津液充足，故气旺则津充，气弱则津亏。

2. 气能行津　是指津液的输布和排泄，依赖气的推动和升降出入运动，离不开肺、脾、肾、三焦等脏腑之气的功能。治疗当以调气为先，即《血证论》所说："气行水亦行。"如气滞则致津液停滞，可形成水湿、痰饮、水肿等病证。

3. 气能摄津　是指气具有固摄津液，防止其无故流失的作用。若气虚，固摄作用减弱时，便可见多汗、多尿、尿频、遗尿等。

4. 津能载气　指津液也是气的载体之一。行于脉外的气必须附着于有形之津液，才能存在于体内。津液的丢失可致气的耗损。如暑病伤津耗液，不仅口渴喜饮，且见少气懒言、肢倦乏力等气虚表现；大吐、大泻使津液大量丢失，则气随之而外脱，可见面色苍白、神昏晕厥、汗出不止、目闭口开手撒，甚则二便失禁、脉微欲绝等气随津脱之危候，正如《金匮要略心典》所说："吐下之余，定无完气。"

5. 津液养气　津液在载气的同时不断为气提供营养，以作为气发挥其功能时的物质补充。津液在输布过程中受到各脏腑阳气的蒸腾温化，可以化生气，以敷布于各脏腑、组织、器官，促进维持人体正常的生理功能。因此，津液亏虚不足时，也会引起气的衰少，出现少气懒言、神疲乏力等气虚表现。

三、血与津液的关系

血与津液都是液体物质，都来源于脾胃运化的水谷精微，均有滋润和濡养的作用。血和津

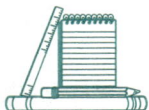

液的关系是相互渗透、相互转化的关系，行于脉中的血液，渗于脉外便化为津液；津液不断地渗入脉中，成为血液的成分，故称"津血同源"。血液与津液互渗互化，共同调节脉内外津液的输布代谢平衡。如《灵枢·痈疽》所言："中焦出气如雾露，上注溪谷，而渗孙脉，津液和调，变化而赤为血。"因汗为津液所化生，故又有"汗血同源"之说。

在病理上常有津血同病、津血互损的病理变化。如失血过多时，由于脉外津液大量渗入脉中以补充血容量，可致脉外津液不足，出现口渴、尿少、皮肤干燥等病理现象。反之，若大汗、大吐、大泻等导致脉外津液不足时，不仅不能进入脉内以补充化生血液，脉内的津液反而渗出脉外，以缓解津液的亏耗，因此，可以导致血虚、血液浓稠、运行不畅等，形成血脉空虚、津枯血燥等病变，故有"夺血者无汗，夺汗者无血"之说。

知识链接

"夺血者无汗"与"夺汗者无血"

血和汗均来源于脾胃运化之水谷精微，汗是津液的转化物，血是津液化赤的红色液体物质。血与汗在生理上相互依附、相互转化，在病理上相互影响，失血过多，可损伤津液；津液大亏，也可导致血液不足。故有"汗血同源"之说。

疾病或外伤引起严重的气血亏损或失血，为夺血；治疗中破血、放血也是夺血。失血时再用汗法，可使血液更加耗伤。疾病的大汗出，或治疗的发汗，均为夺汗。大汗出时津液丢失严重，若用耗血方法则津液更加耗伤。故失血过多不能用发汗的方法治疗，发汗过多也不能用耗血的方法治疗。

复习思考

1. 何谓气？试述气的生成与生理功能。
2. 简述气与血的关系。
3. 何谓"津血同源"？
4. 请阐述血的基本概念。
5. 请阐述津液的基本概念及来源。

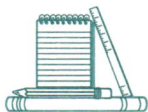

扫一扫，知答案

第五章 经络腧穴

扫一扫，查阅
本模块 PPT、
视频等数字资源

【学习目标】
1. 掌握经络系统的组成、十二经脉的走向交接规律、分布与表里关系、奇经八脉的功能、腧穴的分类与作用、常用腧穴的定位方法、常用十四经穴的定位及主治。
2. 熟悉经络的作用和经络学说的应用。
3. 了解腧穴定位方法，并在人体上进行常用腧穴定位；能将经络腧穴的基本理论，通过中医护理技术运用于临床常见护理问题的解决。

案例导入

张某，男，42岁，腰部伴右侧下肢放射性疼痛，反复疼痛1年，加重3天。患者于1年前出现腰部及右侧下肢疼痛，呈酸胀样疼痛，行走或站立时疼痛明显，劳累后加重，卧位时疼痛明显缓解，休息后减轻，反复发作。3周前患者出现明显的腰部疼痛及臀部到右侧下肢的放射性疼痛，尤其以小腿后外侧疼痛明显，直腿抬高试验40°，屈颈试验（＋），下肢后伸试验（＋），腰4、5椎体右侧有明显的压痛。请问：

1. 该患者最可能的诊断是什么？
2. 该患者可以选择哪些腧穴及经络进行护理？

第一节 经络的基本理论与经络系统的构成

一、经络的含义

经络是经脉和络脉的总称，能运行全身气血，联络脏腑肢节，将五脏六腑、四肢百骸、五官九窍、皮肉筋脉等组织器官联结成一个有机的整体，是人体组织结构的重要组成部分。

经，有路径的意思；络，有网络的意思。经脉是主干，络脉是分支。经脉大多循行于深部，行于分肉之间；络脉循行于较浅的部位，有的络脉还显现于体表。经脉较粗大，络脉较细小。经脉以纵行为主，有一定的循行路径；而络脉则纵横交错，网络全身。

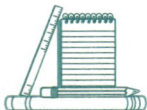

经络学说，是研究人体经络系统的含义、构成、循行分布、生理功能、病理变化及其与脏腑形体官窍和气血之间相互联系的一门学说，是中医理论体系的重要组成部分。

经络学说贯穿于人体生理、病理及疾病的诊断和防治各个方面，与阴阳五行、藏象、精气血津液等理论相互辅翼。它深刻地阐释人体的生理活动和病理变化，对临床各科，特别是针灸、推拿等，有着极为重要的指导意义。

二、经络系统的组成

经络系统在内连属于脏腑，在外连属于筋肉、皮肤（表 5-1）。

经脉可分为正经、奇经和经别三大类。正经有十二条，包括手三阴经、手三阳经、足三阳经、足三阴经，合称"十二经脉"或"十二正经"，是气血运行的主要通道。十二经脉有一定的起止、一定的循行部位和交接顺序，在肢体的分布和走向有一定的规律，与体内脏腑有直接的络属关系，相互之间也有表里关系。

奇经有八条，即任、督、冲、带、阴维、阳维、阴跷、阳跷，合称"奇经八脉"，有统率、联络和调节十二经脉中气血的作用。奇经八脉与十二经脉不同，它与脏腑没有直接的属络关系，相互之间也无表里关系，故称为"奇经"。

十二经别是从十二经脉别出的经脉，它们分别起自四肢肘膝关节附近，经过躯干深入体腔脏腑深部，上出于颈项浅部。阳经的经别从本经别出而循行体内后，仍回到本经；阴经的经别从本经别出而循行体内后，却与相为表里的阳经相合。十二经别的作用，主要是加强十二经脉中相为表里的两经之间的联系，由于它还通达某些正经未循行到的器官与形体部位，因而能补正经之不足。

知识链接

表 5-1　十二经脉与脏腑器官联络

经脉名称	联络的脏腑	联络的器官
手太阴肺经	属肺，络大肠，还循胃口	喉咙
手阳明大肠经	属大肠，络肺	入下齿中，夹口、鼻
足阳明胃经	属胃，络脾	起于鼻，入上齿，环口夹唇，循喉咙
足太阴脾经	属脾，络胃，流注心中	夹咽，连舌本，散舌下
手少阴心经	属心，络小肠，上肺	夹咽，系目系
手太阳小肠经	属小肠，络心，抵胃	循咽，至目内外眦，入耳中，抵鼻
足太阳膀胱经	属膀胱，络肾	起于目内眦，至耳上角，入络脑
足少阴肾经	属肾，络膀胱，上贯肝，入肺中，络心	循喉咙，夹舌本
手厥阴心包经	属心包，络三焦	心，心包，胃肠
手少阳三焦经	属三焦，络心包	系耳后，出耳上角，入耳中，至目外眦
足少阳胆经	属胆，络肝	起于目外眦，下耳后，入耳中，出耳前
足厥阴肝经	属肝，络胆，夹胃，注肺	过阴器，连目系，环唇内

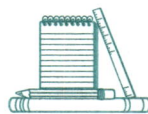

　　络脉是经脉的分支，有别络、浮络和孙络之分。别络是较大的和主要的络脉，有本经别走邻经之意。十二经脉与督脉、任脉各有一支别络，再加上脾之大络，合为"十五别络"。别络的主要功能是加强相为表里的两条经脉之间在体表的联系，通达某些正经所没有到达的部位，可补正经之不足，还具有统领一身阴阳诸络的作用。浮络是循行于人体浅表部位的络脉，其分布广泛，没有定位，起着沟通经脉、输达肌表的作用。孙络是最细小的络脉，分布全身，难以计数。

　　经筋和皮部，是十二经脉与筋肉和体表的连属部分。人体的经筋是十二经脉之气"结、聚、散、络"于筋肉、关节的体系，是十二经脉的附属部分，有约束骨骼、主司关节运动的作用。全身的皮肤，是十二经脉的功能活动反映于体表的部位，也是经络之气的散布所在，所以，把全身皮肤分为十二个部分，分属于十二经，称"十二皮部"。

　　以上十二经脉、奇经八脉、十二经别、别络、孙络、浮络及经络所连属的经筋、皮部等，共同组成经络系统（图 5-1）。

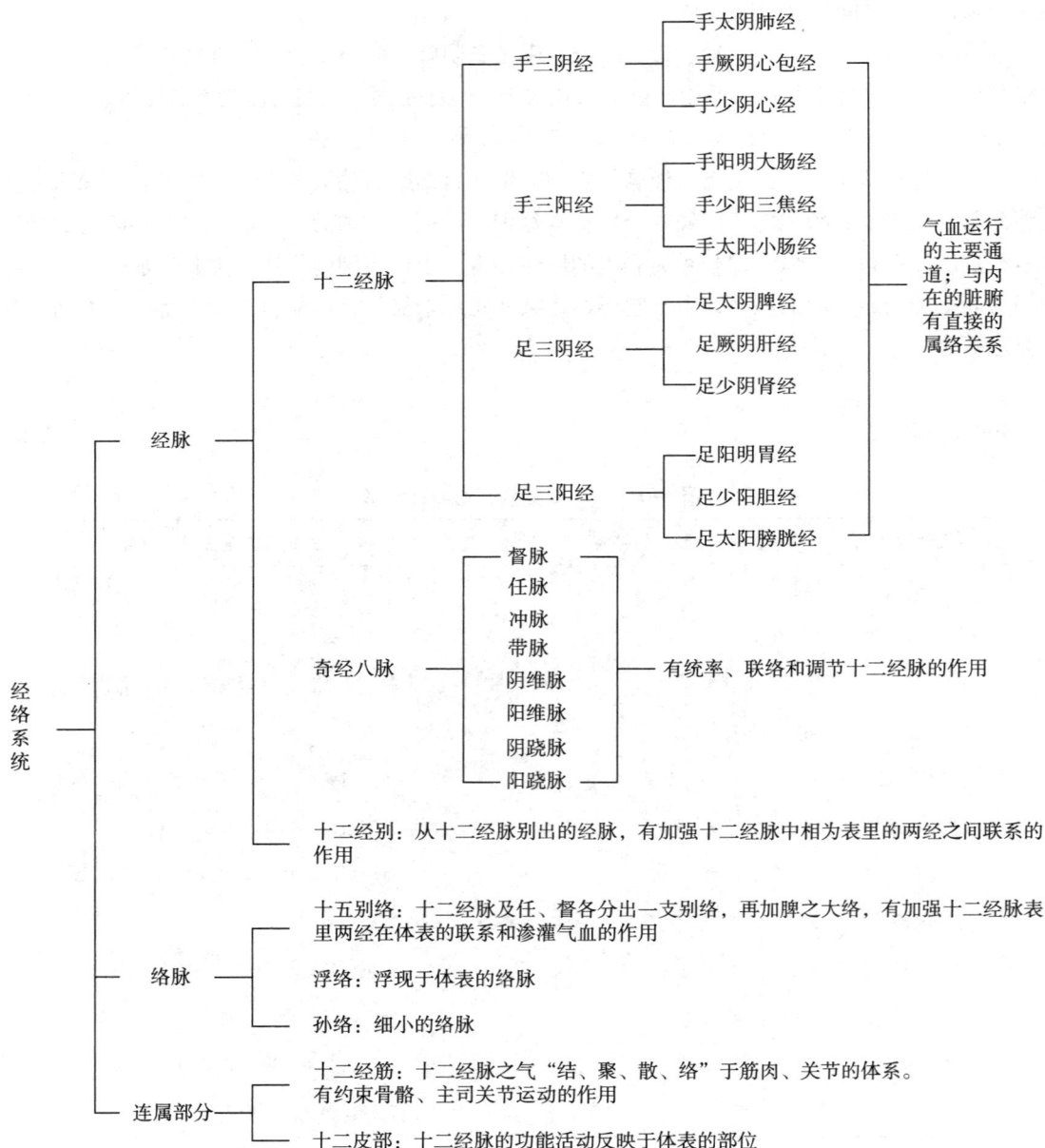

图 5-1　经络系统

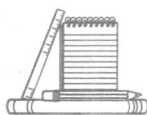

第二节　十二经脉

十二经脉是经络系统的核心部分。经络系统的十二经别及络脉等都是从十二经脉中分出，彼此联系，相互配合而协同发挥作用的。

一、十二经脉的名称

十二经脉即手三阴经（肺、心包、心）、手三阳经（大肠、三焦、小肠）、足三阳经（胃、胆、膀胱）、足三阴经（脾、肝、肾）的总称。十二经脉对称地分布于人体的两侧，分别循行于上肢或下肢的内侧或外侧，每一经脉又分别隶属于一脏或一腑，因此十二经脉的名称各不相同。十二经脉中每一经脉的命名是根据脏腑、手足、阴阳而定的，它们分别隶属于十二脏腑，各经都用其所属脏腑的名称，结合循行于手足、内外、前后的不同部位，根据阴阳学说而给予不同名称，并根据阴阳衍化的道理分为三阴三阳，定出了手太阴肺经、手阳明大肠经等十二经脉名称（表5-2）。

具体来说，行于上肢，起于或止于手的经脉，称"手经"；行于下肢，起于或止于足的经脉，称"足经"。分布于四肢内侧面的经脉，属"阴经"；分布于四肢外侧面的经脉，属"阳经"。阴经隶属于脏，阳经隶属于腑。按照阴阳的三分法，阴分为三阴：太阴、厥阴、少阴；阳分为三阳：阳明、少阳、太阳。

表 5-2　十二经脉名称分类

	阴经（属脏）	阳经（属腑）	循行部位（阴经行内侧、阳经行外侧）	
手	太阴肺经	阳明大肠经		前缘
	厥阴心包经	少阳三焦经	上肢	中线
	少阴心经	太阳小肠经		后缘
足	太阴脾经*	阳明胃经		前缘
	厥阴肝经*	少阳胆经	下肢	中线
	少阴肾经	太阳膀胱经		后缘

*在小腿下半部和足背部，肝经在前缘，脾经在中线。在内踝尖上8寸处交叉后，脾经在前缘，肝经在中线。

二、十二经脉的走向、交接、分布、表里关系及流注次序

（一）走向与交接规律

1. 十二经脉的走向　十二经脉的手三阴经，从胸腔内脏走向手指端，与手三阳经交会；手三阳经，从手指走向头面部，与足三阳经交会；足三阳经，从头面部走向足趾端，与足三阴经交会；足三阴经，从足趾走向腹部和胸部，在胸部内脏与手三阴经交会。如此，手经交于手，足经交于足，阳经交于头，阴经交于胸腹内脏，十二经脉就构成了"阴阳相贯，如环无端"的循环路径（图5-2）。

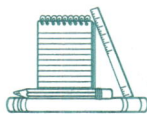

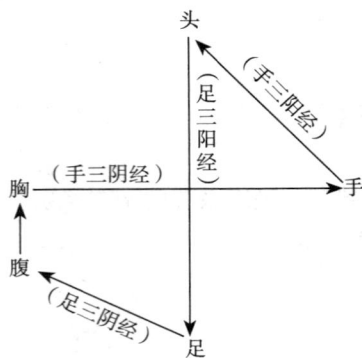

图 5-2 十二经脉走向、交接规律示意

2. 十二经脉的交接

（1）相为表里的阴经与阳经在四肢末端交接　相为表里的阴经与阳经共 6 对，都在四肢末端交接。其中相为表里的手三阴经与手三阳经交接在上肢末端（手指），相为表里的足三阳经和足三阴经交接在下肢末端（足趾）。如手太阴肺经和手阳明大肠经在食指端交接，手少阴心经和手太阳小肠经在小指端交接，手厥阴心包经和手少阳三焦经在无名指端交接；足阳明胃经和足太阴脾经在足大趾内侧端交接，足太阳膀胱经和足少阴肾经在足小趾端交接，足少阳胆经和足厥阴肝经在足大趾外侧端交接。

（2）同名手足阳经在头面部交接　同名的手足阳经有 3 对，都在头面部交接。如手阳明大肠经与足阳明胃经交接于鼻翼旁，手太阳小肠经与足太阳膀胱经交接于目内眦，手少阳三焦经与足少阳胆经交接于目外眦。

（3）足手阴经在胸部交接　足手阴经，又称"异名经"，也有 3 对，交接部位皆在胸部内脏。如足太阴脾经与手少阴心经交接于心中，足少阴肾经与手厥阴心包经交接于胸中，足厥阴肝经与手太阴肺经交接于肺中。

（二）分布与表里关系

1. 十二经脉的分布　十二经脉虽有迂回曲折、交错出入的状况，但基本上是纵行的。除足阳明胃经外，阴经均行于四肢内侧及躯干的胸腹面，阳经均行于四肢外侧及躯干的背面。手经行于上肢，足经行于下肢。十二经脉在身体不同部位的分布特点如下。

四肢部，阴经分布在内侧面，阳经分布在外侧面，内侧分三阴，外侧分三阳。上肢内侧为太阴在前，厥阴在中，少阴在后；上肢外侧为阳明在前，少阳在中，太阳在后；下肢内侧，内踝尖上 8 寸以下为厥阴在前，太阴在中，少阴在后；内踝尖上 8 寸以上则太阴在前，厥阴在中，少阴在后；下肢外侧为阳明在前，少阳在中，太阳在后。

2. 十二经脉的表里关系　十二经脉通过经别和别络互相沟通，组合成 6 对表里相合关系。即手太阳小肠经与手少阴心经、手少阳三焦经与手厥阴心包经、手阳明大肠经与手太阴肺经、足太阳膀胱经与足少阴肾经、足少阳胆经与足厥阴肝经、足阳明胃经与足太阴脾经两两相为表里。互为表里的两条经脉，都在四肢末端交接，分别循行于四肢内外两个侧面的相对位置，分别络属于相为表里的脏腑。

（三）十二经脉流注次序

十二经脉是气血运行的主要通道，它们首尾相贯、依次衔接，因而脉中气血的运行也是循经脉依次传注，且首尾相贯，如环无端。其流注次序如图 5-3 所示。

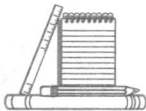

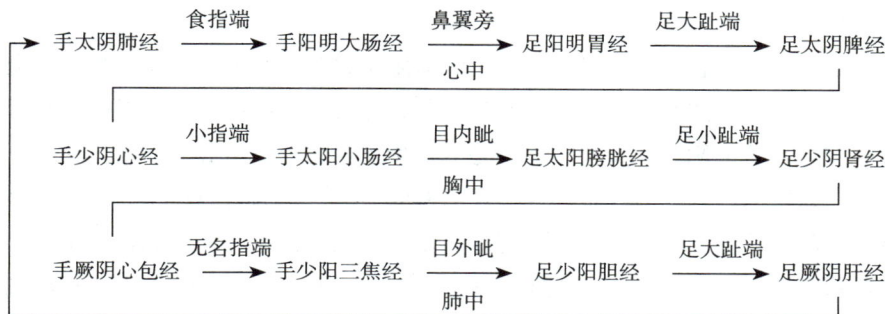

图 5-3　十二经脉流注次序

第三节　奇经八脉

奇经八脉是督脉、任脉、冲脉、带脉、阴维脉、阳维脉、阴跷脉、阳跷脉的总称。由于它们的分布不像十二经脉那样规则，与脏腑没有直接的属络，相互之间也没有表里关系，与十二正经不同，故称奇经。又因其数有八，故曰"奇经八脉"。

奇经八脉的功能主要表现在以下几方面。

1. 密切十二经脉的联系　奇经八脉在循行分布过程中，不但与十二经脉交叉相接，加强十二经脉间的联系，补充十二经脉在循行分布上的不足，而且对十二经脉的联系还起到分类组合的作用。如督脉与手足六阳经交会于大椎穴而称"阳脉之海"；任脉与足三阴经交会于关元和中极穴，而足三阴又接手三阴经，故任脉因联系手足六阴经而称"阴脉之海"；冲脉通行上下前后，渗灌三阴三阳，有"十二经脉之海"之称；带脉约束纵行诸经，沟通腰腹部的经脉；阳维脉维络诸阳，联络所有阳经而与督脉相合，阴维脉维络诸阴，联络所有阴经而与任脉相会；阳跷脉与阴跷脉左右成对，有"分主一身左右阴阳"之说。

2. 调节十二经脉气血　奇经八脉虽然除任脉、督脉外不参与十四经气血循环，但具有涵蓄和调节十二经气血的功能。当十二经脉气血满溢时，就会流入奇经八脉，蓄以备用；当十二经脉气血不足时，奇经中所涵蓄的气血又可渗灌注入十二经脉，以保持十二经脉气血的相对恒定状态，有利于维持机体生理功能。

3. 与某些脏腑关系密切　奇经八脉虽然不似十二经脉那样与脏腑有直接的属络关系，但它在循行分布过程中与脑、髓、女子胞及肾等有较为密切的联系。如督脉的"入颅络脑""行脊中"及"属肾"；任、督、冲三脉，同起于胞中，相互交通等。

一、督脉

（一）循行部位

起于胞中，下出会阴，沿脊柱里面上行，至项后风府穴处进入颅内，络脑，并由项沿头部正中线，经头顶、额部、鼻部、上唇，到上唇系带处。

分支：从脊柱里面分出，属肾。

分支：从小腹内部直上，贯脐中央，上贯心，到喉部，再向上到下颌部，环绕口唇。向上至两眼下部的中央。

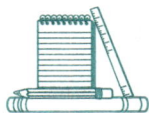

（二）功能

督脉的"督"字，有总督、督促的含义。督脉循身之背，背为阳，说明督脉对全身阳经脉气有统率、督促的作用。故有"总督诸阳"和"阳脉之海"的说法。因为督脉循行于背部正中线，它的脉气多与手足三阳经相交会，大椎是其集中点。另外，带脉出于第2腰椎，阳维脉交会于风府、哑门，所以，督脉的脉气与各阳经都有联系。又因为督脉行于脊里，入络于脑，与脑和脊髓有密切的关系。经脉的神气活动与脑有密切关系。体腔内的脏腑通过足太阳膀胱经背部的俞穴受督脉经气的支配，因此，脏腑的功能活动均与督脉有关。而且，督脉又"属肾"，故与肾也有密切关系。肾为先天之本，主生殖，所以历代医家多认为精冷不孕等生殖系统疾患与督脉有关，常以补督脉之法治之。

二、任脉

（一）循行部位

起于胞中，下出会阴，经阴阜，沿腹部和胸部正中线上行，至咽喉，上行至下颌部，环绕口唇，沿面颊，分行至目眶下。

分支：由胞中别出，与冲脉相并，行于脊柱前。

（二）功能

任脉的"任"字，有担任、妊养的含义。任脉循行于腹部正中，腹为阴，说明任脉对全身阴经脉气有总揽、总任的作用，故有"总任诸阴"和"阴脉之海"的说法。其脉气与手足各阴经相交会。足三阴经与任脉交会于中极、关元，阴维脉与任脉交会于天突、廉泉，又冲脉与任脉交会于阴交。足三阴脉上交于手三阴经。因此，任脉联系了所有阴经。任脉起于胞中，与女子月经来潮及生殖功能有关，称"任主胞胎"。

三、冲脉

（一）循行部位

起于胞中，下出会阴后，从气街部起与足少阴经相并，夹脐上行，散布于胸中，再向上行，经喉，环绕口唇，到目眶下。

分支：从气街部浅出体表，沿大腿内侧进入腘窝，再沿胫骨内缘，下行到足底；又有支脉从内踝后分出，向前斜入足背，进入足大趾。

分支：从胞中分出，向后与督脉相通，上行于脊柱内。

（二）功能

冲脉的"冲"字，含有要冲、要道的意思。冲脉上至于头，下至于足，后行于背，前布于胸腹，贯穿全身，成为气血的要冲，能调节十二经气血。且上行者，行于脊内，渗之于阳；下行者，行于下肢，渗之于阴，能容纳和调节十二经脉及五脏六腑之气血，故冲脉有"十二经脉之海"和"五脏六腑之海"之称。另一方面，女子月经来潮及孕育功能皆以血为基础，冲脉起于胞中，分布广泛，为"血海"，因此女子月经来潮及妊娠与冲脉盛衰密切相关。

四、带脉

（一）循行部位

起于季胁，斜向下行到带脉穴，绕身一周。在腹面的带脉下垂到少腹。

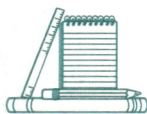

（二）功能

带脉的"带"字，含有束带的意思。因其横行于腰腹之间，统束经过腰腹间的纵行经脉，状如束带，故称带脉。十二正经与奇经八脉多为上下纵行，唯有带脉环腰一周，有总束诸脉的功能。带脉约束相关经脉，以调节脉气，使之通畅。另一方面，带脉又主司妇女带下，因带脉亏虚，不能约束经脉，多见妇女带下量多、腰酸无力等症。

五、阴跷脉、阳跷脉

（一）循行部位

跷脉左右成对。阴跷脉、阳跷脉均起于足踝下。

阴跷脉从内踝下照海穴分出，沿内踝后直上下肢内侧，过前阴，沿腹、胸进入缺盆，出行于人迎穴之前，经鼻旁，到目内眦，与手足太阳经、阳跷脉会合。

阳跷脉从外踝下申脉穴分出，沿外踝后上行，经腹部，沿胸部后外侧，经肩部、颈外侧，上夹口角，到达目内眦，与手足太阳经、阴跷脉会合，再上行进入发际，向下到达耳后，与足少阳胆经会于项后。

（二）功能

"跷"即足跟和矫捷之意。因跷脉起于足踝下，从下肢内、外侧上行头面，具有交通一身阴阳之气和调节肢体肌肉运动的功能，故能使下肢灵活矫捷。又由于阴阳跷脉交会于目内眦，入属于脑，阳跷主一身左右之阳，阴跷主一身左右之阴，故还有濡养眼目、司眼睑开阖和下肢运动的功能。

六、阴维脉、阳维脉

（一）循行部位

阴维脉起于小腿内侧足三阴经交会之处，沿下肢内侧上行，至腹部，与足太阴脾经同行，到胁部，与足厥阴肝经相合，然后上行至咽喉，与任脉相会。

阳维脉起于外踝下，与足少阳胆经并行，沿下肢外侧向上，经躯干部后外侧，从腋后上肩，经颈部、耳后，前行到额部，分布于头侧及项后，与督脉会合。

（二）功能

维脉的"维"字，含有维系、维络的意思。维脉的主要功能是维系全身经脉。由于阴维脉在循行过程中与足三阴经相交会，并最后合于任脉，故有维系、联络全身阴经的作用；阳维脉在循行过程中与手足三阳经相交，并最后合于督脉，故有维系、联络全身阳经的作用。

第四节　经络的作用与经络学说的应用

一、经络的作用

（一）联系脏腑，沟通内外

人体由五脏六腑、四肢百骸、五官九窍、皮肉筋骨等组成，它们虽各有不同的生理功能，但又共同进行有机的整体活动，使机体内外、上下保持协调统一，构成一个有机的整体。这种有机配合、相互联系，主要是依靠经络的沟通、联络作用而实现。经络在人体内所发挥的沟通

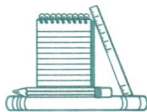

联系作用是多方位、多层次的，主要表现为以下几个方面。

脏腑与体表肢节的联系，主要是通过十二经脉的沟通作用来实现。十二经脉对内与脏腑发生特定的属络关系，对外联络筋肉、关节和皮肤，即十二经筋与十二皮部。十二经脉的内属外连把外周体表的筋肉、皮肤组织及肢节等与内在脏腑相互沟通。

脏腑与官窍之间的联系，也是通过经络的沟通作用而实现。十二经脉内属于脏腑，循行分布过程中，经过口眼耳鼻舌及二阴等官窍。十二经脉与耳、目、舌等官窍有非常密切的联系。

脏腑之间的联系，也与经络的沟通联系密切相关。十二经脉中，每一经都分别属络一脏和一腑，这是脏腑相合理论的主要结构基础。如手太阴经属肺络大肠、手阳明经属大肠络肺等。某些经脉除属络特定内脏外，还联系多个脏腑。如足少阴肾经，不但属肾络膀胱，还贯肝、入肺、络心、注胸中接心包；此外，还有经别补正经之不足，如足阳明、足少阳及足太阳的经别都通过心。这样，就构成了脏腑之间的多种联系。

经络系统各部分之间，也存在着密切联系。十二经脉有一定的交接和流注规律，除了依次首尾相接，如环无端外，还有许多交叉和交会。如手足阳经与督脉会于大椎，手少阴经与足厥阴经皆连目系等。十二经脉之中，无论表里经、同名经和异名经之间，都存在着经脉相互贯通、内部气血相互交流的关系，尤以表里经更为突出。同时，十二经脉和奇经八脉之间也是纵横交错、相互联系的。奇经八脉除与十二经脉多处交叉相连外，其本身也自有联系。如阴维脉与冲脉会于任脉，冲脉与任脉并于胸中，又向后与督脉通等，都体现出奇经间的关联。

（二）运行气血，濡养全身

人体的各个脏腑组织器官均需要气血的温养濡润，以发挥其正常作用。气血是人体生命活动的物质基础，必须依赖经络的传注，才能输布周身，以温养濡润全身各脏腑组织器官，维持机体的正常功能，如营气之和调于五脏，洒陈于六腑，为五脏藏精、六腑传化的功能活动提供了物质条件。所以说经脉具有运行气血、濡养全身的作用。

（三）抗御病邪，保卫机体

营气行于脉中，卫气行于脉外。经络"行血气"而使营卫之气密布周身，在内和调于五脏、洒陈于六腑，在外抗御病邪、防止内侵。外邪侵犯人体由表及里，先从皮毛开始，卫气充实于络脉，络脉散布于全身、密布于皮部，当外邪侵犯机体时，卫气首当其冲发挥其抗御外邪、保卫机体的屏障作用。

二、经络学说的应用

（一）说明病理变化

在正常生理情况下，经络有运行气血、感应传导的作用。而在发生病变时，经络就成为传递病邪和反映病变的途径。

由于经络内属于脏腑，外布于肌表，因此当体表受到病邪侵袭时，可通过经络由表入里、由浅及深，逐次向里传变甚至波及脏腑，因此经络是外邪从皮毛腠理内传于脏腑的途径。如外邪侵袭肌表，初见发热恶寒、头身疼痛等，因肺合皮毛，表邪不解，久之则内传于肺，出现咳嗽、胸闷、胸痛等症状。肺经和大肠经相互络属，故而又可伴有腹痛、腹泻或大便燥结等大肠病变。

由于内在脏腑与外在形体、官窍之间，通过经络密切相连，故脏腑病变可通过经络的传导反映于外。临床上可用经络学说阐释五脏六腑病变所出现的体表特定部位或相应官窍的症状和体征，并可用"以表知里"的思维方法诊察疾病。如足厥阴肝经绕阴器，抵小腹，布胁肋，上

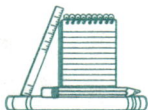

连目系，故肝气郁结可见两胁及少腹痛，肝火上炎易见两目红赤，肝经湿热多见阴部潮湿瘙痒等。

脏腑病变的相互传变，亦可用经络理论来解释。由于脏腑之间有经脉相互联系，所以某一脏腑的病变可以通过经络影响到另一脏腑。如足厥阴肝经属肝、夹胃，故肝病可以影响到胃，又"注肺中"，所以肝火又可犯肺。

（二）指导疾病的诊断

由于经络有一定的循行路线和脏腑络属，它可以反映所属脏腑的病症，因而在临床上，就可以根据疾病所出现的症状，结合经络循行的路线及所联系的脏腑，作为辨证归经的依据。例如，两胁疼痛，多为肝胆疾病；缺盆中痛，常是肺的病变。此外，某些疾病的过程中常发现在经络循行路线上，或在经气聚集的某些穴位上，有明显的压痛、结节、条索状等反应物和皮肤形态变化，皮肤温度、电阻改变等，也有助于对疾病的诊断。如肠痈患者，有时会在足阳明胃经的上巨虚穴出现压痛。

经络学说在疾病诊断中还有多方面的应用，如络脉诊察，观察小儿指纹、耳壳视诊等，均以经络学说为其理论基础。通过经络诊察，还有助于判断疾病的寒热虚实性质。

（三）指导临床治疗

经络学说被广泛用于指导临床各科疾病的治疗，是针灸、推拿、药物疗法及耳针的理论基础。经络能够通行气血，联系五脏六腑、四肢百骸，传导信息，同时也是病邪转移的通道。利用经络的这些特性，用针灸、药物、激光、超声波等多种方式刺激腧穴，可以调理经络、脏腑气血阴阳，从而达到驱邪扶正的治疗目的。

针灸的调节作用也呈现出双向性特征，即在刺灸相同腧穴、施用相同术式的条件下，可望对相反方向偏离的功能产生反向性的调节作用。例如糖尿病性膀胱病变导致的尿潴留和压力性尿失禁，针灸治疗一般能有效地纠正膀胱逼尿肌与尿道括约肌间协调功能的失调，使收缩无力者得到增强，同时使亢进者受到抑制。这些都是经络学说在针灸治疗方面的体现。

药物治疗也是以经络为渠道，通过经络的传导，才能使药达病所，发挥其治疗作用。通过长期、反复的实践，医家们发现药物与经络的关系也十分密切，某一种中药对某一经脉及其所属脏腑的病症具有选择性的治疗作用，从而创立了"药物归经"理论。十二经病候，按经脉脏腑对寒热虚实症状做了提示性归纳，使四气的运用有章可循，五味理论也是在经络、脏腑理论的指导下，通过临床实践，对药物治疗规律的一种概括。另外，经络理论也是药物升降浮沉理论形成的主要依据。

在临床中，利用药物归经理论，可以把药物的特殊功效更加细致和明确地反映出来，从而更准确地指导临床用药。归经理论还促使引经报使药的实际应用。引经，即某些药物能引其他药物选择性地治疗某种脏腑经络的病症。报使则略同药引，因方剂不同而分别选用，如以酒为引者，取其活血引经；以姜为引者，取其发表祛寒；以大枣为引者，取其补血健脾；以灯心为引者，取其安睡宁神；以莲实为引者，取其清心养胃和脾。归经理论使得药物运用更为灵活准确，并总结了临床用药的一些特殊规律。

经络学说是指导方剂组成的主要理论之一。如交泰丸，黄连入心、脾、胃经，能清心以泻上亢之火，肉桂入肾、肝、脾经，配之能引火归原，故黄连、肉桂合用能交通心肾，治疗心肾不交的失眠症。方剂的临证加减，经络学说也起着指导性作用，如在治疗头痛的方剂中，可按经络分布部位而随证加减。太阳头痛则用羌活，少阳头痛则用柴胡，阳明头痛则用白芷，厥阴头痛则用川芎、吴茱萸，少阴头痛则用细辛。总之，不论是药物配伍的变化，或药物、药量的

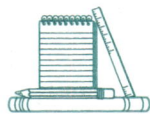

加减，都要按病情的需要来加减化裁，又必须以经络理论为指导，才能变化得当，执简驭繁地治疗复杂的病症。

第五节　腧　穴

一、腧穴概述

腧穴是人体脏腑经络之气输注于体表的特殊部位。腧，本写作"输"，或从简作"俞"，有转输、输注的含义，即经气转输之所；穴，即孔隙，言经气所居之处。

腧穴在《内经》中又称作"节""会""气穴""气府""骨空"等；后世医家还将其称之为"孔穴""穴道""穴位"；宋代的《铜人腧穴针灸图经》则通称"腧穴"。虽然"腧""输""俞"三者均指腧穴，但在具体应用时却各有所指。腧穴，是对穴位的统称；输穴，是对五输穴中的第三个穴位的专称；俞穴，专指特定穴中的背俞穴。

人体的腧穴既是疾病的反应点，又是针灸的施术部位。腧穴与经络、脏腑、气血密切相关。《灵枢·九针十二原》载："欲以微针通其经脉，调其血气，营其逆顺出入之会。"说明针灸通过经脉、气血、腧穴三者的共同作用，达到治疗的目的。经穴均分别归属于各经脉，经脉又隶属于一定的脏腑，故腧穴—经脉—脏腑间形成了不可分割的联系。

知识链接

腧穴的命名

腧穴的名称均有一定的含意，《千金翼方》指出："凡诸孔穴，名不徒设，皆有深意。"历代医家以腧穴所居部位和作用为基础，结合自然界现象和医学理论等，采用取类比象的方法对腧穴命名。

1. 利用天体地貌命名　即根据自然界的天体名称如日、月、星、辰等和地貌名称如山、陵、丘、墟、溪、谷、沟、泽、池、泉、海、渎等，结合腧穴所在部位的形态或气血流注的状况而命名，如日月、上星、太乙、承山、大陵、商丘、丘墟、太溪、合谷、水沟、曲泽、涌泉、小海、四渎等。

2. 参照动植物命名　即根据动植物的名称，以形容腧穴所在部位的形象而命名，如伏兔、鱼际、犊鼻、鹤顶、攒竹、口禾髎等。

3. 借助建筑物命名　即根据建筑物来形容某些腧穴所在部位的形态或作用特点而命名，如天井、印堂、巨阙、脑户、屋翳、膺窗、库房、地仓、气户、梁门等。

4. 根据所在部位命名　即根据腧穴所在的人体解剖部位而命名，如腕旁的腕骨、乳下的乳根、面部颧骨下的颧髎、第7颈椎棘突下的大椎等。

5. 根据治疗作用命名　即根据腧穴对某种病症的特殊治疗作用命名，如治目疾的睛明、光明，治口眼㖞斜的牵正，治水肿的水分、水道。

6. 结合中医学理论命名　即根据腧穴部位或治疗作用，结合阴阳、脏腑、经络、气血等中医学理论命名，如阳陵泉、心俞、气海、血海、三阴交、阴陵泉、百会、神堂、三阳络、魄户等。

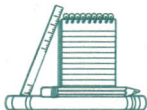

（一）腧穴的分类

人体的腧穴大体上可归纳为十四经穴、经外奇穴、阿是穴三类。

1. 十四经穴　指具有固定的名称和位置，且归属于十二经和任脉、督脉的腧穴。这类腧穴具有主治本经和所属脏腑病症的共同作用，因此，归纳于十四经脉系统中，简称"经穴"。十四经穴共有 361 个，是腧穴的主要部分。

2. 经外奇穴　指既有一定的名称，又有明确的位置，但尚未归入或不便归入十四经系统的腧穴。这类腧穴的主治范围比较单纯，多数对某些病症有特殊疗效，因而未归入十四经系统，故又称"经外奇穴"。历代对奇穴记载不一。

3. 阿是穴　是指既无固定名称，亦无固定位置，而是以压痛点或其他反应点作为针灸施术部位的一类腧穴，又称"天应穴""不定穴""压痛点"等，《灵枢·经筋》谓之"以痛为输"，多用于治疗局部病痛。唐代孙思邈《备急千金要方》载："有阿是之法，言人有病痛，即令捏其上，若里当其处，不问孔穴，即得便快成痛处，即云阿是，灸刺皆验，故曰阿是穴也。"阿是穴无一定数目。

（二）腧穴作用

腧穴的作用主要表现在三个方面，即近治作用、远治作用和特殊作用。

1. 近治作用　指腧穴能治疗其所在部位及邻近组织、器官的病症，所谓"腧穴所在，主治所及"，是所有腧穴共有的主治作用。如眼区及其周围的睛明、承泣、攒竹、瞳子髎等经穴均能治疗眼疾，头部的百会、太阳等穴能治疗头部病症，膝部的膝眼、阳陵泉等穴能治疗膝关节疼痛等。

2. 远治作用　指十四经穴，尤其是位于十二经脉肘、膝关节以下的腧穴，不仅能治疗局部病症，还能治疗本经循行所及的远隔部位组织、器官、脏腑的病症，所谓"经脉所过，主治所及"，有的甚至具有影响全身的作用。如合谷穴，不仅能治疗上肢病症，还能治疗经脉所过之处的头面部病症及外感所致的发热病症等。

3. 特殊作用　指某些腧穴具有双向良性调整作用和相对的特异治疗作用。临床实践证明，针刺某些腧穴，对机体的不同状态起到相反而又有效的作用。如针刺天枢，既能止泻，又能通便；内关可治心动过速，也可治心动过缓。腧穴的特异治疗作用尤其体现在特定穴中，如大椎退热、至阴矫正胎位等。

（三）腧穴的定位方法

在临床上，取穴是否准确，直接影响针灸的疗效。因此，针灸治疗，强调准确取穴。《灵枢·邪气脏腑病形》指出："刺此者，必中气穴，无中肉节。"为了准确取穴，必须掌握好腧穴的定位方法。常用的腧穴定位方法有以下 4 种。

1. 体表解剖标志定位法　是以人体解剖学的各种体表标志为依据来确定腧穴位置的方法，俗称自然标志定位法。可分为固定标志和活动标志两种。

（1）固定标志　指由骨节和肌肉所形成的突起、凹陷、五官轮廓、发际、指（趾）甲、乳头、肚脐等，是在自然姿势下可见的标志。借助这些标志可以确定腧穴的位置。如腓骨小头前下方 1 寸定阳陵泉；足内踝尖上 3 寸，胫骨内侧缘后定三阴交；眉头定攒竹；脐中旁开 2 寸定天枢等。

（2）活动标志　指各部的关节、肌肉、肌腱、皮肤随着活动而出现的空隙、凹陷、皱纹、尖端等，是在活动姿势下才会出现的标志。据此亦可确定腧穴的位置。如在耳屏与下颌关节之间微张口呈凹陷处取听宫；下颌角前上方约一横指当咀嚼时咬肌隆起，按之凹陷处取颊车等。

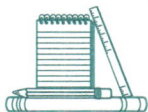

2. 骨度分寸定位法 指以骨节为主要标志，将两骨节之间的长度折量为一定的分寸，用以确定腧穴位置的方法。不论男女、老少、高矮、胖瘦，均可按此法应用。现时采用的骨度分寸是以《灵枢·骨度》所规定的人体各部的分寸为基础，结合历代医家创用的折量分寸而确定的。常用的"骨度"折量寸见表 5-3，图 5-4。

表 5-3   常用骨度分寸

部位	起止点	骨度分寸	度量法	说明
头部	前发际正中至后发际正中	12		用于确定头部腧穴的纵向距离
	眉间（印堂）至前发际正中	3	直寸	用于确定前或后发际及其头部腧穴的纵向距离
	前两额发角（头维）之间	9	横寸	用于确定头前部腧穴的横向距离
	眉间（印堂）至大椎	18	直寸	
	耳后两完骨（乳突）之间	9	横寸	用于确定头后部腧穴的横向距离
胸腹胁部	胸骨上窝（天突）至胸剑联合中点（歧骨）	9		
	胸剑联合中点（歧骨）至脐中	8	直寸	
	脐中至耻骨联合上缘（曲骨）	5		
	两乳头之间	8	横寸	乳头平第 4 肋间隙
	腋窝顶点至第 11 肋游离端	12	直寸	
背腰部	肩胛骨内缘至后正中线	3	横寸	肩胛骨下角平第 7 胸椎、髂嵴相当第 4 腰椎棘突
上肢部	腋前纹头至肘横纹	9	直寸	
	肘横纹至腕掌侧横纹	12		
下肢部	耻骨联合上廉至股骨内上髁上缘	18	直寸	
	胫骨内侧髁下缘至内踝尖	13		
	股骨大转子至腘横纹	19		
	腘横纹至外踝尖	16		

3. 手指同身寸定位法 是指依据患者本人手指所规定的分寸来量取腧穴的定位方法，又称"指寸法"。常用的手指同身寸有以下 3 种（图 5-5）。

（1）中指同身寸 以患者中指中节桡侧两端纹头（拇指、中指屈曲成环形）之间的距离作为 1 寸。

（2）拇指同身寸 以患者拇指指间关节的宽度作为 1 寸。

（3）横指同身寸 令患者将食指、中指、无名指和小指并拢，以中指中节横纹为标准，其四横指的宽度作为 3 寸。用横指同身寸量取腧穴，又名"一夫法"。

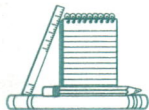

（1）头部

（2）正面　　　　　　　　　　　　　（3）背面

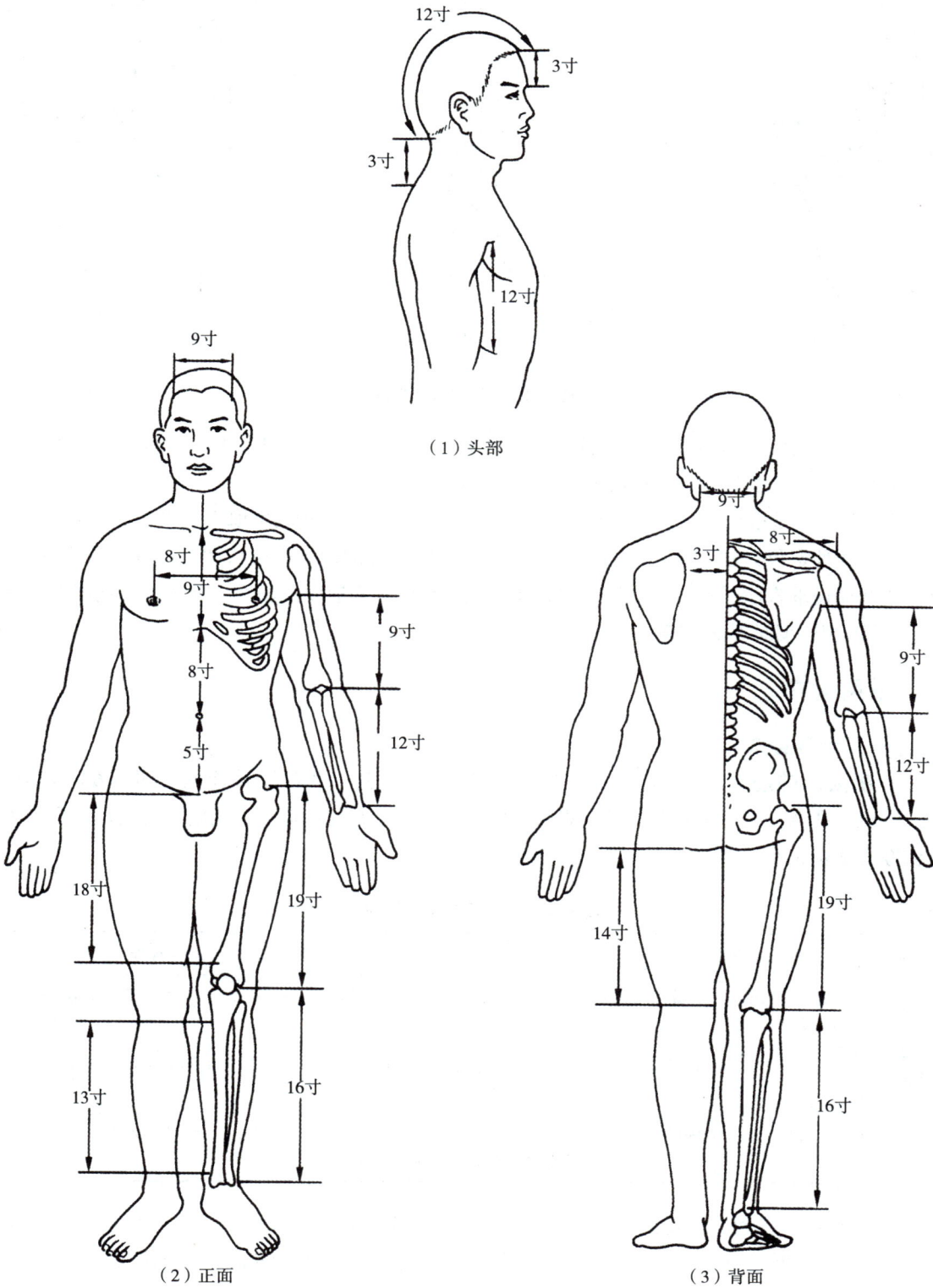

图 5-4　常用骨度分寸示意

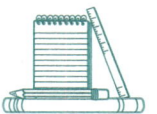

（1）中指同身寸　　　　　　（2）拇指同身寸　　　　　　（3）横指同身寸

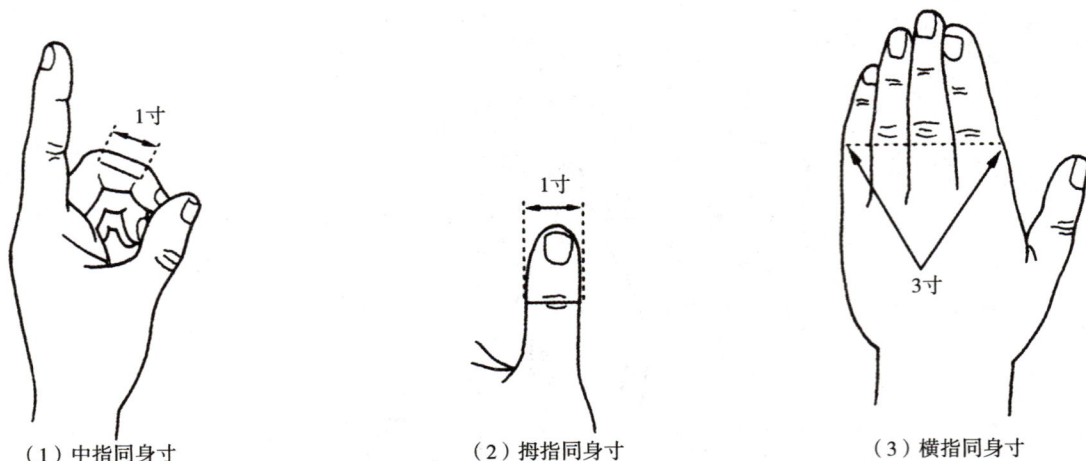

图 5-5　手指同身寸示意

　　4. 简便定位法　是临床中一种简便易行的腧穴定位方法。如立正姿势，手臂自然下垂，其中指端在下肢所触及处为风市；两手虎口自然平直交叉，一手食指压在另一手腕后高骨的上方，其食指尽端到达处取列缺；两耳尖连线中点取百会等。此法是一种辅助取穴方法。

　　上述 4 种定位方法，从定位的准确度来说，以体表解剖标志定位法和骨度分寸法为首选；指寸法和简便取穴法虽然方便快捷，但误差较大。临床定穴应以前法为主要依据，适当参合后法，灵活运用，以求取穴准确。

二、常用腧穴

（一）十四经穴

　　1. 手太阴肺经　本经从胸走手，起于中府，止于少商，左右各 11 个穴（图 5-6）。治咳、喘、咯血、咽喉痛等与肺脏有关的疾患及经脉循行部位的其他病症。常用腧穴的定位、主治和操作方法见表 5-4。

表 5-4　手太阴肺经常用腧穴

穴位	定位	主治	操作
尺泽	微屈肘，在肘横纹中，肱二头肌腱桡侧凹陷处	咳嗽，咯血，潮热，咽喉肿痛，急性吐泻，中暑，肘臂痛	直刺 0.5～1 寸；或点刺出血；可灸
列缺	侧掌，桡骨茎突上方，腕横纹上 1.5 寸	头痛，项强，咳嗽，气喘，咽喉肿痛，上肢不遂	向上或向下斜刺 0.3～0.8 寸；可灸
少商	在拇指桡侧，距指甲角旁约 0.1 寸	咽喉肿痛，失音，热病，昏迷，小儿惊风，中暑，鼻衄，指端麻木	浅刺 0.1 寸，或点刺出血；可灸

　　2. 手阳明大肠经　本经从手走头，起于商阳，止于迎香，左右各 20 个穴（图 5-7）。主治头面、五官、咽喉、皮肤病、肠胃病、热病及经脉循行部位的其他病症。常用腧穴的定位、主治和操作方法见表 5-5。

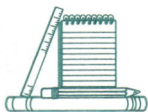

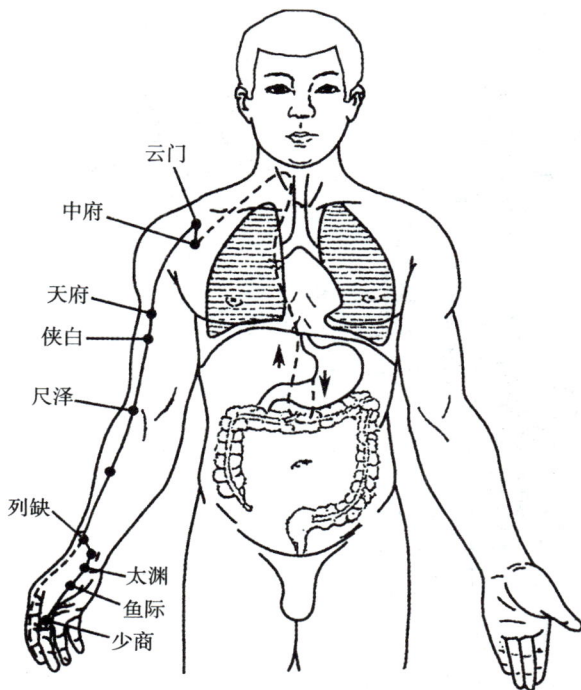

图 5-6　手太阴肺经腧穴

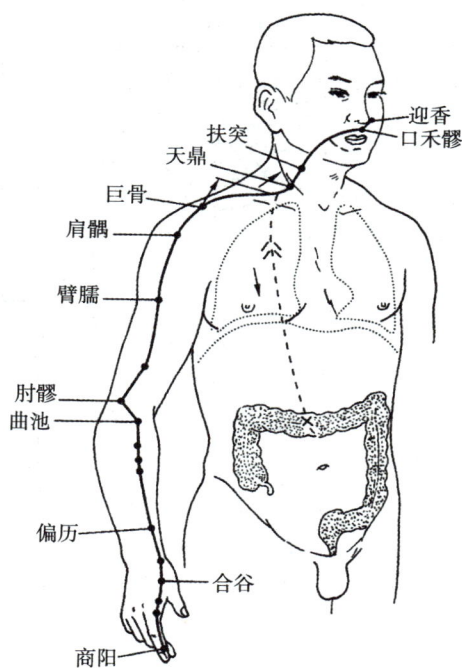

图 5-7　手阳明大肠经腧穴

表 5-5　手阳明大肠经常用腧穴

穴位	定位	主治	操作
合谷	在手背第 1、2 掌骨之间，当第 2 掌骨桡侧的中点处	头痛，口眼㖞斜，目痛，齿痛，咽喉肿痛，疟腮，中暑，热病，小儿惊风，痛经，经闭，滞产，胃痛，腹痛，中风后遗症，上肢不遂	直刺 0.5～1 寸；可灸
曲池	屈肘，在肘横纹外侧端与肱骨外上髁连线的中点	发热，咽喉疼痛，心悸，胸闷，眩晕，肘臂痛，高血压	直刺 1～1.5 寸；可灸
肩髃	肩平举时，肩部出现两个凹陷，前方的凹陷中	上肢不遂，肩臂疼痛，瘾疹，肩关节周围炎	直刺或向下斜刺 0.8～1.5 寸；可灸
迎香	在鼻翼外缘中点旁开约 0.5 寸，当鼻唇沟中	鼻塞，鼻衄，鼻渊，面瘫，胆道蛔虫病	直刺 0.1～0.2 寸或向鼻孔斜刺 0.2～0.5 寸；不宜灸

　　3. 足阳明胃经　本经从头走足，起于承泣，止于厉兑，左右各 45 个穴（图 5-8）。主治胃肠病、头面五官病症、热病、神志病及经脉循行部位的其他病症。常用腧穴的定位、主治和操作方法见表 5-6。

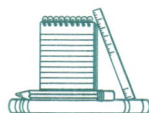

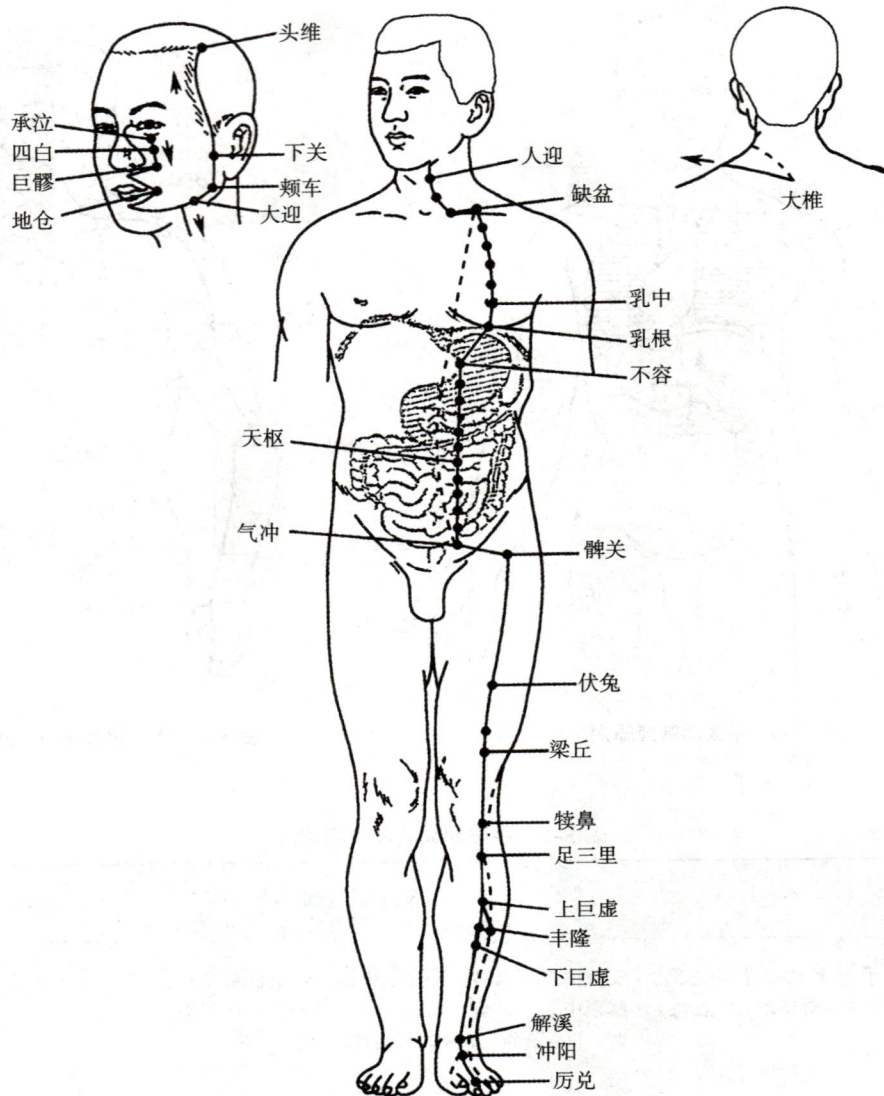

图 5-8   足阳明胃经腧穴

表 5-6   足阳明胃经常用腧穴

穴位	定位	主治	操作
四白	在面部，瞳孔直下，当眶下孔凹陷处	目赤肿痛，近视，胞睑眮动，三叉神经痛，头痛	直刺 0.3～0.5 寸；禁灸
地仓	面部口角外侧，上直对瞳孔	面瘫，齿痛，流涎，唇缓不收	直刺 0.2 寸，或向颊车方向斜刺 0.5～1 寸；可灸
颊车	下颌角前上方约一横指，咬紧牙齿时咬肌隆起处	齿痛，面瘫，口眼㖞斜，牙关不利，颊肿，面肌抽搐，痄腮	直刺 0.3～0.5 寸；或向地仓斜刺 0.5～1 寸；可灸
下关	在面部，颧弓下缘凹陷处，下颌骨髁状突前方。闭口取穴	耳鸣耳聋，齿痛，面痛，下颌关节痛，口眼㖞斜	直刺 0.3～0.5 寸；可灸

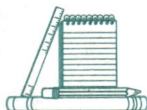

续表

穴位	定位	主治	操作
天枢	脐中旁开2寸	腹痛，腹胀，泄泻，痢疾，便秘，月经不调，痛经	直刺1～1.5寸；可灸
梁丘	屈膝，在髂前上棘与髌骨外上缘连线上，髌骨外上缘上2寸	膝肿痛，下肢不遂，急性胃痛，乳痈，乳痛	直刺1～1.5寸；可灸
犊鼻	屈膝，髌骨下缘，髌韧带外侧凹陷处	膝痛，关节屈伸不利	斜刺0.5～1寸；可灸
足三里	在犊鼻下3寸，胫骨前缘外一横指处	胃痛，呕吐，噎膈，腹胀，泄泻，痢疾，便秘，失眠，休克，下肢痿痹，虚劳羸瘦	直刺1～2寸；可灸
丰隆	在外踝高点上8寸，胫骨前缘外二横指处	痰多，咳嗽，哮喘，眩晕，头痛，下肢痿痹，呕吐	直刺1～1.5寸；可灸

4. 足太阴脾经　本经从足走胸，起于隐白，止于大包，左右各21个穴（图5-9）。主治脾胃疾病、前阴病、妇科病及经脉循行部位的其他病症。常用腧穴的定位、主治和操作方法见表5-7。

表5-7　足太阴脾经常用腧穴

穴位	定位	主治	操作
公孙	第1跖骨基底部的前下方，赤白肉际处	胃痛，呕吐，腹痛，腹泻，痢疾	直刺0.5～0.8寸；可灸
三阴交	在足内踝高点上3寸，胫骨内侧缘后方	月经不调，痛经，崩漏，经闭，带下，遗精，阳痿，早泄，遗尿，腹胀，肠鸣泄泻，失眠，湿疹，荨麻疹，下肢痿痹	直刺0.5～1寸；可灸
阴陵泉	胫骨内侧髁后下方凹陷处	腹胀，泄泻，痢疾，水肿，小便不利或失禁，遗精，膝痛，黄疸	直刺1～1.5寸；可灸
血海	屈膝，在髌骨底内侧端上2寸，股四头肌内侧肌隆起处	月经不调，崩漏，痛经，经闭，皮肤瘙痒，荨麻疹，湿疹，膝关节痛	直刺0.8～1寸；可灸

5. 手少阴心经　本经从胸走手，起于极泉，止于少冲，左右各9个穴（图5-10），主治心、胸、神志病及经脉循行部位的其他病症。常用腧穴的定位、主治和操作方法见表5-8。

表5-8　手少阴心经常用腧穴

穴位	定位	主治	操作
少海	屈肘，当肘横纹内侧端与肱骨内上髁连线的中点处	心痛，癔病，肘臂挛痛，臂麻手颤，头项痛，腋胁痛，瘰疬	直刺0.5～1寸
通里	在腕掌横纹上1寸，尺侧腕屈肌腱的桡侧缘	心悸怔忡，失眠健忘，失语，癔病	直刺0.3～0.5寸；可灸
神门	在腕掌横纹尺侧端，尺侧腕屈肌腱的桡侧凹陷处	失眠，心痛，心烦，心悸怔忡，眩晕	直刺0.3～0.5寸；可灸

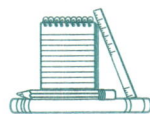

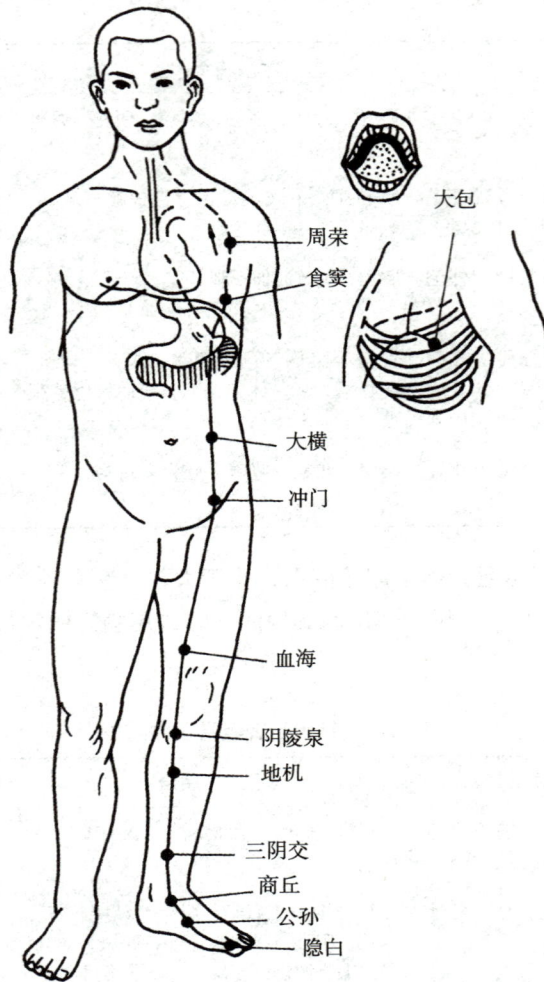

图 5-9　足太阴脾经腧穴

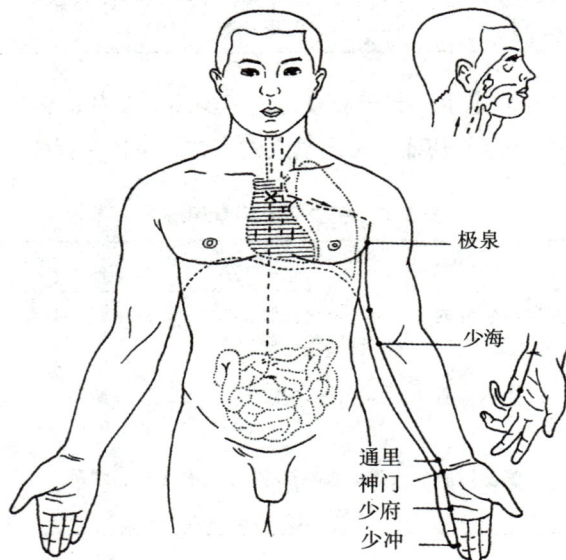

周荣
食窦
大包
大横
冲门
血海
阴陵泉
地机
三阴交
商丘
公孙
隐白

图 5-10　手少阴心经腧穴

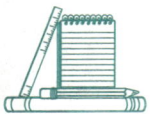

极泉
少海
通里
神门
少府
少冲

6.手太阳小肠经　本经从手走头，起于少泽，止于听宫，左右各 19 个穴（图 5–11）。主治头面、五官疾病、热病及经脉循行部位的其他病症。常用腧穴的定位、主治和操作方法见表 5–9。

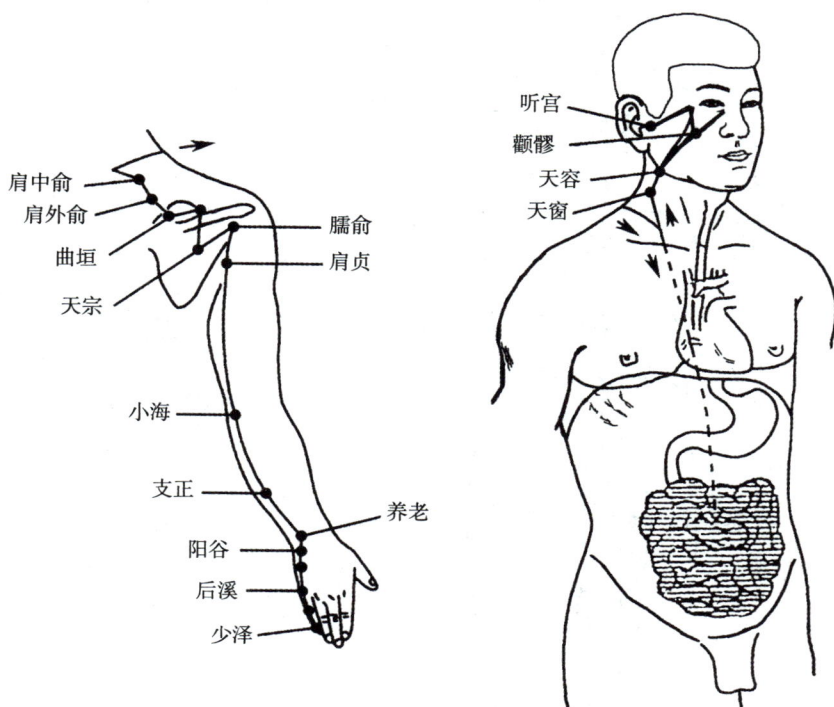

图 5–11　手太阳小肠经腧穴

表 5–9　手太阳小肠经常用腧穴

穴位	定位	主治	操作
少泽	在小指尺侧指甲角旁约 0.1 寸	乳痈，产后缺乳，咽喉肿痛，昏迷，小指麻木，耳鸣，耳聋	浅刺 0.1 寸或点刺放血；可灸
后溪	在手掌第 5 掌指关节后的远侧掌横纹头赤白肉际处	头项强痛，急性腰扭伤，耳聋，咽喉肿痛，癫病	直刺 0.5～1 寸；可灸
小海	屈肘，当尺骨鹰嘴与肱骨内上髁之间凹陷处	肘臂疼痛，麻木，癫痫	直刺 0.3～0.5 寸；可灸
听宫	在耳屏前，下颌骨髁状突的后方，张口时呈凹陷处	耳鸣，耳聋，中耳炎，齿痛，下颌关节肿痛	直刺 0.5～1 寸；可灸

7.足太阳膀胱经　本经从头走足，起于睛明，止于至阴，左右各 67 个穴（图 5–12）。主治头项、背腰部疾病、下肢疾病、神志病。位于背部两条侧线的背俞穴及其他腧穴主治相应的脏腑功能有关的疾病和经脉循行部位的其他病症。常用腧穴的定位、主治和操作方法见表 5–10。

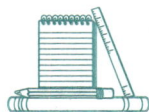

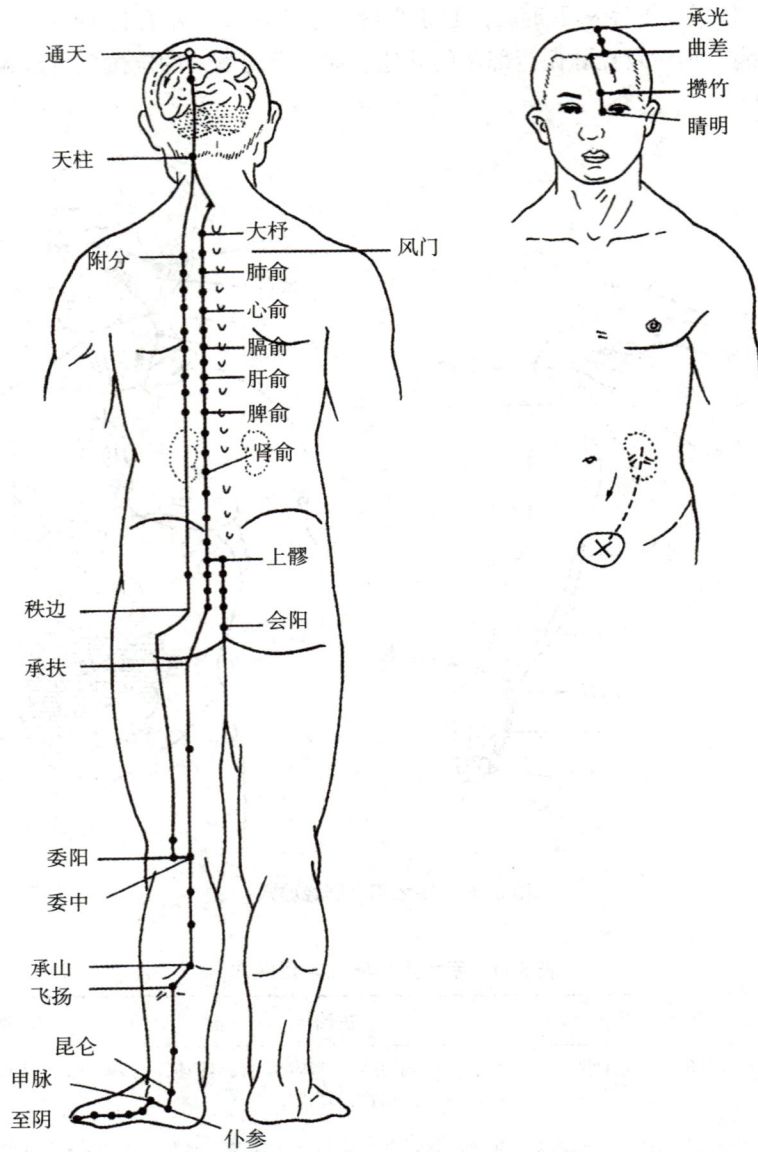

图 5-12　足太阳膀胱经腧穴

表 5-10　足太阳膀胱经常用腧穴

穴位	定位	主治	操作
风门	第2胸椎棘突下，旁开1.5寸	咳嗽，哮喘，感冒	斜刺 0.5～0.8 寸；宜灸
膈俞	第7胸椎棘突下，旁开1.5寸	呕吐、呃逆、气喘、吐血等上逆之症，贫血，瘾疹，皮肤瘙痒，潮热，盗汗	斜刺 0.5～0.8 寸；可灸
肾俞	第2腰椎棘突下，旁开1.5寸	遗精，阳痿，早泄，月经不调，带下，腰痛，头晕，耳鸣，耳聋，小便不利，水肿	直刺 0.5～1 寸；可灸
委中	当股二头肌腱与半腱肌肌腱中间，腘横纹中点处	腰痛，半身不遂，下肢痿痹，腹痛，吐泻，遗尿	直刺 1～1.5 寸，或点刺放血

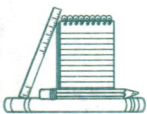

续表

穴位	定位	主治	操作
承山	在腓肠肌两肌腹之间凹陷的下端	腓肠肌痉挛，坐骨神经痛，腰腿痛，下肢不遂，疝气	直刺 1～2 寸；可灸
昆仑	外踝尖与跟腱之间的凹陷中	头痛，项强，鼻衄，腰背痛，足跟痛，难产	直刺 0.5～0.8 寸；孕妇禁针；可灸
至阴	足小趾末节外侧，距趾甲角旁 0.1 寸	头痛，鼻渊，胎位不正，难产	直刺 0.1 寸；可灸，胎位不正用灸法

8. 足少阴肾经　本经从足走胸，起于涌泉，止于俞府，左右各 27 个穴（图 5-13）。主治泌尿生殖系统疾患，妇科病，肾、肺、咽喉疾病及经脉循行部位的其他病症。常用腧穴的定位、主治和操作方法（表 5-11）。

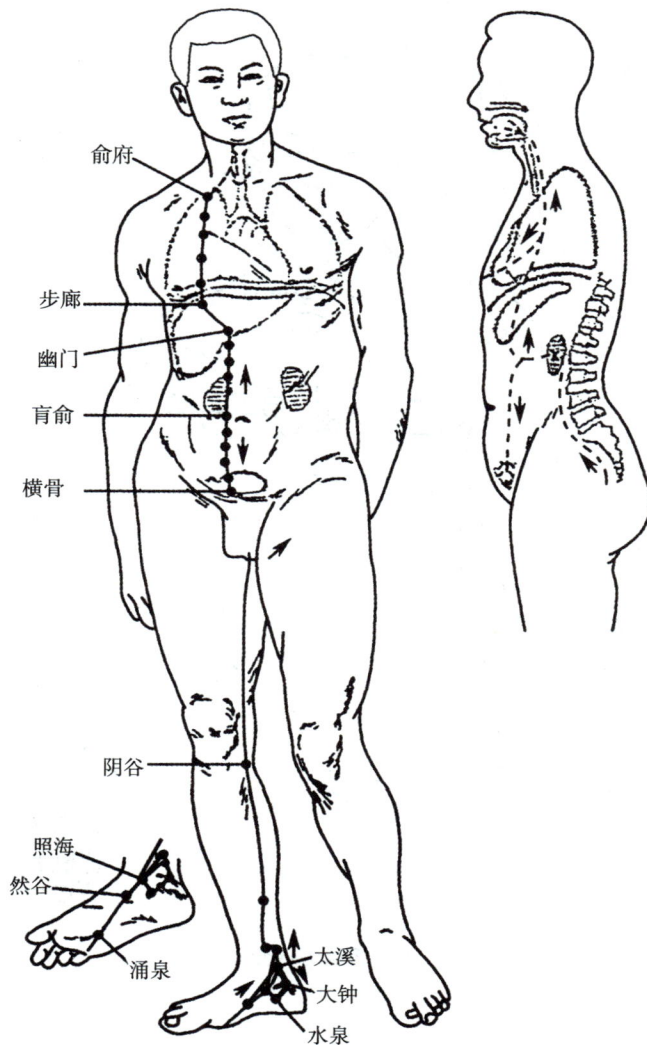

图 5-13　足少阴肾经腧穴

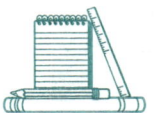

表 5-11　足少阴肾经常用腧穴

穴位	定位	主治	操作
涌泉	在足底部，卷足时足前部凹陷处，约当足底第 2、3 跖趾缝纹头端与足跟连线的前 1/3 与后 2/3 交点上	昏厥，眩晕，头痛，小儿惊风，癫病，奔豚气，足心热，急救要穴之一	直刺 0.5 ~ 1 寸；可灸
太溪	足内踝尖与跟腱之间中点凹陷处	眩晕，咽喉肿痛，失眠，健忘，耳鸣耳聋，遗精，阳痿，早泄，月经不调，齿痛，足跟痛	直刺 0.5 ~ 1 寸；可灸
照海	在足内踝下缘凹陷中	月经不调，痛经，阴痒，癃闭，便秘，咽喉干痛，失眠	直刺 0.5 ~ 0.8 寸；可灸

　　9. 手厥阴心包经　本经从胸走手，起于天池，止于中冲，左右各 9 个穴（图 5-14）。主治心、胸、胃、神志病及经脉循行部位的其他病症。常用腧穴的定位、主治和操作方法见表 5-12。

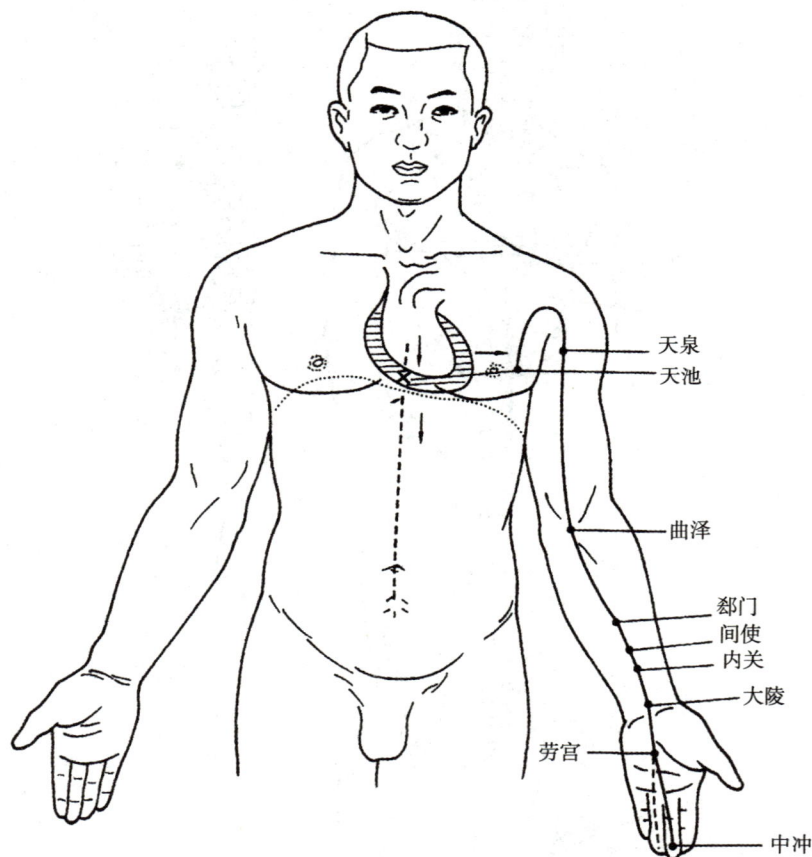

图 5-14　手厥阴心包经腧穴

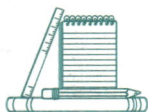

表 5–12　手厥阴心包经常用腧穴

穴位	定位	主治	操作
曲泽	在肘横纹上，肱二头肌腱尺侧凹陷中	心痛，心悸，胃痛，呕吐，泄泻，热病，肘臂痛	直刺 0.5～1 寸，或点刺出血；可灸
内关	腕横纹上 2 寸，掌长肌腱与桡侧腕屈肌腱之间	心痛，心悸，胃痛，呕吐，呃逆，眩晕，失眠，肘臂痛	直刺 0.5～1 寸；可灸
中冲	手中指末节尖端的中央	中风昏迷，舌强不语，中暑，昏厥，小儿惊风，热病	浅刺 0.1 寸；或点刺出血

10. 手少阳三焦经　本经从手走头，起于关冲，止于丝竹空，左右各 23 个穴（图 5–15）。主治头面五官疾病、胸胁病、热病及经脉循行部位的其他病症。常用腧穴的定位、主治和操作方法见表 5–13。

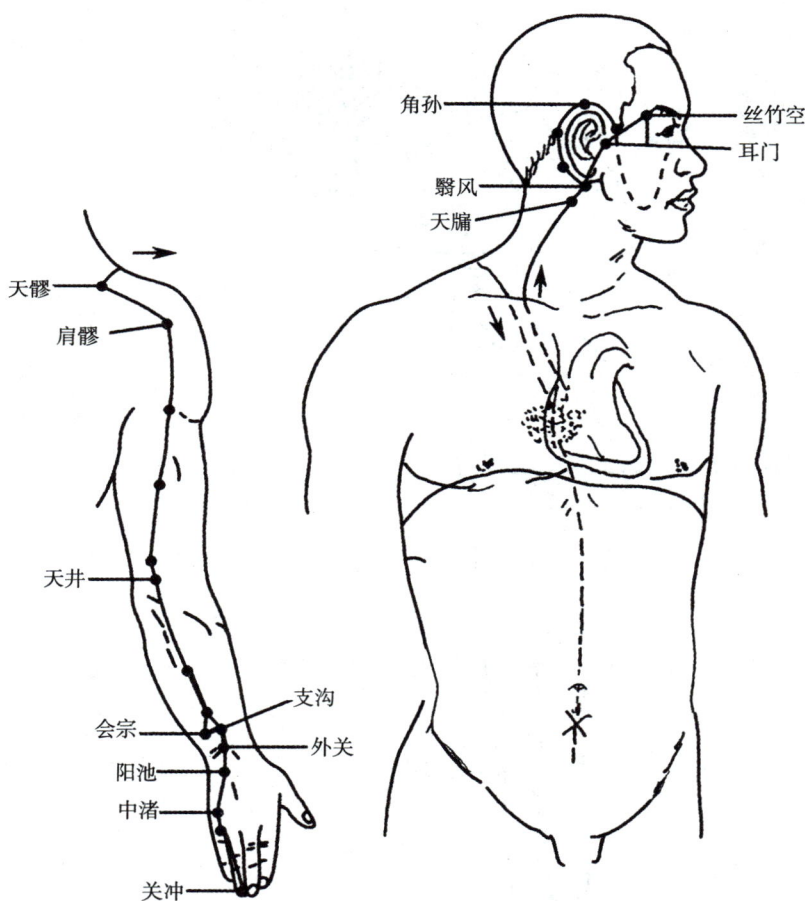

图 5–15　手少阳三焦经腧穴

表 5–13　手少阳三焦经常用腧穴

穴位	定位	主治	操作
外关	腕背横纹上 2 寸，桡骨与尺骨之间	偏头痛，发热，耳鸣耳聋，胸胁痛，上肢痿痹	直刺 0.5～1 寸；可灸
肩髎	肩峰后下方，上臂外展时，肩髃后约 1 寸处凹陷中	上肢不遂，肩关节周围炎	直刺 1～1.5 寸；可灸

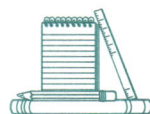

续表

穴位	定位	主治	操作
翳风	在耳垂后方，乳突与下颌角之间的凹陷处	耳鸣耳聋，面瘫，齿痛	直刺 0.5～1 寸；可灸
角孙	在头部，折耳郭向前，当耳尖直上入发际处	头痛，项强，目赤肿痛，目翳，齿痛，颊肿	平刺 0.3～0.5 寸；可灸
丝竹空	眉梢外端凹陷处	头痛，目眩，面瘫，目赤肿痛	平刺 0.5～0.8 寸；禁灸

11. 足少阳胆经　本经从头走足，起于瞳子髎，止于足窍阴，左右各 44 个穴（图 5-16）。主治头面五官疾病、肝胆病、热病、神志病及经脉循行部位的其他病症。常用腧穴的定位、主治和操作方法见表 5-14。

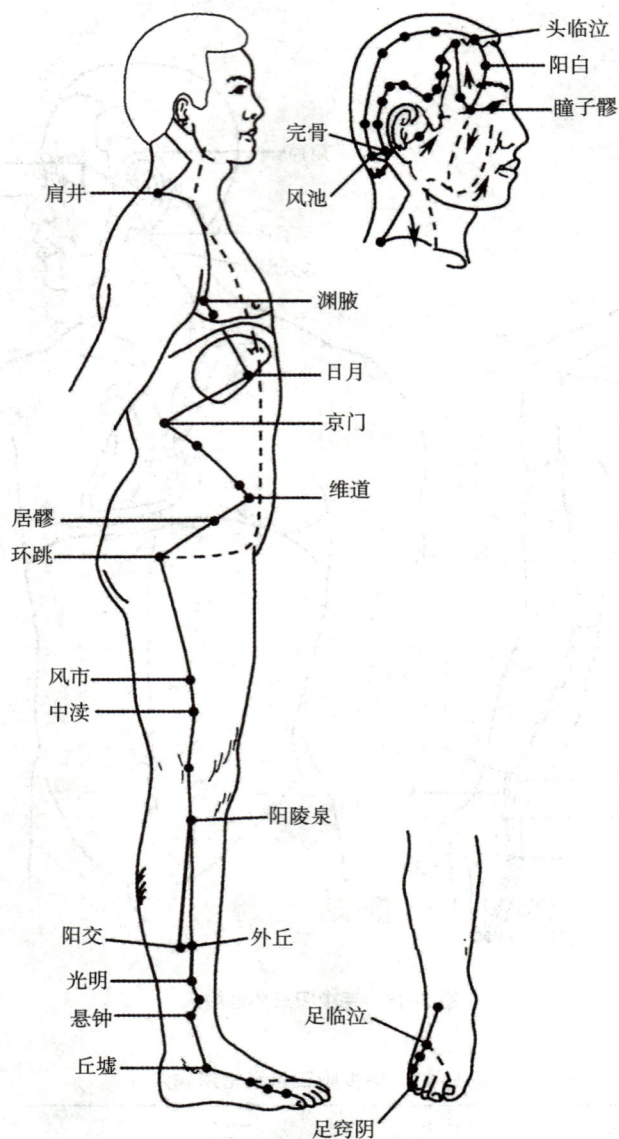

图 5-16　足少阳胆经腧穴

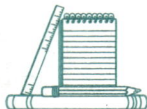

表 5-14　足少阳胆经常用腧穴

穴位	定位	主治	操作
阳白	目正视，瞳孔直上，眉上 1 寸	头痛，面瘫，三叉神经痛，眼睑下垂，视物模糊	平刺 0.5～0.8 寸；可灸
风池	枕骨粗隆直下，胸锁乳突肌与斜方肌上端之间凹陷处，平风府穴	头痛，眩晕，近视，目赤肿痛，颈项强痛，耳鸣耳聋，口㖞，鼻渊，中风，失眠	向鼻尖方向斜刺 0.8～1.2 寸；可灸
肩井	大椎穴与肩峰连线的中点	项强，肩背疼痛，上肢不遂，乳痈，乳少，难产，瘰疬	直刺 0.5～0.8 寸。内有肺尖，慎不可深刺；孕妇禁针
环跳	侧卧屈股，当股骨大转子高点与骶管裂孔连线的外 1/3 与内 2/3 交点处	腰腿痛，半身不遂，下肢痿痹	直刺 2～3 寸；可灸
阳陵泉	腓骨小头前下方凹陷中	胸胁痛，口苦，呕吐，黄疸，下肢痿痹，膝痛	直刺 1～1.5 寸；可灸
悬钟	在小腿外侧，外踝尖上 3 寸，腓骨前缘	痴呆，中风，半身不遂，颈项强痛，胸胁满痛，下肢痿痹	直刺 0.5～0.8 寸；可灸

12. 足厥阴肝经　本经从足走胸，起于大敦，止于期门，左右各 14 个穴（图 5-17）。主治肝胆病、妇科病、前阴病及经脉循行部位的其他病症。常用腧穴的定位、主治和操作方法见表 5-15。

表 5-15　足厥阴肝经常用腧穴

穴位	定位	主治	操作
行间	在足背足第 1、2 趾间趾蹼缘的后方赤白肉际处	头痛，眩晕，口㖞，目赤肿痛，月经不调，痛经，带下，足背痛	直刺或斜刺 0.3～0.5 寸；可灸
太冲	在足背第 1、2 跖骨结合部前凹陷处	头痛，眩晕，面瘫，目赤肿痛，中风，小儿惊风，月经不调，痛经，崩漏，下肢痿痹	直刺 0.5～0.8 寸；可灸
期门	在胸部，当乳头直下，第 6 肋间隙，前正中线旁开 4 寸	胸胁胀痛，乳痈，呕吐，吞酸，呃逆，腹胀，腹泻，奔豚，疟疾	斜刺或平刺 0.5～0.8 寸，不可深刺，以免伤及内脏

13. 任脉　本经起于会阴，止于承浆，一名一穴，共 24 个穴（图 5-18）。主治头面、胸腹局部病症及相应的内脏疾病。常用腧穴的定位、主治和操作方法见表 5-16。

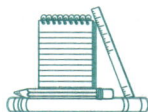

太冲
行间
大敦
期门
肝
胆
府舍   关元
中极
曲骨
冲门
蠡沟   三阴交

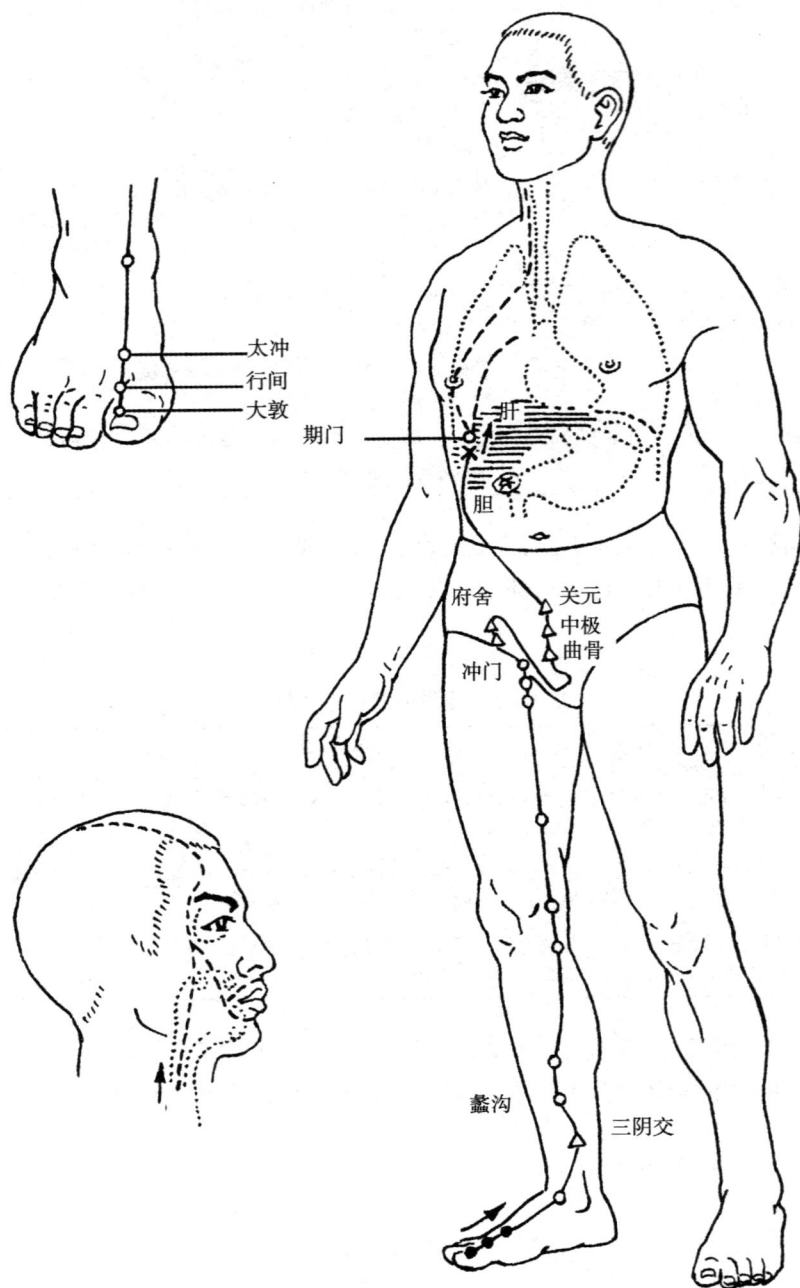

图 5-17   足厥阴肝经腧穴

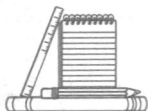

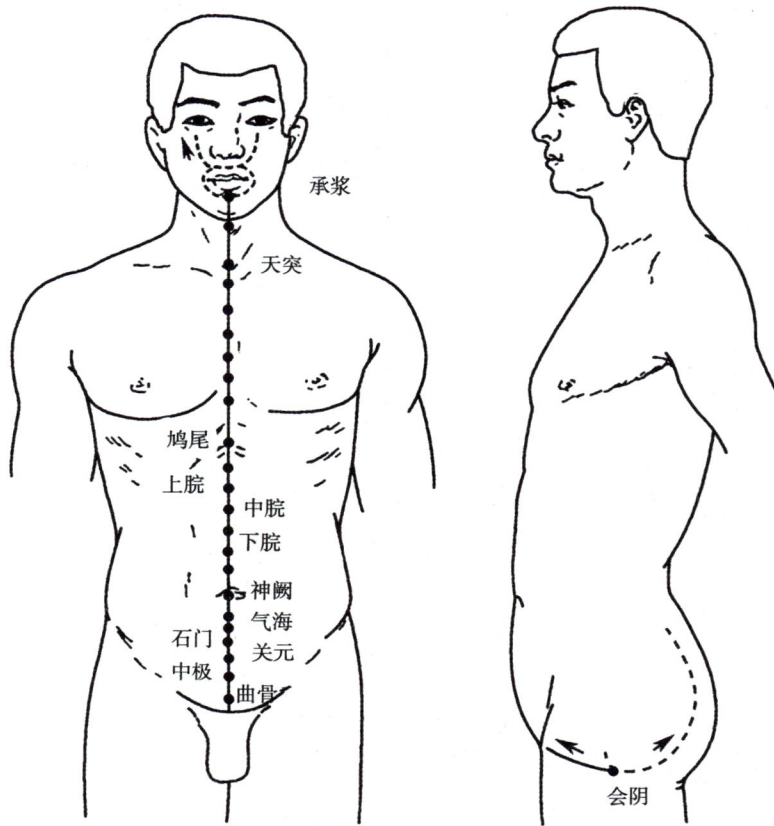

图 5-18　任脉腧穴

表 5-16　任脉常用腧穴

穴位	定位	主治	操作
关元	在前正中线上，脐下 3 寸	中风脱证，虚劳羸瘦，腹痛，脱肛，遗尿，遗精，阳痿，月经不调，痛经，经闭，带下，阴挺，不孕	直刺 1～1.5 寸；可灸
气海	在前正中线上，脐下 1.5 寸	中风脱证，虚劳羸瘦，遗尿，腹痛，脱肛，遗精，阳痿，月经不调，痛经，经闭，崩漏，带下，阴挺	直刺 1～1.5 寸；可灸
神阙	脐窝中央	腹胀，腹痛，泄泻，脱肛，水肿	禁针，可灸
中脘	在前正中线上，脐上 4 寸	胃痛，呕吐，呃逆，腹胀，腹泻，便秘	直刺 1～1.5 寸；可灸
膻中	在前正中线上，平第 4 肋间隙，两乳头连线的中点	胸闷，气喘，呃逆，呕吐，心悸，咳嗽，气短，乳少，乳痈	平刺 0.3～0.5 寸；可灸
承浆	在颏唇沟的正中凹陷处	口疮，齿痛，面瘫，流涎	斜刺 0.3～0.5 寸；可灸

　　14. 督脉　本经起于长强，止于龈交，一名一穴，共 29 个穴（图 5-19）。主治神志病，热病，腰背头项部病症及相应的内脏疾病。常用腧穴的定位、主治和操作方法见表 5-17。

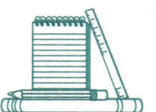

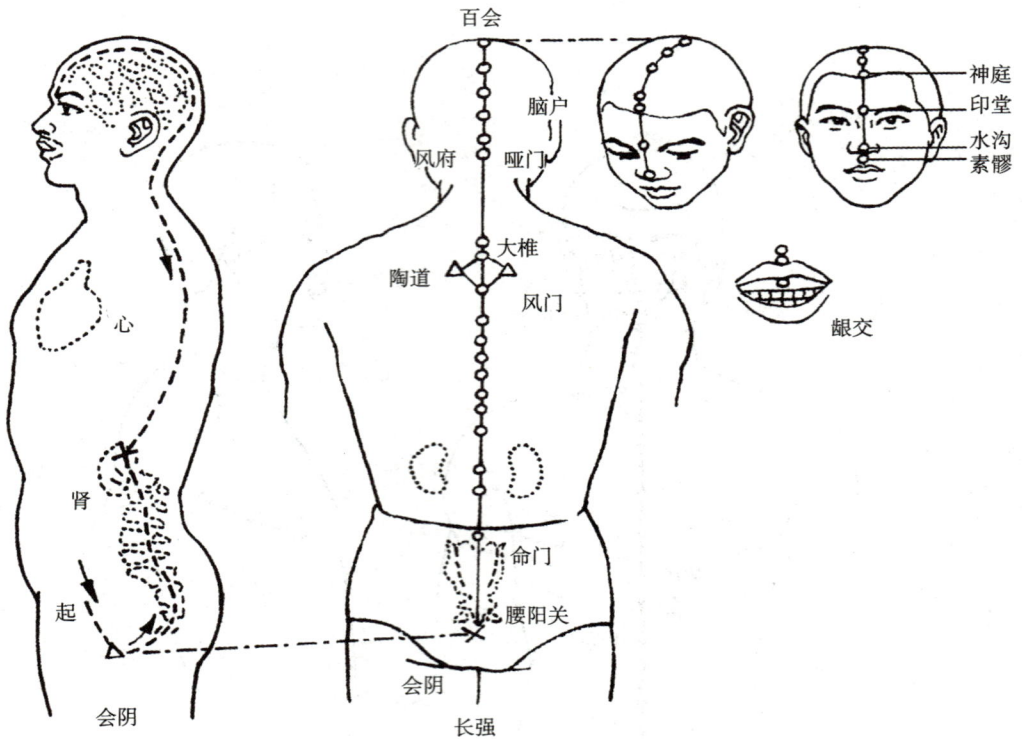

图 5-19 督脉腧穴

表 5-17 督脉常用腧穴

穴位	定位	主治	操作
腰阳关	在第 4 腰椎棘突下凹陷中	腰痛,下肢痿痹,遗精,阳痿,月经不调	向上斜刺 0.5～0.8 寸;可灸
命门	在第 2 腰椎棘突下凹陷中	腰痛,遗精,阳痿,早泄,月经不调,带下	向上斜刺 0.5～0.8 寸;可灸
大椎	在第 7 颈椎棘突下凹陷中	热病,骨蒸潮热,感冒,咳嗽,头项强痛,荨麻疹,风疹	向上斜刺 0.5～1 寸或点刺放血;可灸
百会	前发际正中直上 5 寸,约两侧耳尖连线中点	头痛,眩晕,中风,失眠,健忘,晕厥,脱肛,阴挺	平刺 0.5～1 寸;可灸
印堂	鼻尖直上,两眉头连线中点	眩晕,头痛,鼻渊,面瘫	平刺 0.3～0.5 寸或点刺出血
素髎	鼻尖正中	鼻衄,昏迷,惊厥	向上斜刺 0.3～0.5 寸或点刺出血
水沟	人中沟的上 1/3 与下 2/3 交点处	中风,昏迷,晕厥,面瘫,癫狂痫	向上斜刺 0.3～0.5 寸或用指甲掐按

(二)经外奇穴

常用经外奇穴见图 5-20 和表 5-18。

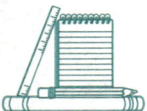

太阳

四神聪

鱼腰

夹脊

四缝

十宣

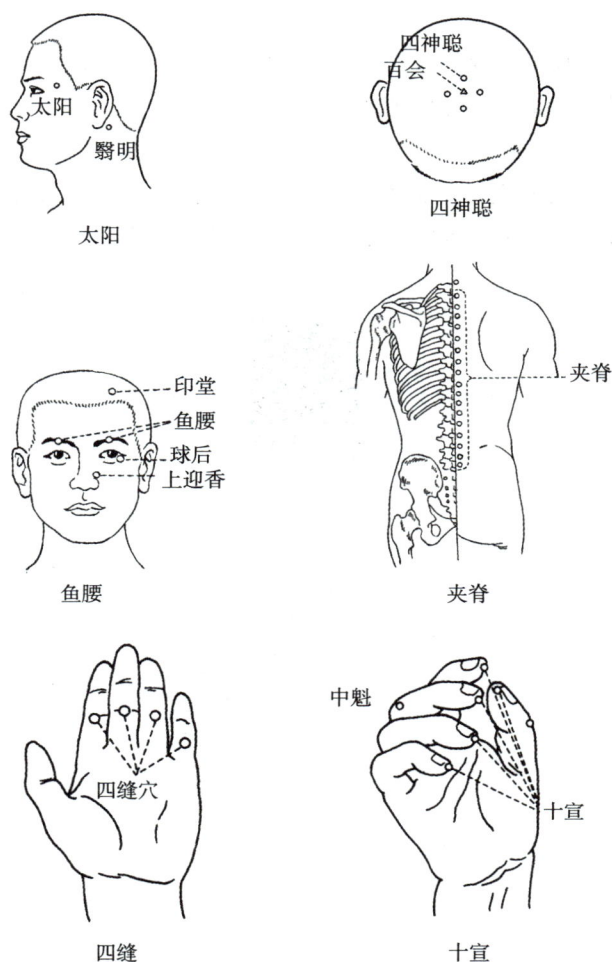

图 5-20　常用经外奇穴

表 5-18　常用经外奇穴

穴位	定位	主治	操作
太阳	眉梢与目外眦中点，向后约1寸凹陷处	头痛，目疾，面瘫	直刺或斜刺0.3～0.5寸
四神聪	百会穴前后左右各1寸处，共4个穴	头痛，眩晕，失眠，健忘，偏瘫	平刺0.3～0.5寸；可灸
鱼腰	在额部，瞳孔直上，眉毛正中	眼睑下垂，目赤肿痛，眉棱骨痛，口眼㖞斜	平刺0.3～0.5寸；禁灸
夹脊	第1胸椎至第5腰椎棘突下旁开0.5寸，左右共34穴	胸1～5夹脊穴治疗胸、心、肺及上肢病症，胸6～12夹脊穴治疗脾胃肝胆病症，腰1～5夹脊穴治疗腰骶、小腹及下肢病症	直刺0.3～0.5寸、斜刺0.5～0.8寸，或皮肤针叩刺；可灸
四缝	在第2至第5指掌侧，近掌端指关节横纹的中央，左右共8穴	小儿疳积，百日咳，营养不良	点刺出血，或挤出少量黄白色黏液
十宣	在手十指尖端，距指甲游离缘0.1寸，左右共10穴	中暑，昏迷，高热，小儿惊风，癫痫，手指麻木	直刺0.1寸，或点刺放血

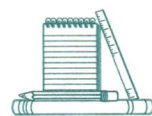

复习思考

1. 名词解释：经络、腧穴、奇经八脉、骨度分寸法、十四经穴、经外奇穴、阿是穴。

2. 简述十二经脉的循行走向与交接规律。

3. 简述腧穴的分类及作用。

4. 简述下列腧穴的定位及主治：尺泽、足三里、三阴交、少泽、委中、至阴、太溪、内关、翳风、环跳、太冲、关元、气海、中脘、命门、百会、水沟、夹脊、四神聪、四缝。

扫一扫，知答案

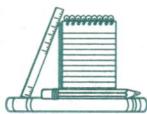

第六章　病因病机

扫一扫，查阅
本模块 PPT、
视频等数字资源

【学习目标】

1. 掌握六淫的性质及共同致病特点。

2. 熟悉七情内伤、痰饮、瘀血的致病特点；运用邪正盛衰、阴阳失调等理论简述疾病发生、发展和转归过程。

3. 了解疠气、结石的致病特点。

案例导入

李某，男，32 岁，工人。10 日前上班路上淋雨，第二天高热 39℃不退，西药治疗后热势已减，但傍晚低热，入夜更甚。现低热不退近 10 日，微恶寒，头昏头重，胸闷不展，四肢倦怠，不思饮食，大便溏薄，小便浑浊，舌苔白腻。

1. 该病由什么原因引起？有何特点？
2. 试述该病的发病机制。

中医学认为，人是一个有机的整体，人与外界环境之间，存在着既对立又统一的关系，维持相对的动态平衡，以保证人体正常的生命活动。当这种动态平衡因某种原因遭到破坏，且不能及时自行调节、修复时，人体就会发生疾病。病因病机学说，主要研究疾病的发生、发展、变化及其转归的机制，包括病因、病机两部分。其中，病因学说解释了疾病"为何发生"，病机学说则回答了疾病"怎样发生发展"这个问题。掌握中医病因病机理论，对指导临床护理和疾病的防治等都具有十分重要的意义。

第一节　病　因

引起人体产生疾病的原因很多，如六淫、疠气、七情、饮食、劳逸、痰饮、瘀血、外伤等。历代医家提出了不同的分类方法。宋代医家陈无择在前人的基础上，把病因与发病途径结合起

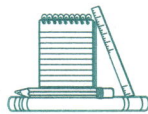

来，明确提出了"三因学说"，对后世影响较大。本书又在此基础上将病因分为外感病因、内伤病因、病理产物性病因及其他病因四大类。

一、外感病因

外感病因，是指来源于外界，多从肌表、口鼻侵入机体，引起外感性疾病的致病因素，又称外邪。外感病因包括六淫、疠气等。

（一）六淫

风、寒、暑、湿、燥、火（热）是自然界的六种不同的气候变化，在正常情况下，称之为"六气"。它们的存在和交替变化是万物生长的条件，对人体是无害的。由于机体在生命活动过程中，可以通过自身调节机制产生一定的适应能力，与六气的变化相适应，所以一般不易使人发病。

六淫致病具有下列共同的特点。

1. 外感性　六淫致病多从肌表、口鼻而入。例如风寒多伤于肌表，温邪多从口鼻而入。因此六淫致病又称外感病。六淫致病初期多为表证，表证不除即由表及里、由浅入深传变。

2. 季节性　六淫致病具有明显的季节性。如春季多风病、夏季多暑病、长夏多湿病、秋季多燥病、冬季多寒病等。

3. 地域性　六淫致病与生活、工作和地域环境密切相关。如东南沿海多湿病、热病；西北高原多燥病、寒病；久居潮湿之地多湿病；高温环境作业多火热燥病。

4. 单一性与相兼性　六淫邪气既可单独致病，如寒邪直中脏腑而引起泄泻；又可两种或两种以上相兼为病，如风热感冒、寒湿困脾、风寒湿痹等。

5. 转化性　六淫致病在一定条件下，性质可发生转化。如感受寒邪的病证可化为热证，暑湿日久可化燥伤阴等。

六淫的性质和致病特点如下。

1. 风邪　在自然界中，致病具有轻扬开泄、善动不居、向上向外特性的外邪，统称为风邪。风为春季的主气，但四季均有。风邪的性质和致病特点如下。

（1）风为阳邪，其性开泄，易袭阳位　风邪具有向上向外、轻扬升散的特性，故为阳邪。其性开泄，是指风邪致病易使人体腠理开张，出现头痛、恶风、汗出等症状。易袭阳位，是指风邪袭体，常伤及人体上部（头部、肺部）或肌表，出现头痛、项强、鼻塞、咳嗽等症状。

（2）风善行而数变　"善行"是指风邪善动不居、游移不定的特性，如行痹四肢关节游走性疼痛，痛无定处；"数变"是指风邪致病发病急骤、变化无常的特性，如风疹皮肤瘙痒，发无定处，此起彼伏。

（3）风性主动　"主动"是指风邪致病具有动摇不定的特性。如震颤、四肢抽搐、角弓反张等症状，多与风邪有关。故有"风胜则动"的说法。

（4）风为百病之长　"长"，首也，是指风邪是外感病因的先导，常与他邪相兼侵袭人体，如风寒、风热、风湿等证。

2. 寒邪　在自然界中，致病具有寒冷、凝结、收引特性的外邪，称为寒邪。寒为冬季主气，也可见于其他季节。如涉水淋雨、汗出当风、贪凉露宿或过食寒凉等均可感受寒邪。寒邪的性质和致病特点如下。

（1）寒为阴邪，易伤阳气　寒性清冷，故为阴邪。"阴胜则阳病"，寒邪最易损伤人体阳气。如寒邪侵袭肌表，可见恶寒发热、无汗、流清涕；寒邪直中脾胃，可见脘腹冷痛；寒邪直中少

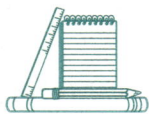

阴，损心肾之阳，可出现恶寒肢冷、下利清谷等。

（2）寒性凝滞，主痛　"凝滞"，即凝结、阻滞不通。人体气血津液的正常运行，依赖于阳气的温煦、推动作用。寒袭人体，经脉气血失于温煦，致使经络凝滞不通，不通则痛，故疼痛是寒邪致病的重要特征。如寒邪袭表，一身尽痛；寒犯关节，关节疼痛剧烈；寒犯中焦，脘腹冷痛等。

（3）寒性收引　"收引"，即收缩牵引。寒邪侵袭机体，使气机收敛，腠理闭塞，经络、筋脉收缩挛急。如寒邪袭表，毛窍腠理闭塞，可见恶寒、无汗；寒客经络关节，则经脉收缩拘急，甚则挛急作痛，屈伸不利；寒客血脉，则头身疼痛、脉紧。

3. 暑邪　夏至以后，立秋之前，为暑气当令。暑邪具有炎热、升散的特性，为火热之邪，独见于夏季。暑邪的性质和致病特点如下。

（1）暑为阳邪，其性炎热　暑为盛夏火气所化，具有酷热之性，故为阳邪。暑邪伤人多表现为一系列阳热症状，如高热、面赤、烦躁、脉洪大等。

（2）暑性升散，伤津耗气　升散，即上升、发散。暑性升发，易上犯头目，内扰心神，出现心胸烦闷、头昏目眩等症。暑邪发散可致腠理开泄而大汗出。汗出过多则易伤津耗气，出现口渴多饮、尿赤短少、气短乏力，甚则突然昏倒、不省人事等症。

（3）暑多夹湿　暑季不仅炎热，而且多雨潮湿，故暑邪致病多夹湿邪为患。临床上除发热、烦渴等暑热症状外，常兼见胸闷呕恶、四肢困倦、大便溏而不爽等湿阻症状。

4. 湿邪　自然界中，致病具有重浊、黏滞、趋下特性的外邪，称为湿邪。湿为长夏的主气，但四季均可发生。如涉水淋雨、居住湿地等即可感受湿邪。湿邪的性质和致病特点如下。

（1）湿为阴邪，易阻遏气机，损伤阳气　湿性类水，故为阴邪。湿邪侵袭机体，留滞脏腑、经络，阻遏气机，使气机升降失常，可见胸闷、脘痞、呕恶等症。湿为阴邪，"阴胜则阳病"，所以湿邪致病损伤人体阳气。五脏中，脾运化水湿，为阴土，喜燥恶湿，故湿邪致病常损及脾阳，可见纳呆、腹胀、便溏、水肿等症。

（2）湿性重浊　"重"，即沉重、重着，指湿邪致病，临床表现多以沉重感为特征。如湿邪袭表，可见周身困重，头重如裹；湿邪阻滞经络关节，则见关节疼痛重着。"浊"，即秽浊、垢浊，指湿邪致病，排泄物、分泌物秽浊不清的症状。如湿浊上犯，可见面垢眵多；湿浊下注，可见小便浑浊、大便溏泄，或下痢脓血黏液，妇女带下过多；湿邪浸淫肌肤，则见疮疡、湿疹、脓水秽浊等。

（3）湿性黏滞　"黏"，即黏腻；"滞"，即停滞。湿性黏滞，表现在两个方面：一是症状的黏滞性，如各类分泌物、排泄物黏腻不畅；二是病程的缠绵性，即湿邪致病，缠绵难愈，反复发作，病程较长，如湿疹、湿痹等。

（4）湿性趋下，易袭阴位　湿邪类水，属阴，具有趋下之势。致病多伤及人体下部，如下肢水肿、小便淋浊等。即所谓"伤于湿者，下先受之"。

5. 燥邪　自然界中，致病具有干燥、收敛特性的外邪，称为燥邪。燥为秋季的主气，有温燥、凉燥之分。初秋有夏热之余气，燥热相兼而犯，病多温燥；深秋近冬之际，燥寒相兼为病，病多凉燥。燥邪的性质和致病特点如下。

（1）燥性干涩，易伤津液　燥有干涩之性，侵犯机体，最易损伤人体津液，出现各种干燥、涩滞的症状。如鼻咽、皮肤干燥，口唇皲裂，毛发干枯，小便短少，大便干结等。即所谓"燥胜则干"。

（2）燥易伤肺　肺为娇脏，喜润恶燥。肺外合皮毛，开窍于鼻，燥邪多从口鼻而入，故最

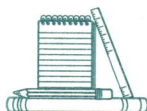

易损伤肺津，影响肺之宣降，出现干咳少痰，或痰黏难咳，或痰中带血，甚则喘息胸痛等。

6. 火（热）邪　自然界中，致病具有火之炎热特性的外邪，称为火热之邪。火热之邪没有季节限制，四季均可发生。火为热之源，热为火之气，两者皆为阳偏盛，致病特征基本相同。火（热）邪的性质和致病特点如下。

（1）火（热）为阳邪，其性炎上　火热之邪具有燔灼、升腾、上炎之性，故为阳邪。"阳胜则热"，火热伤人多见高热、烦渴、汗出、脉洪数等症。火邪升腾炎上，故火热之邪易侵害人体上部，引起目赤咽肿、口舌生疮、牙龈肿痛、耳内流脓等症。

（2）火（热）易扰心神　心主神志，与火相应，故火热之邪易扰心神，轻者心烦、失眠，重者可见狂躁不安、神昏谵语等症。

（3）火（热）易伤津耗气　火热之邪蒸腾于内，煎熬阴津，故火邪致病，除见热象外，往往伴有口渴喜饮、小便短赤、大便秘结等津伤液耗的症状。此外，若热邪过盛，迫津外泄，导致气随津脱，还可出现气虚甚则全身津气脱失的症状。

（4）火（热）易生风动血　"生风"，是指火热之邪侵犯人体，燔灼肝经，筋脉失于濡养，引起高热、神昏、谵语、四肢抽搐、颈项强直、目睛上视等肝风内动的症候，即所谓的"热极生风"。"动血"，指火性燔灼，灼伤脉络，导致迫血妄行，引起吐血、衄血、便血、皮肤发斑、妇女月经过多等各种出血症状。

（5）火（热）易致疮痈　火热之邪夹毒入血分，聚于局部，腐蚀血肉，发为以局部红肿热痛为特征的痈肿疮疡。

（二）疠气

疠气，是一类具有强烈传染性和流行性的致病因素，又称为疫毒、疫气、戾气、毒气、乖戾之气、杂气等。在中医文献记载中，疠气引起的疾病被称为疫病、温病或瘟疫病，如白喉、天花、霍乱、鼠疫等。疠气虽属于外感病因，但与六淫又有本质上的不同，它具有强烈的传染性。疠气侵袭机体，一般从口鼻而入，也可通过饮食或蚊虫叮咬而发病。

疠气的致病特点如下。

1. 发病急骤，病情危重　疠气致病具有发病急骤、来势凶猛、病情危笃、病死率高的特点。

2. 传染性强，易于流行　疠气具有强烈的传染性，可以通过空气、饮食、皮肤接触等多种途径在人群中传播。疠气致病可散在发生，亦可造成大面积流行。流行之地，无论男女老少、体质强弱，只要接触，多可发病。

3. 一气一病，症状相似　疠气种类繁多，但每一种疠气发病均有各自的临床特点和传变规律，即所谓"一气一病"。

影响疠气发生和流行的因素如下。

1. 气候因素　自然气候的反常，如久旱酷热、洪涝、湿雾瘴气等可滋生疠气，导致疾病的暴发。

2. 环境和饮食因素　周围环境如水源、空气、土壤被污染，或日常饮食不洁，就会滋生疠气。

3. 预防因素　疠气具有强烈的传染性，若是预防或隔离措施不当，就会造成疫病的广泛流行。

4. 社会因素　战乱不停，社会动荡，人民困苦，或防疫不到位，都可导致疫病的发生与流行。

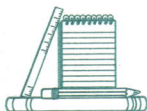

二、内伤病因

内伤病因，相对于外感病因而言，病由内生，损及脏腑功能超出机体调节能力而发病，主要包括七情内伤、饮食失宜、劳逸失度等。

（一）七情内伤

七情是指人的喜、怒、忧、思、悲、恐、惊七种情志变化，是机体对内外界环境刺激的不同反应，属于正常的情志活动，不会导致疾病发生。只有长期持久或突然强烈的情志刺激，超出了人体正常的生理调节能力，造成机体气机紊乱，脏腑功能失调，才会导致疾病的发生，成为致病因素。七情致病具有如下几个特点。

1. 直接伤及脏腑　七情致病不同于六淫、疠气等外感致病因素，往往直接伤及内脏，是造成内伤病的主要致病因素，故又称为"内伤七情"。不同的情志刺激，伤及的脏腑不同，产生的病理变化也各不相同，《素问·阴阳应象大论》里描述"怒伤肝""喜伤心""思伤脾""忧伤肺""恐伤肾"。心主神志，为五脏六腑之大主，情志所伤，必先影响心神，然后是其他脏腑。其中，心主血而藏神，肝藏血而主疏泄，脾主运化，为气血生化之源，故七情致病又以心、肝、脾三脏最为多见。如惊喜伤心，表现为心神不宁、心悸失眠，甚则精神失常等症；郁怒伤肝，肝的疏泄功能失调，表现为两胁胀痛、善太息，或妇女月经不调、痛经、闭经等症；暴怒伤肝，肝气上逆，血随气逆，出现吐血、晕厥等症；久思伤脾，脾失健运，表现为食欲不振、脘腹痞闷、大便溏泄等症。

2. 影响脏腑气机　七情致病影响脏腑气机，使气血运行紊乱而发病。不同的情志变化，气机逆乱的表现也各不相同，《素问·举痛论》说："怒则气上，喜则气缓，悲则气消，恐则气下，惊则气乱，思则气结。"

（1）怒则气上　怒为肝之志，过于暴怒，就会影响肝的疏泄功能。肝气疏泄太过，气机上逆，甚则血随气升，出现面红目赤、眩晕耳鸣、呼吸急促，甚则呕血、猝然昏倒等症；若兼肝气横逆，影响脾胃，可见腹胀、呃逆、吞酸、呕吐等症。

（2）喜则气缓　喜为心之志，正常情况下喜能缓解紧张情绪，使气血调和。但若是过度喜乐伤心，导致心气涣散，神不守舍，表现为乏力，精神不能集中，甚则失神狂乱等症。

（3）悲则气消　悲为肺之志，过度悲忧伤肺，致使肺气耗损，表现为气弱消减、意志消沉、精神萎靡、乏力懒言等症。

（4）恐则气下　恐为肾之志，过度恐惧导致肾气失固，气陷于下，表现为二便失禁、遗精骨痿等症。

（5）惊则气乱　是指猝然受惊导致心气紊乱，气血失和，而致心无所倚，神无所归，出现惊慌失措、惊恐不安等症。

（6）思则气结　思为脾之志，过度思虑，劳神伤脾，导致脾气郁结，出现纳呆、脘腹胀满、便溏等症。思发于脾成于心，思虑过度，还会损及心神，出现心悸健忘、失眠多梦等症。

3. 影响病情变化　七情不仅是导致内伤病的重要因素，而且对疾病的演变也有重要影响。一般情况下，良性的、积极乐观的情志状态，使脏腑气血功能调和，有利于病情向好的方向发展。而恶性的、悲观消沉的情志状态，会使脏腑功能失调，气血逆乱，加重病情，甚至会迅速导致病情恶化，甚则死亡。如胸痹患者，若遇情绪剧烈波动，可引起心痛发作、大汗淋漓、面色青紫等心阳暴脱的危重症状。

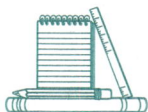

（二）饮食失宜

饮食是人体获取营养，维持生命活动不可缺少的物质。饮食物从口而入，主要靠脾胃消化吸收。若饮食失宜则会影响脾胃功能而导致疾病，或致食积、湿聚、化热、生痰等累及脏腑，变生他病。饮食失宜作为内伤病的主要致病因素，包括饮食不节、饮食不洁和饮食偏嗜。

1. 饮食不节　节，指节制。饮食不节，是指饮食过饥、过饱，或食无定时的状况。过饥则摄食不足，气血生化乏源，导致正气虚弱，脏腑功能低下，产生各种疾病。过饱则摄食过量或暴饮暴食，损伤脾胃受纳运化功能，导致饮食停滞，脾胃受损而致病。小儿脾胃功能较弱，最易出现饮食不节，日久化热生痰酿为疳积。另外，定时、有规律的进餐可以保证脾胃功能正常发挥，营养各脏腑组织器官，但若饮食不定时，就会损伤脾胃，生湿酿痰，产生疾病。

2. 饮食不洁　饮食不洁，指进食不卫生、腐败变质或有毒之物，可引起多种胃肠道疾病，出现腹痛、吐泻、痢疾、嗳腐吞酸等症。也可引起各种寄生虫病，如蛲虫病、蛔虫病等，出现腹痛、嗜食异物、面黄肌瘦等症。若是食物腐败变质或摄食有毒物，还可引起食物中毒，出现脘腹疼痛、吐泻等症，重则昏迷，甚至死亡。

3. 饮食偏嗜　人体生长所需各种营养必须要求饮食结构合理，五味调和，寒热适中，无所偏嗜。但若饮食结构失宜，过寒过热或饮食偏嗜，就会导致机体营养缺乏，阴阳失调。如过食生冷寒凉之品，可损伤脾胃阳气，导致寒湿内生，出现腹痛、泄泻等症；过食辛温燥热之品，可使肠胃积热，损伤胃阴，出现口渴、口舌生疮、便秘或痔疮等病症；长期过量饮酒，损伤脾胃，聚湿化痰而致病；偏嗜肥甘厚味，则易生内热，发生疔疮、消渴等病。

（三）劳逸过度

必要的劳动与休息是保证人体健康的基本条件。适度劳作可以使气血流通，强壮体质，增进健康。适度休息可以消除疲劳，恢复体力。过度劳累或是过度安逸，均会导致脏腑经络及精气血津液的失常而引发疾病，成为致病因素。

1. 过劳　即过度劳累，又称劳伤。包括劳力过度、劳神过度和房劳过度。

（1）劳力过度　长时间从事繁重或超负荷的体力劳动或运动，阻碍气血，日久积劳成疾，出现少气无力、体倦神疲、形体消瘦等症。此外，站立、行走或端坐时间过长，也可损伤筋骨肌肉而成疾患，即"久立伤骨，久行伤筋，久坐伤肉"。

（2）劳神过度　长期从事脑力劳动，劳神或思虑过度，耗气伤血，脏腑功能减弱，正气亏损，出现心悸、失眠、纳少、便溏等症。

（3）房劳过度　性生活不节制，房事太过，或早婚，手淫恶习，妇女早孕多孕等，损伤肾中精气，出现腰膝酸软、眩晕耳鸣，或遗精滑泄、月经不调等症。

2. 过逸　即过度安逸。长期不从事体力或脑力活动，使人体气血运行不畅，脏腑功能减退，抵抗力下降，出现食少乏力、肌肉松弛、肥胖臃肿或心悸、气喘、汗出，易感外邪等。

三、病理产物性病因

在疾病发生发展过程中，痰饮、瘀血、结石等这些由于脏腑功能失调所引起的病理产物，在一定条件下又成了引发机体新的疾病的致病因素。我们把这一类致病因素称为病理产物性病因，又称"继发性病因"。

（一）痰饮

痰饮，包括痰与饮，是由于各种致病因素作用于机体后，引起机体水液代谢障碍所形成的病理产物。痰和饮同源异流，一般认为湿聚为水，积水成饮，饮凝成痰。就形质而言，稠浊者

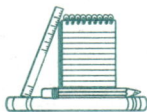

为痰、清稀者为饮。

痰饮多由外感六淫、七情内伤、饮食失节等原因，导致肺、脾、肾及三焦等脏腑功能失职，水液代谢障碍，以致水液停聚而形成。其中肺为水之上源，通调水道；脾运化水湿；肾主水；三焦为水液运行的通道。这些脏腑功能失调是引起痰饮的主要原因。

痰饮的致病特点如下。

1. 阻滞气机，阻碍气血运行 痰饮为有形的病理产物，痰饮的形成，既可阻滞机体的气机，又可留滞脏腑、经络，阻碍气血的运行。痰饮留于肺，肺失宣降，表现为胸闷、咳嗽、气喘等症状；痰饮留阻中焦，可见脘腹胀满、恶心呕吐、大便溏泄等症状；痰饮导致脏腑气血运行失常，出现胸闷气喘、恶心呕吐等症状；痰饮导致经络气机阻滞，表现为肢体麻木、屈伸不利等症状。

2. 影响水液代谢 痰饮的发生是由于人体水液代谢失常所致，痰饮产生之后作为一种致病因素，通过对肺脾肾功能的影响又加重了体内的水液代谢失常，主要表现为咳吐痰涎、肠鸣腹泻等症。

3. 易蒙闭心神 痰浊随气上逆，蒙闭心神，常见头晕目眩、胸闷心悸、精神不振等症，若与风、火等邪相兼为病则会出现神昏谵妄、癫狂等病症。

4. 致病广泛，变化多端 痰饮一旦形成，可随气机流窜全身导致多种病症。临床常见咳、喘、悸、眩、呕、满、肿、痛等病症，症状复杂，变化多端。故有"百病多由痰作祟"和"怪病多痰"之说。

5. 病势缠绵，病程较长 痰饮为机体水湿停聚而成，具有重浊黏滞的特性。痰饮致病一般病程较长，反复发作、缠绵难愈。

6. 多见腻苔、滑脉 痰饮致病，舌苔多为滑苔或腻苔，脉象多为滑脉或弦脉。对患者舌苔和脉象的观察，在痰饮的诊治和辨证施护方面有重要的意义。

（二）瘀血

瘀血，是指全身或局部血液运行障碍或停滞不前所形成的病理产物，包括脉管中凝聚的不行之血和体内存积的离经之血。瘀血既是病理产物，又是继发性致病因素。

瘀血的形成，主要有两方面：一是由于血运不畅形成瘀血，如气虚、气滞、血寒、血热等。二是由于体内出血，不能及时消散或排出，形成瘀血，如各种外伤，脾不统血，妇女经行不畅、流产等。

瘀血形成之后，凝滞于体内，不仅失去了正常血液所具有的濡养功能，而且还导致新的病变产生。瘀血致病的共同特点主要有以下几个方面。

1. 疼痛 一般表现为刺痛，痛处固定，拒按，昼轻夜重，反复发作。

2. 肿块 肿块固定不移，淤积于局部可见青紫肿胀；淤积于脏腑多为癥块，痞硬，有压痛。

3. 出血 血色紫暗或夹有瘀块。

4. 紫绀 面部、爪甲、肌肤、口唇青紫。

5. 舌质 舌质紫暗，舌面有瘀斑、瘀点，舌下静脉曲张等，是瘀血最常见、最敏感的指征。

6. 脉象 细涩、沉弦或结代。

（三）结石

结石是指停滞于脏腑管腔的坚硬如石的物质。结石多停滞在肝、胆、肾、膀胱、胃腔内。

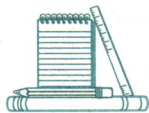

1. 结石的形成原因

（1）饮食不当　饮食偏嗜，影响脾胃运化，内生蕴热，蕴结于肝胆，则成肝胆结石。蕴结于下焦，则成肾结石或膀胱结石。空腹多吃柿子，影响胃受纳通降，可形成胃结石。

（2）情志内伤　情志不畅，气机郁结，肝失疏泄，胆汁蕴结，日久成石。

（3）服药不当　长期服用钙、镁等药物，使脏腑功能失调，药物残留体内，形成结石。

2. 结石的致病特点

（1）多发于空腔性器官　结石多发生在脏器的管腔内，如胆囊、胆管、肾盂、输尿管、膀胱等。

（2）病程较长，轻重不一　结石多为湿热内蕴，日久煎熬所致，所以结石形成较慢。结石的大小不等，停留部位不一，临床表现也各不相同。一般来说，结石越小，病情越轻；结石越大，病情越重。

（3）阻滞气机，损伤脉络　结石为有形的病理产物，停滞体内，易阻滞气机，影响气血运行，可见局部胀闷酸痛。此外，还可损伤脉络而引起各种出血。

（4）疼痛　结石引起的疼痛，一般为胀痛、酸痛甚则绞痛，部位不定，间歇性发作。

四、其他病因

中医护理学认为，导致疾病发生的原因除外感、内伤和病理产物性病因外，尚有外伤、寄生虫、药邪、医过和先天因素等。

第二节　病　机

病机是研究疾病的发生、发展变化及其转归的机制。临床上，每种疾病都有其独特的病理变化机制，而不同疾病又有共同的病理变化规律，如邪正盛衰、阴阳失调、气血失常等。

一、邪正盛衰

邪正盛衰，是指在疾病过程中，机体的正气与邪气之间力量对比所产生的盛衰变化。这种对比不仅关系到疾病的发生、发展和转归，而且决定着病机的虚实变化。《素问·通评虚实论》说："邪气盛则实，精气夺则虚。"

（一）虚实病机

1. 实证病机　指邪气盛而正气未虚，是以邪气盛为矛盾主要方面的一种病机变化。一般多见于外感六淫的初、中期阶段或由痰、食、血、水等病理产物停滞所致的病变。病程短，发病后临床表现多为亢盛有余之象。如体质壮实、精神亢奋、壮热烦躁、声高气粗、二便不通、脉实有力等。

2. 虚证病机　主要指正气不足或亏虚，是以正气不足或亏虚为矛盾主要方面的一种病机变化。多因先天禀赋不足、后天失于调摄或疾病耗损所致。发病后临床表现多为虚弱、脏腑衰退和不足之象，如身体瘦弱、神疲体倦、五心烦热、畏寒肢冷、脉虚无力等。病机特征为机体精、气、血、津液亏少，脏腑经络生理功能减退，抗病能力低下，邪正斗争不剧烈。一般多见于外感病的后期，各种慢性消耗性疾病，或大汗、大吐、大泻、大失血之后，以及素体虚弱或年老体虚之人。

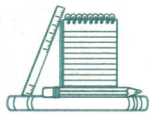

（二）虚实变化

疾病过程中，正邪相斗，不仅产生单纯的虚、实病机，更有一些虚实错杂、虚实转化及虚实真假等病机变化。

1. 虚实错杂　指邪盛和正衰并存的病理状态。在疾病过程中，由于失治、误治，导致病邪久留，损伤正气，或正气本虚，无力驱邪，而致痰饮、瘀血等病理产物凝滞，形成虚实错杂的病理变化。包括虚中夹实和实中夹虚两种情况。如外感热病却见津伤之证，临床表现以实热证为主，又可见口渴引饮、气短心悸、舌燥少津等阴津不足之象；如脾虚湿滞证，临床表现以消瘦、乏力、便溏等脾气虚弱证为主，又兼有口黏、脘痞、舌苔厚腻等湿滞表现。

2. 虚实转化　指疾病在发生、发展和变化过程中，因邪正双方的力量消长变化而产生的复杂的虚实病理变化。包括由实转虚和因虚致实两种情况。由实转虚，是指邪气亢盛，正气逐渐耗损而引起的邪气虽去而正气大虚的病理变化。因虚致实，是指正气不足，脏腑功能减退，引起气血津液功能失常导致气血运行失常，水液代谢障碍，产生气滞、痰饮、水湿、瘀血等实邪停滞的病理变化。

3. 虚实真假　指在疾病过程中，出现了现象与本质不相符的真实假虚和真虚假实的病机变化。真实假虚中，实为本质，虚为假象，是由于实邪结聚于体内，阻滞经络，气血不能外达所致，即"大实有羸状"。真虚假实，即疾病本质为虚，反而表现出某些"实"的征象，多因脏腑亏虚，气化无力所致，即"至虚有盛候"。

（三）虚实转归

在疾病过程中，邪正双方力量对比，不断产生消长盛衰的变化，这种变化指导着疾病的发展与转归。

1. 正胜邪退　指在疾病过程中，正气战胜邪气，邪气被驱除，疾病向好转或痊愈方向发展，是最常见的一种结局。

2. 邪胜正衰　指邪气炽盛，正气虚衰无力抗邪，疾病向加重或恶化，甚至向死亡方向发展的一种转归。

3. 正虚邪恋　指在疾病过程中，正气已虚，而余邪未尽，正虚无力驱邪外出，疾病缠绵难愈的一种病理变化。多见于慢性疾病或疾病后期。

4. 邪去正虚　指疾病过程中，邪气已去，但正气尚未恢复。多见于重病的恢复期。

二、阴阳失调

"阴平阳秘"是人体生命活动的基础，健康的保证。这种平衡关系一旦失调，人体就会产生疾病。阴阳失调的病理变化主要有阴阳偏盛、阴阳偏衰、阴阳互损、阴阳格拒、阴阳转化和阴阳亡失。

（一）阴阳偏盛

阴阳偏盛，是指人体阴或阳偏盛所引起的病理变化，包括阳偏盛和阴偏盛两种情况。

1. 阳偏盛　指在疾病过程中，人体出现阳气偏盛，功能亢奋，邪热过剩的病理变化。多由温热之邪，或感受阴邪从阳化热及五志过极化火所致。一般来说，其病机特点多为阳盛而阴未衰的实热证，以热、动、燥为特点。临床表现有壮热、面赤、烦躁甚则神昏、舌红苔黄、脉洪数等。阳胜则阴病，阳热亢盛，还会导致不同程度的阴液损伤，有口渴、小便短少、大便秘结等阳盛伤阴，津液不足的表现。

2. 阴偏盛　指在疾病过程中，人体出现阴气偏盛，功能障碍，产热不足及病理性代谢产物

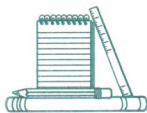

积聚的病理变化。多由于感受寒湿阴邪，或过食生冷所致。一般来说，其病机特点多为阴偏盛而阳未衰的实寒证，以寒、静、湿为特点。临床表现有形寒、肢冷、小便清长、大便溏薄、舌淡苔白腻、脉迟等。阴胜则阳病，阴邪偏盛，还可导致不同程度的阳气受损，有面色㿠白、小便清长、大便溏泄等实寒兼阳虚的表现。

（二）阴阳偏衰

阴阳偏衰，是指人体阴精或阳气不足所引起的平衡失调，属于"精气夺则虚"的虚证，包括阳偏衰和阴偏衰两种情况。

1. **阳偏衰** 指机体阳气虚损，功能减退，热量不足的病理变化。多由先天禀赋不足，或后天失养，或久病损伤阳气所致。一般来说，其病机特点多为阳不制阴的虚寒证，以虚、寒、润为特点。临床表现有面色㿠白、畏寒喜暖、四肢逆冷、口淡不渴、喜静蜷卧、舌淡脉弱等。以脾肾阳虚最为多见。

2. **阴偏衰** 指机体精、血、津液等物质匮乏导致阴液不足以滋养濡润机体的病理变化。多由阳邪、五志过极化火伤阴，或久病耗伤阴液所致。一般来说，其病机特点多为阴不制阳，阳相对偏盛的虚热证，以虚、热、燥为特点。临床表现有五心烦热、潮热盗汗、面红目赤、消瘦、失眠、口干咽燥、小便短少、大便干结等。多见于心、肺、肝、肾等脏，以肾阴虚最为多见。

（三）阴阳互损

阴阳互损，是指由于人体阴或阳任何一方虚损影响相对一方不足，从而出现阴阳两虚的病理变化。

1. **阴损及阳** 指阴液亏损，累及阳气生化不足，或无所依附而耗散，从而在阴虚的基础上又导致阳虚，形成以阴虚为主的阴阳两虚的病理状态。

2. **阳损及阴** 指阳气虚损，累及阴液的化生，从而在阳虚的基础上又导致阴虚，形成以阳虚为主的阴阳两虚的病理变化。

（四）阴阳格拒

阴阳格拒，是指阴盛至极或阳盛至极，壅遏于内，阻遏对方于外，使阴阳互不维系，从而形成阴盛格阳或阳盛格阴的病理变化。

1. **阴盛格阳** 指阴寒极盛，迫使阳气浮越于外，使阴阳之气不相维系，出现真寒假热的病理变化。临床可见面色苍白、四肢厥冷、精神萎靡、脉微欲绝等阴寒内盛的表现，在此基础上，又出现了面颊泛红、身反不恶寒等假热之象。

2. **阳盛格阴** 指阳热极盛，深伏于里，阳气被遏，不能外达肢体而格阴于外，出现真热假寒的病理变化。临床可见壮热、面红目赤、烦躁、舌红苔黄等邪热内盛的表现，在此基础上，又出现了四肢厥冷、脉沉伏等假寒之象。

（五）阴阳转化

在疾病发展过程中，阴阳失调还可表现为阴阳之间的转化。

1. **由阳转阴** 指疾病发展过程中，在一定条件下，疾病性质可由阳转化为阴。如某些外感热病，在邪热壅盛阶段可见高热、口渴、胸痛、咳嗽、舌质红苔黄等阳热亢盛的病理表现，由于热毒损耗正气，突然出现面色苍白、四肢厥冷、脉微欲绝等性属阴寒的危重表现。

2. **由阴转阳** 指疾病发展过程中，在一定条件下，疾病性质可由阴转化为阳。如寒湿凝滞关节，可见关节沉重冷痛、得温痛减、舌淡苔白、脉沉紧等阴寒内盛的病理表现，若用温燥方法过度治疗，或体质因素影响，寒湿郁久从阳化热，则出现关节红肿热痛、心烦、舌红苔黄、脉滑数等阳热亢盛之症。

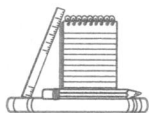

（六）阴阳亡失

阴阳亡失，是指机体的阴液或阳气突然大量亡失，导致生命垂危的一种病理变化，包括亡阴、亡阳两种情况。

1. 亡阳　指机体阳气突然脱失，导致全身功能严重衰竭的一种病理变化。多由邪气亢盛，正不敌邪，或因素体阳虚，正气不足，损耗过多而致阳气脱失。临床表现有大汗淋漓、面色苍白、手足厥冷、呼吸微弱、精神萎靡甚至昏迷、脉微欲绝等危重表现。

2. 亡阴　指机体阴液突然大量消耗或丢失，导致全身功能严重衰竭的一种病理变化。多由热邪炽盛，迫津外泄，或热邪久留，煎灼阴液所致。临床表现有汗出不止、汗热而黏、四肢温和、机体消瘦、喘渴烦躁甚或昏迷、脉细数无力等危重表现。

三、气血失常

气、血、津液是脏腑生理活动的产物，又是人体生命活动的物质基础，一旦发生代谢紊乱或失调，就会影响脏腑的功能，导致疾病的发生。

（一）气的失常

气的失常包括两方面：一是气的生成不足或耗散太过，而致气的功能减退，形成气虚的病理状态；二是气的运动失常，出现气滞、气逆、气陷、气闭和气脱等气机失调的病理状态。

1. 气虚　指气的不足，导致脏腑功能衰退，抗病能力下降的病理变化。主要由于先天禀赋不足，或后天失养，或脾肺肾等脏腑功能失调，导致气的生成不足；或是劳倦过度、久病耗损而致气的耗散太过，均可导致气虚的形成。临床表现为神疲乏力、少气懒言、自汗恶风、眩晕、易于感冒、脉虚无力等。多见于肺、脾、肾等脏腑。气与血、津液有着密切的联系，气虚进一步发展，可引起血和津液的多种病变。

2. 气机失调　指气的升、降、出、入运动失常而引起的气滞、气逆、气陷、气闭和气脱等病理变化。

（1）气滞　指气机郁滞，运行不畅的病理变化。多由情志抑郁，或痰湿、食积、瘀血等实邪阻滞，使气机阻滞不通，导致脏腑组织功能失调。人体的气机升降多与肝的疏泄、肺的宣降、脾的升清、胃的降浊等功能有关，所以气滞在临床上常见于肝、肺和脾胃等脏腑。如肝郁气滞、肺气壅滞、脾胃气滞等。

（2）气逆　指气机升多降少，脏腑之气上逆的一种病理变化。多由于情志内伤，饮食不适或外邪侵袭及痰浊壅滞所致，常见于肺、胃、肝等脏腑。如肺气上逆，可见咳嗽、气喘等症；胃气上逆，可见恶心、呕吐、嗳气、呃逆等；肝气上逆，可见面红目赤、头胀头痛、急躁易怒，甚至呕血、昏厥等。

（3）气陷　指气的升举无力或应升反降的病理变化。脏腑中，脾主升，脾气虚弱，最易导致气陷，即"中气下陷"。气陷主要表现为内脏下垂，如胃下垂、肾下垂、子宫脱垂、脱肛等，还可见腰腹重坠、便意频频、久泻不止，伴少气懒言、脉弱无力等症状。

（4）气闭　是指气闭于内，外出受阻的病理变化。其形成多由情志刺激，或外邪、痰浊等阻滞，或剧烈疼痛等，导致气机外出受阻，从而出现闭厥的病理状态。临床表现有突然昏厥、不省人事、手紧握拳、牙关紧闭、气急鼻煽等。

（5）气脱　是指气不内守，大量外逸，导致全身功能突然衰竭的病理变化。其形成多由邪气亢盛，正不敌邪，或久病、重病，气虚至极，或汗、吐、泻太过，大出血等，而致气随津、血脱失。临床表现有突然出现面色苍白、汗出不止、目闭口开、全身软瘫、手撒气微、四肢厥

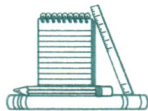

冷、二便失禁、脉微欲绝等。

（二）血的失常

血的失常包括两方面：一是因血液生成不足或耗损太过，导致血的濡养功能减退而引起的血虚；二是血的运行失常，包括血瘀、血热及血寒等。

1. 血虚　指血液不足，濡养功能减退的病理变化。其形成原因，一是生成不足，因脾胃虚弱，或肾精亏损，引起生化乏源所致；二是失血过多，如吐血、月经过多、外伤出血等，使体内血液大量丧失，而新血又不能及时补充所致；三是瘀血阻络导致新血不生所致；四是由于久病、思虑过度等暗耗阴血所致。血虚的主要表现为眩晕，面色不华，唇、舌、爪甲淡白无华等。

2. 血瘀　指血行不畅，瘀血内阻的病理变化。其形成原因多与气滞、气虚、痰浊、寒热之邪有关。主要表现为面目黧黑、肌肤甲错、唇舌紫暗等。

3. 血热　指血分有热，血行加速，导致或出血，或瘀阻的病理变化。其形成多由邪热入血，或情志郁结、郁久化火，火热内生，伤及血分所致。临床上既有热象，又有出血、动血和伤阴的表现。

4. 血寒　指血分有寒，血行迟缓，甚则凝滞不通的病理变化。多由外感寒邪，或阳虚生寒，不能温运血脉所致。临床表现有手足麻木冷痛，肤色、舌色青紫，或少腹冷痛，得温痛减，形寒肢冷，妇女月经后期，经色紫暗夹有血块，或闭经，脉沉迟而涩等。

案例分析

该案例中，患者 10 日前上班路上淋雨，出现高热不退，西药治疗后热势虽减，但傍晚又低热不退，微恶寒，该症状的致病因素为外感六淫中的寒邪。其致病特点为寒为阴邪，易伤阳气。故寒邪袭表，出现恶寒发热的症状。

患者又出现头昏头重、胸闷不展、四肢倦怠、不思饮食、大便溏薄、小便浑浊、舌苔白腻等症状，是由于外感六淫中的湿邪所致。其致病特点为湿为阴邪，易阻滞气机，故胸闷不展；湿性重浊，故头昏头重，四肢倦怠；湿为阴邪，损伤阳气，湿邪易伤脾阳，故不思饮食，大便溏薄；湿性黏滞，故小便浑浊，舌苔白腻。

寒为阴邪，易伤阳气；湿亦为阴邪，阻滞气机，损伤阳气。患者上班路上淋雨，受寒邪、湿邪侵袭，损伤阳气，出现阴气偏盛，阴盛则寒，阴盛则阳病的病理变化。故该患者的主要病机属于阴阳失调中的"阴偏盛"。

【考纲摘要】

六淫、疠气、七情、痰饮、瘀血的致病特点、发病机制及常见病机。

复习思考

1. 何为病因，病因可以分为哪几类？
2. 简述六淫的概念及形成原因。
3. 试述风邪、寒邪、湿邪的致病特点。
4. 简述疠气的致病特点。

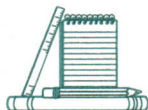

5. 简述七情的致病特点。

6. 中医病机包括哪些内容？

7. 如何理解"阳盛则阴病"？

扫一扫，知答案

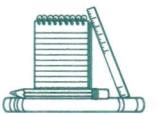

第七章 诊 法

扫一扫，查阅
本模块 PPT、
视频等数字资源

【学习目标】

1. 掌握四诊的基本内容、方法和临床意义。

2. 熟悉望神、望面色、望舌和脉诊的基本内容和临床意义。

3. 了解四诊收集患者的病情资料，辨识临床常见的异常表现，进行护理评估。

诊法，是中医诊察疾病、收集病情资料的四种基本方法，称为"四诊"，即望诊、闻诊、问诊、切诊。在临床工作中，通过视、听、嗅、触等感知及有目的的询问，对患者病情进行观察与分析，从而为做出护理诊断、制订护理计划、进行辨证施护提供依据。

中医四诊各有特点而又相互补充，临床运用时应将四诊收集的病情资料有机地结合起来，进行分析、综合，做到四诊合参，才能全面而系统地了解病情，做出正确的判断。

第一节 望 诊

望诊，是指运用视觉对人体全身和局部情况，以及排出物等进行观察，以了解疾病情况、收集病情资料的诊察方法。望诊被列为四诊之首，并有"望而知之谓之神"的说法。望诊应在充足的光线下进行，以自然光线为佳。望诊的内容主要包括望神、望色、望形态、望舌、望排出物和望小儿指纹等部分。

一、望神

神，有广义和狭义之分。广义的神，是指人体一切生命活动的外在表现；狭义的神，是指人的精神、意识、思维和情感活动。望神应包括这两方面的内容。通过望神可以了解精气的盛衰、气血的盈亏及脏腑的功能，进而判断疾病的轻重和预后。望神的观察要点主要为两目、色泽、神情和体态四个方面。根据神的盛衰，一般可分为得神、少神、失神、假神和神乱五种类型（表 7-1）。

1. 得神 又称"有神"，是精充气足神旺的表现。表现为神志清楚、语言清晰、呼吸平稳、

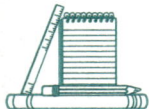

两目精彩内含、面色荣润、体态自如、反应灵敏等。提示正气充足，精气充盛，为健康的表现；或虽病但正气未伤，病情轻浅，预后良好。

2. 少神 又称"神气不足"，是轻度失神的表现。表现为精神不振、两目乏神、面色少华、少气懒言、动作迟缓、思维迟钝等。提示精气不足，脏腑功能减退，多见于虚证或疾病恢复期患者。

3. 失神 又称"无神"，是精损气亏神衰的表现。表现为精神萎靡、反应迟钝、瞳神呆滞、面色晦暗无华、呼吸气微，甚则神昏谵语、目闭口开、手撒遗尿，或撮空理线、循衣摸床等。提示脏腑功能衰竭，精气大伤，预后不良。

4. 假神 是久病、垂危患者出现精神暂时好转的假象。表现为原本精神萎靡、声低气弱、懒言少食，突然精神转佳、语声清亮、言语不休、思食索食等；或本已神志不清，突然清醒、目光转亮、欲见亲人；或原有面色晦暗，突然两颧红赤如妆等。提示脏腑精气衰竭已极，正气将脱，阴不敛阳，虚阳外越，阴阳即将离决，是临终前的预兆，古人称之为"回光返照"或"残灯复明"。

表 7-1 得神、少神、失神和假神的鉴别

	得神	少神	失神	假神
两目	精彩内含	两目乏神	瞳神呆滞	突然转亮，浮光暴露
神情	神志清楚 表情自然	精神不振 思维迟钝	精神萎靡 意识模糊	突然神志清楚
色泽	面色荣润含蓄	面色少华	面色无华	突然两颧红赤如妆
体态	肌肉不削 反应灵敏	肌肉松软 动作迟缓	形体羸瘦 动作艰难	久病卧床不起 突欲活动
语言	语言清晰	声低懒言	语言错乱	突然言语不休
饮食	饮食正常	食欲减退	毫无食欲	突然食欲增强
临床意义	精充神旺	精气不足	精气衰竭	临终征兆

5. 神乱 即神志错乱，一般包括神志不宁及癫、狂、痫等。神志不宁多表现为烦躁易怒、坐卧不安、失眠惊悸等。癫、狂、痫均属神志异常的疾病，而在临床表现上又各有不同。癫证患者常默默无语、表情淡漠，甚则精神痴呆、喜怒无常等；狂证患者则狂躁乱动、言行越常、登高而歌、弃衣而走、打人毁物、力逾常人、呼号怒骂等；痫证患者则猝然昏倒、四肢抽动、口吐白沫，或伴有怪叫声，醒后如常。

二、望色

望色，又称"色诊"，是通过观察患者皮肤颜色和光泽的变化来诊察病情的方法。皮肤的色泽乃脏腑气血之外荣，加之面部皮肤易于观察，故面部是望色的主要部位。通过望面色可以判断气血的盛衰，明确疾病的性质和部位，推测疾病的轻重和预后。

1. 常色 即人体在生理状态时的面部皮肤正常的颜色与光泽，其特点为明润、含蓄。中国人属于黄色人种，正常面色为红黄隐隐、明润含蓄，提示脏腑功能正常，精充神旺、气血调和。常色有主色和客色之分。主色是人生来就有的基本面色，为禀赋所致，终生不变；客色是受各种非疾病因素影响而导致的面色变化，包括季节、气候、环境和情绪等。

2. 病色 即人体在疾病状态时的面部皮肤异常的颜色与光泽，其特点为晦暗、暴露。凡尚

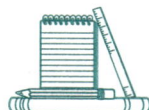

有光泽者为善色，说明病变较浅，脏腑气血未衰，预后较好；凡晦暗枯槁者为恶色，说明病情深重，脏腑精气衰败，预后不佳。病色主要有青、赤、黄、白、黑五种，分别提示不同脏腑和不同性质的疾病。

（1）青色　主瘀血、肝病、寒证、痛证和惊风，多因经脉瘀滞，气血运行不畅所致。面色淡青或青黑，多为阴寒内盛，疼痛剧烈，肝病迁延日久者；突见面色青灰、口唇青紫，伴心胸憋闷疼痛者，多为心阳不振、心血瘀阻的胸痹；小儿高热，眉间、鼻柱、唇周色青，多为惊风先兆。

（2）赤色　主热证，多因热盛而脉络扩张，面部血脉充盈所致。满面通红，多为实热证；午后两颧红赤，多为虚热证。

（3）黄色　主脾虚、湿证，多因脾虚不运，气血生化不足，或湿邪内蕴所致。面色淡黄无泽为萎黄，多为脾胃气虚；面色黄而虚浮为黄胖，多为脾虚湿盛。面目一身俱黄为黄疸，其中黄而鲜明如橘皮色者为阳黄，多属湿热熏蒸所致；黄而晦暗如烟熏者为阴黄，多属寒湿郁阻所致。

（4）白色　主虚证、寒证和失血，多因气虚、阳虚、失血，气血不能上荣于面所致。面色淡白无华，且唇、舌淡者，多为气血不足，或失血；面色白而虚浮，为㿠白，多属阳虚水泛；急性病突然面色苍白、冷汗淋漓者，多属阳气暴脱。

（5）黑色　主肾虚、寒证、水饮、瘀血，多因肾阳虚衰，阴寒内盛，水饮不化，气血不畅，经脉失养，或肾精亏虚，面部失荣所致。面黑淡暗者，多为肾阳亏虚，浊阴上泛所致；面黑干焦者，多为肾精久耗，阴虚火旺，虚火灼阴所致；目眶色黑，多见于肾虚水泛的水饮证；面色黧黑，肌肤甲错者，多为瘀血久停所致。

三、望形态

形态指形体和姿态。望形态主要是指通过观察患者形体的强弱胖瘦、动静姿态等，以判断脏腑功能强弱的方法。

1. 望形体　形体包括强弱、胖瘦、体质等。望形体可以测知内在脏腑的虚实、气血的盛衰。一般来说，身体强壮、骨骼粗大、肌肉充实、胸廓宽厚、皮肤润泽、食欲旺盛者，提示内脏坚实，气血旺盛，抗病力强，不易患病，虽病易治，预后较好；身体衰弱、骨骼细小、肌肉瘦削、胸廓狭窄、皮肤枯槁、食少乏力者，提示脏腑虚衰，气血不足，抗病力弱，容易患病，病后多易迁延，预后较差。形体肥胖、肉松皮缓、气短乏力者，多为阳虚脾弱、痰湿内停，即所谓"胖人多痰"；形瘦颧红、皮肤干焦者，多为阴血不足、内有虚火，即所谓"瘦人多火"。

2. 望姿态　姿态包括动静姿态和异常动作。根据"阳主动，阴主静"的规律，喜动者多为阳证、热证、实证，喜静者多为阴证、寒证、虚证。从卧姿来看，卧时面常向外，身轻能自转侧，喜仰卧伸足，揭衣弃被者，多为阳证、热证、实证；卧时面常向内，蜷缩成团，身重不能转侧，喜加衣被者，多为阴证、寒证、虚证。从坐姿来看，坐而喜伏，多为肺虚少气；坐而喜仰，多属肺实气逆；但坐不得卧，卧则气逆，多为咳喘肺胀，或为水饮内停；但卧不得坐，坐则眩晕，多为气血亏虚。关节肿痛，屈伸不利，沉重麻木或疼痛者，多为痹证。四肢痿软无力，不能握物和行动，多为痿证。猝然昏倒，不省人事，口眼㖞斜，半身不遂者，为中风偏瘫。

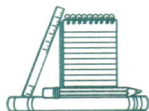

四、望头面、五官

1. 望头部　主要观察头形、囟门及头发的情况。

（1）头形　头形异常多见于婴幼儿。如小儿头形过大或过小，伴有智力发育不全者，多属先天不足或肾精亏损所致。

（2）囟门　囟门是观察小儿发育与营养状况的主要部位之一，有前囟和后囟之分。如小儿囟门下陷，称为囟陷，多为津伤髓亏；囟门凸起者，称为囟填，多为温病火毒上攻，或颅内水液停聚；囟门迟闭，称为解颅，多为肾气不足，或后天失调所致。

（3）头发　发为血之余，肾之华在发。如毛发稀疏易落，枯黄不荣，多属精血不足；突然片状脱发，称为斑秃，多因血虚受风，或长期精神紧张所致；年少白发，伴有腰膝酸软、失眠健忘、耳聋耳鸣等，多为肝肾亏损，气血不足；青壮年脱发，如伴多屑多脂、头皮瘙痒者，多为血热化燥。

2. 望面部　面部浮肿者，多见于水肿病。口眼㖞斜，单见一侧多为风邪中络；若兼见半身不遂者，多为中风，为肝阳上亢、风痰阻闭经络所致。单侧或双侧腮部肿痛者，为痄腮，为外感温毒之邪所致，多见于儿童。

3. 望五官　包括目、耳、鼻、口唇、齿龈、咽喉等。

（1）望目　目为肝之窍，心之使，五脏六腑之精气皆上注于目，因此，目的异常变化可反映五脏的情况。望目，主要观察神、色、形、态四个方面。若全目赤肿，为肝经风热上攻；两眦赤痛，为心火上炎；睑缘赤烂，为脾有湿热。目眦淡白，多为血虚；白睛发黄，是黄疸的主要标志，多为肝胆湿热或寒湿内蕴；目眶发黑，多为肾虚水泛；目眶凹陷，为津液耗伤或气血亏虚；眼睑浮肿，为水肿之征。两目上视、直视，可见于肝风内动或精气衰竭；睡时露睛，多因脾气虚弱；两眼深陷，瞳仁散大，视物不见，为肾精耗竭，乃濒死危象。

（2）望耳　耳为肾之窍，且手足少阳经布于耳，因此，耳的异常变化主要反映肾与肝胆的病变。望耳应注重观察耳的色泽、形态和耳道变化。正常耳郭色泽红润，说明肾精气血充足。若耳郭淡白，肉薄干枯，为肾精亏虚、气血不足；耳郭红肿或耳中疼痛，耳道流脓，为肝胆湿热；小儿耳背、发际有玫瑰色丘疹，耳根发凉，多为麻疹先兆。

（3）望鼻　鼻为肺之窍，属脾，与足阳明胃经亦有联系，因此，鼻的异常主要反映肺、脾胃等脏腑的情况。望鼻主要观察鼻的外形和鼻内分泌物的变化。若鼻端生红色粉刺，称为酒渣鼻，多为肺胃蕴热；鼻柱溃烂塌陷，可见于梅毒病、麻风病；鼻翼扇动，多见于痰热阻肺或肺肾精气衰竭。鼻流清涕，多为风寒表证；鼻流浊涕，多为风热表证；鼻流浊涕日久且有腥臭者，称鼻渊，为肺经风热或肝胆湿热所致。

（4）望口唇　脾开窍于口，其华在唇，手足阳明经环绕口唇，因此，口唇的异常变化主要反映脾胃的病变。望口唇，主要观察口唇的颜色、润燥和形态的变化。正常人唇色红润，是胃气充足、气血调匀的表现。若唇色淡白，多为血虚或失血；唇色红赤，多为热盛；唇色青紫，多为血瘀；唇色呈现樱桃红色，多见于煤气中毒。嘴唇干裂，为津液损伤；口唇糜烂，多为脾胃积热；口舌生疮，红肿疼痛，多为心脾积热。口角流涎，小儿多为脾虚湿盛，成人多为中风后遗症；小儿口腔颊膜近臼齿处出现带红晕的灰白色斑点，为麻疹将出之兆。

（5）望齿龈　齿为骨之余，骨为肾所主，手足阳明经络于龈中，因此，齿、龈的异常变化主要反映肾与胃的病变及津液的盈亏。正常牙齿洁白润泽而坚固，是肾气旺盛、津液充足的表现。若牙齿干燥不泽，为胃津已伤；牙齿燥如枯骨，为肾阴枯竭；齿龈淡白，多为血虚或气血

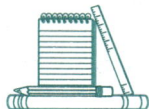

两虚；齿龈出血，伴红肿热痛，多为胃火炽盛；齿龈微肿，不红不痛者，为虚火上炎所致。

（6）望咽喉　咽喉为肺胃之门户，足少阴肾经循咽喉，因此，咽喉的异常变化主要反映肺、胃、肾的病变。正常人咽喉淡红润泽，不痛不肿，呼吸通畅，食物下咽顺利，发音正常。若咽部红赤肿痛或溃脓，称为乳蛾，多为肺胃热盛；咽喉有灰白色假膜，不易剥脱，或重脱出血又复生，为白喉，多见于儿童，属烈性传染病。

五、望皮肤

皮肤居一身之表，为机体抵御外邪之屏障。正常人皮肤荣润有光泽而无肿胀，通过望皮肤，除了可以了解皮肤局部病变外，也可测知脏腑的功能和气血津液的盛衰。望皮肤应注意皮肤色泽、形态的变化。

1. 望色泽变化　局部皮肤突然色红成片，如染脂涂丹，称为丹毒，多因血分火毒所致。局部皮肤出现点、片状白色改变，大小不等，边界清楚，称为白癜风，多因风湿侵袭、气血失和所致。

2. 望形态变化

（1）皮肤干枯　皮肤干瘪枯槁，甚则皲裂，多为津液耗伤，或营血亏虚所致。

（2）肌肤甲错　皮肤干枯粗糙，状如鱼鳞者，为肌肤甲错，属瘀血日久所致。

（3）肿胀　皮肤肿胀，按之凹陷不起，为水肿。其中，起病急，眼睑、颜面先肿，迅速遍及全身，腰以上肿甚者，为阳水，多因感受外邪所致；起病缓，下肢先肿，渐及全身，腰以下肿甚者，为阴水，多因水湿泛溢所致。

（4）斑疹　点大成片，或红或紫，平摊于皮肤，摸之不碍手者，为斑；点小如粟，色红，稍高于皮肤，摸之碍手者，为疹。

（5）痈、疽、疔、疖　局部皮肤红肿高大，根盘紧束，灼热疼痛者为痈，属阳证；局部皮肤漫肿无头，皮色不变或晦暗，病位较深者为疽，属阴证。形小如粟，根角坚硬，麻木或发痒，顶白而剧痛者为疔。形小而圆，起于浅表，红肿热痛不甚，易于成脓，脓溃即愈者为疖。

六、望排出物

望排出物是指通过观察患者的分泌物、排泄物和病理产物的形、色、质、量的变化，以诊察病情的方法。分泌物主要是指人体官窍所分泌的液体，如汗、泪、涕、唾、涎等；排泄物是指人体的代谢产物，如大便、小便等；此外，还有病理产物，如痰、呕吐物等。各种排出物的异常改变均与脏腑功能密切相关，因此，通过观察排出物的形、色、质、量的变化，可以推断脏腑的功能，判断邪气的性质和病变的部位。望排出物的总体规律：色黄、质稠者，多为实证、热证；色白、清稀者，多为寒证、虚证。

七、望小儿指纹

望小儿指纹，又称望小儿食指络脉，即通过观察小儿虎口至食指掌侧前缘的浅表静脉的形色变化来诊断病情的方法，适用于3岁以内的小儿。小儿食指络脉与成人寸口脉均属手太阴肺经的分支，故望小儿指纹与诊成人寸口脉具有相似的原理和临床意义。

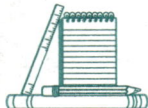

八、望舌

望舌，又称舌诊，是通过观察患者舌质、舌苔及舌下络脉以了解病情的诊察方法。脏腑的病变反映于舌面，有一定的分布规律（图7-1）：舌尖属心肺，舌边属肝胆，舌中属脾胃，舌根属肾。

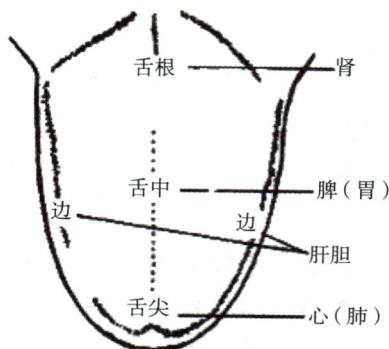

图 7-1 舌诊脏腑分属

（一）舌诊概述

1.舌诊的内容和方法

（1）舌诊的内容 望舌包括观察舌质和舌苔两部分。舌质又称舌体，是舌的肌肉和脉络等组织。通过望舌质以诊察脏腑的虚实，气血的盛衰。舌苔是附着于舌体表面的一层苔状物，通过望舌苔以诊察病位的深浅，病邪的性质，邪正的消长。

（2）望舌的方法 望舌时应在充足的自然光线下，嘱患者自然伸舌，舌体放松，舌尖略向下，舌面平展，充分暴露舌体。先看舌质，再看舌苔，依次观察舌尖、舌中、舌边和舌根，注意辨别有无染苔假象等。

2.正常舌象
正常舌象简称为"淡红舌，薄白苔"。即舌质淡红、鲜明、润泽，舌体柔软，活动自如，大小适中，舌苔均匀、薄白而润。提示脏腑功能正常，胃气旺盛，气血津液充足。

（二）临床常见舌象

1.望舌质
主要是观察舌体的神、色、形、态及舌下络脉等方面的内容。

（1）舌神 主要表现在舌质的荣润和灵动方面。

荣舌：舌质红活，鲜明润泽，活动自如，为荣舌。提示气血充盈，精神健旺，无病或病情轻浅，预后良好。

枯舌：舌质晦暗干枯，活动失灵，为枯舌。提示脏腑精气衰减，预后较差。

（2）舌色 即舌质的颜色，分为淡红、淡白、红、绛、青紫五种。

淡红舌：舌色淡红润泽，常见于健康人或病情轻浅者。

淡白舌：舌色较正常浅淡，主气血两虚、阳虚。舌色淡白，舌体瘦薄，属气血两虚；舌色淡白，舌体胖嫩，舌面湿润，或边有齿痕，多为阳虚水湿内停。

红舌：舌色较正常红，或呈鲜红色，主热证。舌色红而舌苔黄厚，甚至有芒刺者，多属实热证；舌尖红，多为心火上炎；舌边红，多为肝经有热；舌色鲜红，无苔或少苔，或有裂纹，多属虚热证。

绛舌：舌色较红舌颜色更深，主热盛。舌绛有苔，多属热入营血，或内热炽盛；舌绛少苔

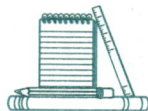

或无苔，多属阴虚火旺，或阴液耗损。

青紫舌：全舌呈均匀的青色或紫色，或局部出现青紫色斑点，均称青紫舌，主气血运行不畅。舌色淡紫或紫暗而湿润，多为阴寒内盛，寒凝血瘀；舌色紫绛而干枯，多为热毒炽盛；还可见于先天性心脏病或药物、食物中毒等。

（3）舌形　即舌体的形状，包括老嫩、胖瘦、齿痕、点刺、裂纹等异常变化。

老、嫩舌：舌体坚敛苍老、纹理粗糙，舌色较暗者为老舌，主实证；舌体浮胖娇嫩、纹理细腻，舌色浅淡者为嫩舌，主虚证。

胖、瘦舌：舌体较正常舌大而厚，伸舌满口，称为胖大舌，主痰饮内停；舌体较正常舌瘦小而薄，称为瘦薄舌，主气血两虚或阴虚火旺。

齿痕舌：舌体边缘有牙齿压印的痕迹，称为齿痕舌。临床常与胖大舌并见，主脾虚、水湿内盛。

芒刺舌：舌乳头高突如刺，扪之碍手，称为芒刺舌，主热盛。

裂纹舌：舌面上出现各种形状的裂沟，深浅不一，多少不等，而裂沟中无舌苔覆盖者，称为裂纹舌，主热盛伤津、阴血亏虚。如生来舌面上见纵横深沟，其裂纹中多有舌苔覆盖，称先天性裂纹舌。

（4）舌态　即舌体的动态。常见有痿软、强硬、歪斜、颤动、吐弄、短缩等。

痿软舌：舌体软弱无力，不能随意伸缩回旋，称为痿软舌。主气血两虚、热灼津伤等。

强硬舌：舌失柔和，板硬强直，屈伸不利，不能转动，称为强硬舌。主热入心包、高热伤津、风痰阻络等。

歪斜舌：伸舌时，舌体偏向一侧，称为歪斜舌。主中风或中风先兆，多因肝风内动所致。

颤动舌：舌体不自主地颤动，称为颤动舌。新病舌色红绛而颤动，多为热极生风；久病舌色淡白而震颤，多为血虚动风。

吐弄舌：舌伸口外，久不回缩，为吐舌；伸舌即缩回，或反复舐口唇四周，为弄舌。二者皆属心脾有热。病情危急时见吐舌，多为心气已绝。弄舌多为热甚动风先兆。弄舌亦可见于先天愚型患儿。

短缩舌：舌体卷短、缩紧，不能伸出口外，称为短缩舌。多为病情危重的征象。

（5）舌下络脉　正常人舌下位于舌系带两侧各有一条纵行的大络脉，称为舌下络脉。

知识链接

望舌下络脉内容

　　首先观察舌系带两侧大络脉的长短、粗细、形态、颜色，有否怒张、弯曲等改变。舌下络脉细短、色淡红、小络脉不显、舌色偏淡者，多属气血不足；舌下络脉粗胀，或呈青紫、紫红、绛紫、紫黑色，或有结节等，都属血瘀的征象。

---

2. **望舌苔**　正常的舌苔是由胃气上蒸于舌面所生，故胃气的盛衰，可从舌苔的变化上反映出来。望舌苔，应注意观察苔质和苔色两方面的变化。

（1）苔质　即舌苔的形质，包括厚薄、润燥、腐腻、剥脱。

薄、厚苔：舌苔厚薄以"见底"和"不见底"为标准。凡透过舌苔隐约可见舌体者为薄苔；不能透过舌苔见到舌体者为厚苔。舌苔的厚薄主要反映邪正的盛衰和病位的浅深。薄苔主表证，亦可见于正常人；厚苔主里证，痰湿，食积。

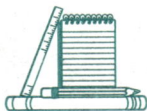

润、燥苔：舌面润泽，干湿适中，为润苔；舌面水分过多，扪之湿而滑，甚至伸舌欲滴，为滑苔；舌苔干燥，扪之无津，甚则舌苔干裂，为燥苔。舌苔润燥主要反映体内津液盈亏和输布情况。润苔主津液未伤，亦可见于正常人；滑苔主痰饮、水湿；燥苔主热盛伤津或津液输布障碍。

腐、腻苔：苔质致密，颗粒细小，融合成片，中厚边薄，刮之不脱，称为腻苔；苔厚疏松，颗粒粗大，状如豆腐渣，边中皆厚，易于刮脱，称为腐苔。腻苔主病为湿浊、痰饮、食积、湿热、顽痰等；腐苔多属热证，多见于食积痰浊为患，亦见于内痈和湿热口糜。

剥脱苔：舌苔全部或部分剥脱，剥处见底，称为剥落苔。舌苔全部剥脱，舌面光洁如镜，称为镜面舌，是胃阴枯竭、胃气大伤的表现。舌苔从有到无，是胃的气阴不足，正气渐衰的表现；但舌苔剥落之后，复生薄白之苔，乃邪去正胜，胃气渐复之佳兆。

（2）苔色 即舌苔的颜色，包括白苔、黄苔和灰黑苔。

白苔：主表证、寒证、湿证。苔薄白而润，为正常舌象，或表证初起；苔白厚而腻，多为湿浊内停、食积。

黄苔：主里证、热证。苔色愈黄，说明热邪愈盛，淡黄为热轻，深黄为热甚，焦黄为热极。

灰黑苔：灰苔与黑苔同类，苔色浅黑为灰苔，苔色深黑为黑苔，常并称为灰黑苔，主热极或寒盛。

第二节 闻 诊

闻诊，是医者通过听声音和嗅气味来诊察疾病的一种方法。闻诊是医者获得客观体征的一个重要途径，正如《难经》所说"闻而知之谓之圣"。

一、听声音

听声音，主要是听患者言语、气息的高低、强弱、清浊、缓急等变化，以及咳嗽、呕吐、呃逆、嗳气等声响的异常，以分辨病情的寒热虚实。

（一）语声

正常声音，有发声自然、柔和圆润、言语清楚、应答自如、意言相符等特点。由于生理差异，正常人的声音亦各不相同。疾病状态下，则会出现各种异常的声音。

语声高亢洪亮有力，多言而躁动，多属阳证、实证、热证；语声低微细弱，懒言而沉静，多属阴证、虚证、寒证。语声嘶哑者，称喑哑；欲语而不能发音者，称失音。新病嘶哑或失音者，属实证，多为外邪袭肺，肺失清肃所致，称"金实不鸣"；久病多为虚证，多为肺肾阴虚所致，称"金破不鸣"。

（二）语言

"言为心声"，故语言异常多反映心神的病变。语声低微，时断时续，沉默寡言者多属阴证、虚证、寒证；语声高亢有力，烦躁多言者，多属阳证、实证、热证。神志不清，语无伦次，声音有力，称为谵语，多属热扰心神的实证；神志不清，言语重复，时断时续，语音低弱，称为郑声，多属心气大伤的虚证。精神错乱，言语粗暴，狂躁妄言，语无伦次，或登高而歌，弃衣而走，称为狂言，多见于痰火扰心的狂证；自言自语，喃喃不休，见人语止，首尾不续，称为

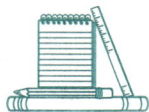

独语，可见于癫证、郁证。

（三）呼吸

1. 哮与喘 呼吸困难，短促急迫，甚则鼻翼扇动，张口抬肩，不能平卧，称为喘。呼吸急促似喘，喉中有哮鸣声，称为哮。哮必兼喘，而喘未必兼哮。哮喘有虚实之分，临床上根据哮喘发病的新久、声音的强弱来判断虚实，虚证则常属肺肾气虚，实证多因外邪袭肺所致。

2. 少气与气短 呼吸微弱，少气不足以息，称为少气，多因久病体虚或肺肾气虚所致。呼吸急而短促，气短不足以息，数而不相接续，似喘而不抬肩，呼吸虽急而喉中无痰鸣声，称为气短，多因痰、食等实邪内阻，或因元气大虚，气不足以息而致。

3. 咳嗽 指肺失肃降，肺气上逆所致。其中，有声无痰谓之咳，有痰无声谓之嗽，有痰有声谓之咳嗽。外感咳嗽，起病较急，病程较短，必兼表证，以实证居多；内伤咳嗽，起病缓慢，病程较长或反复发作，多为虚证。咳声重浊有力，为实证；无力作咳，咳声低微，多属肺气虚。

4. 呕吐、呃逆与嗳气

（1）呕吐 指饮食物、痰涎等从胃中上涌，由口中吐出的症状。多因胃失和降、胃气上逆所致。有声有物称为呕，有物无声称为吐，有声无物称为干呕，临床统称为呕吐。呕吐徐缓、声音微弱者，多属虚寒证，多因脾胃阳虚和胃阴不足所致。吐势较急、声音响亮者，多属实热证，多是邪气犯胃、浊气上逆所致。

（2）呃逆 指胃气上逆，冲于咽喉，发出的一种不自主的冲击声。声短而频，呃呃连声，不能自制。呃声高亢而短，音响有力，多属实证、热证；呃声低沉，气弱无力，多属虚证、寒证。

（3）嗳气 俗称"打饱嗝"，是胃中气体上出于咽喉所发出的长而缓的声音。可由食滞胃脘、脾胃虚弱等引起。

5. 太息 又称叹息，指情志抑郁、胸闷不畅时发出的长吁短叹声。多由情志不遂、肝气郁结所致。

二、嗅气味

嗅气味，主要是嗅患者病体、排出物和病室等的异常气味。嗅气味可以了解疾病的寒热虚实：一般气味臭秽，多属实证、热证；气味不重或略有腥臭，多属虚证、寒证。

（一）病体气味

1. 口气 正常人说话时，口中无异常气味。口气臭秽，多属胃热；口气酸臭，伴食欲不振、脘腹胀满，多为食积胃肠；口气臭秽难闻，牙龈腐烂，多为牙疳。

2. 痰、涕之气 痰、涕清稀无气味，见于外感风寒；咳痰黄稠味腥，多为热邪壅肺；咳吐浊痰脓血、腥臭，多为肺痈；鼻流黄浊腥臭之涕、缠绵难愈、反复发作，是鼻渊。

3. 呕吐物之气 呕吐未消化食物，气味酸腐，为食积；气味酸腐臭秽，多属胃热；清稀无臭味，多为胃寒。

4. 二便之气 小便甜并散发烂苹果样气味，为消渴病；小便黄赤浑浊，有臊臭味，多属膀胱湿热。大便酸臭难闻，多属肠有郁热；便溏而腥，多属脾胃虚寒；泄泻臭如败卵，或夹有未消化食物，是饮食停滞。

5. 白带之气 带下黄稠而臭秽，多属湿热；带下清稀而腥，多为寒湿。

（二）病室气味

病室气味，由患者本身及其排出物、分泌物等散发而形成。有血腥味，多是失血证；有腐

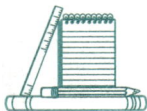

臭气味，多有浊腐疮疡；有尸臭气味，是脏腑衰败；有尿臊气，多见于水肿病晚期（尿毒症）；有烂苹果气味，多见于消渴病；有蒜臭味，多见于有机磷中毒。

第三节 问 诊

问诊，是医者通过询问患者或家属，了解疾病的发生、发展、治疗经过，以及现症状和其他与疾病有关的情况，以诊察疾病的一种方法。问诊在四诊中占有特殊地位，正如《难经》中所说"问而知之谓之工"。

一、问诊概述

1.问诊的意义 问诊可以获取其他三种诊察方法无法取得的病情资料。同时，问诊还能了解患者的情绪和心理状况，给予患者针对性的心理疏导和健康教育。

2.问诊的方法 问诊时，做到抓住重点，全面询问，边问边辨，问辨结合。同时，态度要认真和蔼，语言要通俗易懂，尽量不使用医学术语，避免暗示性的语言。

3.问诊的内容 主要包括一般情况、主诉、现病史、既往史、个人生活史、家族史等方面的内容。一般情况，包括患者的姓名、性别、年龄、民族、婚姻、职业、籍贯、住址等。主诉，是指患者就诊时最痛苦的症状、体征及其持续时间。现病史是围绕主诉从起病到此次就诊时的经过，主要包括发病情况、病变过程、诊治经过和现在症状四个方面。现在症状是问诊的主要内容，是临床辨病、辨证的主要依据。既往史，包括患者平素身体健康状况和过去患病情况。个人生活史包括个人生活经历、精神情志、饮食起居、婚姻生育等情况。家族史主要询问患者的直系及有血缘关系亲属的健康和患病状况等。

二、问现在症

问现在症是指对患者就诊时所感到的一切痛苦和不适，以及与其病情相关的全身情况进行详细询问，是问诊的主体内容。

知识链接

《十问歌》

《十问歌》载于《景岳全书》，是明代医家张景岳在总结前人问诊要点的基础上所写，清代医家陈修园又对其进行修订，成为现在的《十问歌》："一问寒热二问汗，三问头身四问便，五问饮食六胸腹，七聋八渴俱当辨，九问旧病十问因，再兼服药参机变；妇女尤必问经期，迟速闭崩皆可见；再添片语告儿科，天花麻疹全占验。"临床应根据病情灵活运用，有主次地进行询问。

（一）问寒热

问寒热是询问患者有无怕冷与发热的感觉。寒与热是临床常见症状，是辨别病邪性质、阴阳盛衰的重要依据。

寒，即怕冷，有恶寒、畏寒、恶风之分。感觉怕冷，加衣被或近火取暖仍不能缓解者，称为恶寒；虽怕冷，但加衣被或近火取暖后能够缓解者，称为畏寒；遇风觉冷，避之可缓者，成

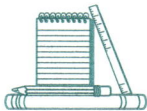

为恶风。

热，即发热。体温高于正常，或者体温正常，但自觉全身或局部有发热的感觉，均称为发热。

临床常见的寒热症状有以下四种情况。

1. 恶寒发热 即恶寒与发热并见，是外感表证的主要症状之一。由于感受邪气的性质不同，寒热症状可有轻重差别。一般恶寒重，发热轻，主风寒表证；发热重，恶寒轻，主风热表证。

2. 但寒不热 即有怕冷而不觉发热，多属阴盛或阳虚所致的里寒证。新病恶寒，多为寒邪直中脏腑的实寒证；久病畏寒，多为阳虚失于温煦的虚寒证。

3. 但热不寒 即仅觉发热而无怕冷，见于里热证。临床上有壮热、潮热、低热之分。

（1）壮热 即高热（体温超过39℃），持续不退，不恶寒反恶热，属里实热证。

（2）潮热 即定时发热或定时热甚，发热如潮汐之有定时。临床上又有以下三种情况。

①阳明潮热：在日晡（下午3～5时）发热，又称"日晡潮热"。多见于阳明腑实证。

②阴虚潮热：午后或夜间发热，热势较低，或仅为自觉发热，表现为五心烦热或骨蒸发热。多见于阴虚证。

③湿温潮热：午后热甚，自觉热甚，但初按肌肤不甚热，扪之稍久才觉灼手，即所谓"身热不扬"。多见于湿温病。

（3）低热 轻微发热，体温多不超过38℃，或仅为自觉发热。多见于温热病后期和某些内伤杂病。

4. 寒热往来 恶寒与发热交替发作，多见于伤寒少阳病和疟疾。寒热往来，发无定时，属少阳病，为邪在半表半里；寒战与壮热交替发作，定时发作，则为疟疾。

（二）问汗

汗为心液，是阳气蒸化津液出于体表而成。问汗时，要了解患者有汗、无汗及出汗的时间、部位、多少、特征及其兼症。

1. 表证辨汗 辨别表证汗出的有无，有助于分辨感邪的性质。表证无汗，兼见恶寒重、发热轻、头项强痛、脉浮紧，多为外感风寒所致；表证有汗，若兼见发热重、恶寒轻、咽痛、鼻塞、脉浮数，多为外感风热所致；若兼见发热恶风、脉浮缓，多为外感风邪所致。

2. 里证辨汗 辨别里证汗出的有无，可以分辨疾病的性质和阴阳的盛衰。

（1）里证无汗 多见于久病里虚证。多因阳气不足，蒸化无力；或津血亏虚，生化乏源所致。

（2）里证有汗 导致里证汗出的原因较多，临床应结合汗出特点及其兼症进行分析。

①自汗：即醒时经常汗出，活动后尤甚，多见于气虚或阳虚证。

②盗汗：即经常睡则汗出，醒则汗止，多见于阴虚证。

3. 局部辨汗

（1）头汗 仅见于头部，或头颈部汗出较多，又称"但头汗出"。多因中上焦湿热蕴结。

（2）半身汗 仅一侧身体有汗。多见于中风、痿证等患者。

（3）手足心汗 手足心出汗过多。多因阳气内郁、阴虚阳亢或中焦湿热郁蒸所致。

（三）问疼痛

疼痛是临床上最常见的一种自觉症状。若因感受外邪、气滞血瘀、痰浊食滞、虫积等，阻滞脏腑经络，闭塞气机，使气血运行不畅，属因实而致痛，即所谓"不通则痛"。若因气血不足、阴精亏损，使脏腑经络失养，属因虚而致痛，即所谓"不荣则痛"。问疼痛，应询问疼痛的

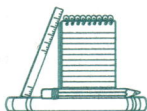

部位、性质、程度、时间、喜恶及伴随症等。

1. 问疼痛的性质　由不同病因、病机引起的疼痛，其特征亦不同。因此，询问疼痛的性质，有助于分析疼痛的病因与病机。

（1）胀痛　痛且有胀感，多因气机郁滞所致。

（2）刺痛　痛如针刺，疼痛部位固定不移、拒按，夜间尤甚，多因瘀血所致。

（3）冷痛　痛处有冷感而喜热，属寒证。多由寒邪阻络，或阳虚内寒所致。

（4）灼痛　痛处有烧灼感而喜凉，属热证。多由火热之邪窜扰经络，或阴虚火旺，灼于经络所致。

（5）绞痛　痛势剧烈如刀割样，难以忍受，多为有形实邪闭阻气机，或寒邪凝滞气机所致。

（6）重痛　疼痛伴有沉重感，多因湿邪困阻气机而致。

（7）隐痛　疼痛较轻微，绵绵不休，属虚证。多因气血不足，或阳气虚弱所致。

2. 问疼痛的部位　由于机体的各部位与一定的脏腑经络相关联，所以根据疼痛的不同部位，可推测病变所在的部位。

（1）头痛　根据头痛的部位，结合经络的循行，可确定相关经络的病变。前额痛连及眉棱骨者，为阳明头痛；后枕痛连及项背者，为太阳头痛；头侧部疼痛，为少阳头痛；巅顶痛，为厥阴头痛。

（2）胸痛　指胸部正中或偏于一侧疼痛，多属心肺病变。胸痛憋闷，痛引肩臂，为胸痹。胸背彻痛剧烈、面色青灰、手足青至节，为真心痛。胸痛、胸闷、咳喘，为肺失宣降所致。

（3）胁痛　指胁一侧或两侧疼痛，多属肝胆病变。临床应根据胁痛的性质及其兼症进行辨析。

（4）脘痛　指上腹部剑突下疼痛，又称胃脘痛。胃失和降，气机不畅，则出现胃脘痛。一般进食后痛势缓解者，多属虚证；进食后加剧，多属实证；胃脘冷痛，得热痛减者，为寒证；胃脘灼痛，喜凉恶热者，为热证。

（5）腹痛　腹部范围较广，可分为大腹、小腹、少腹三部分。脐以上称大腹，脐以下为小腹，小腹两侧为少腹。询问腹痛时，首先要查明疼痛的确切部位，临床可与按诊密切配合，以判断病变所在脏腑。其次，应结合腹痛性质确定病性的寒热虚实。

（6）腰痛　指腰脊正中或腰部两侧疼痛，与肾及其周围组织的病变有关。可由肾虚不能滋养温煦所致；亦可由风寒湿痹或跌仆闪挫，阻碍其气血运行所致。

（7）四肢痛　指四肢的肌肉、筋脉、关节等部位疼痛。根据疼痛的部位、性质可以判断病变的原因和部位。如四肢关节痛、疼痛部位不定，多为风痹；四肢关节疼痛剧烈，得热痛减，得寒加重，则为寒痹；四肢关节红肿热痛，喜冷，多为热痹；疼痛独见于足跟，或胫膝酸痛，多为肾虚。

（四）问饮食和口味

问饮食和口味，包括询问口渴、饮水、食欲、食量和口味有无异常等。通过问饮食、口味情况，可以了解脾胃及相关脏腑功能的盛衰、津液的盈亏及输布是否正常，亦可反映疾病的寒热虚实。

1. 问口渴与饮水　口渴指自觉口中干渴；饮水指饮水量的多少。可以了解体内津液的盛衰和输布情况及病证的寒热虚实。

（1）口不渴饮　指口不渴，亦不欲饮。提示津液未伤，见于寒证、湿证或无明显热邪之证。

（2）口渴欲饮　指口干欲饮水，饮水则舒。多因津液不足或输布障碍所致。

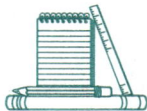

①口渴多饮：口渴明显，饮水量多，是津液大伤的表现。多见于实热证，消渴病及汗吐下之后等。

②渴不多饮：虽觉口渴，但又不想喝水或饮水不多，乃因津液轻度损伤或津液输布障碍所致。可见于阴虚、湿热、痰饮、瘀血等。

2. 问食欲与食量　食欲指进食的要求及进食的欣快感。食量指实际进食量。询问患者的食欲状况和进食量的多少，可以判断脾胃及相关脏腑功能的强弱、疾病的轻重和预后。

（1）食欲减退与厌食　食欲减退指患者不欲食，食量减少，包括不欲食、纳呆、纳少。不欲食，指不想进食或食之无味，进食量减少；纳呆，指无饥饿感和进食要求，常有饱滞之感；纳少，指进食量减少，多见于脾胃气虚、湿邪困脾等。

厌食，指厌恶食物或厌闻食味，多属食积。妇女妊娠初期，短暂厌食呕吐，属生理现象；长期或反复严重厌食呕吐，属妊娠恶阻。

（2）饥不欲食　指既感觉饥饿而又不想进食，或进食很少，多为胃阴不足所致。

（3）消谷善饥　指食欲过于旺盛，食量较多，食后不久即感饥饿，伴有身体消瘦等症，见于胃火亢盛、胃强脾弱和消渴病等。

（4）偏嗜　指偏嗜某种食物或异物。过食寒冷，易伤脾胃；过食辛辣，易化燥伤阴；过食肥甘厚味，易酿湿生热。偏嗜异物，包括喜吃泥土、生米等异物，多属虫积，常见于小儿。

3. 问口味　指口中的异常味觉或气味，常是脾胃功能失常或其他脏腑病变的反映。口淡乏味，多为脾胃气虚或寒证；口苦，可见于肝胆郁热、心火上炎等；口甜，多伴黏腻，常见于脾胃湿热；口酸，可见于饮食停滞或肝气犯胃；口咸，多属肾病及寒证。

（五）问二便

问二便，是询问患者大小便的有关情况，如大小便的便次、便量、性状、颜色、气味、排便感觉及伴随症状等。问二便可以判断津液代谢情况，还可为辨别疾病的寒热虚实性质提供依据。

1. 问大便　健康人大便每日1次或隔日1次，为黄色成形软便，便内无脓血、黏液及未消化食物等，排便通畅。

（1）便次异常　指排便次数增多或减少。

①便秘：指大便燥结，排便时间延长，便次减少，称为便秘。多见于胃肠积热、气机郁滞、阴寒凝结、气血津亏等导致的大肠传导功能失常。

②泄泻：便次增多，排便时间缩短，大便稀软不成形，甚至呈水样。多由脾胃气虚、肾阳虚衰、饮食停滞、大肠湿热等导致水停肠道、大肠传导亢进所致。

（2）便质异常　指大便质地的异常。

①完谷不化：指大便中含有较多未消化的食物。可见于食滞胃肠、脾肾阳虚等。

②溏结不调：指大便时干时稀，多由肝郁脾虚、肝脾不调所致；大便先干后稀，见于脾胃虚弱。

③脓血便：大便中夹有脓血黏液，常见于痢疾。

④便血：指便中带血，为胃肠血络受伤的表现。有近血和远血之分。近血大多血色鲜红，血附在大便表面或排便前后滴出者，多见于内痔、肛裂等肛周病变；远血大多血色暗红或紫黑，或大便色如柏油状，多见于胃脘等部位出血。

（3）排便感异常　指排便时有明显不适感觉。

①肛门灼热：指排便时自觉肛门有灼热感。多由大肠湿热蕴结所致。

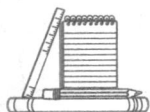

②排便不爽：指排便不通畅，有涩滞难尽之感。多由肠道气机不畅所致。

③里急后重：指便前腹痛，急迫欲便，便时肛门重坠，便出不爽，便意频数。多因湿热之邪内阻，肠道气滞所致，常见于痢疾。

④滑泻失禁：指大便不能控制，滑出不禁，甚至便出不知的症状。多因年老或久病体衰，久泻不愈，肛门失约而致。

⑤肛门气坠：肛门部有重坠感，甚则肛欲脱出。多属脾虚中气下陷。见于久泻或久病不愈的患者。

2. 问小便 健康成人白天小便 3～5 次，夜间 0～1 次，昼夜尿量为 1000～2000mL。尿次和尿量的多少受饮水、气温、汗出、年龄等因素的影响。

（1）尿量异常 指昼夜尿量过多或过少，超出正常范围。

①尿量增多：排尿量明显多于正常。小便清长量多，多为肾阳虚衰，阳不化气，属虚寒证；多尿，伴多饮、多食、消瘦，多属消渴病。

②尿量减少：排尿量明显少于正常。尿少浮肿，多由水液代谢失常，水湿内停而致；尿赤量少，多为热盛或汗吐下致津液耗伤所致。

（2）尿次异常 指排尿次数的过多或过少。

①尿次增多：又叫"小便频数"，因膀胱气化功能失职所致，多见于膀胱湿热或肾气不固等证。

②尿次减少：排尿次数明显减少，或排尿困难，甚至小便不通。可见于癃闭，其中癃指小便不畅、点滴而出，闭指小便不通、点滴不出。因结石、瘀血或膀胱湿热所致，多为实证；因久病或肾阳不足而致，多为虚证。

（3）排尿感异常 指排尿感觉和排尿过程发生异常变化。

①小便涩痛：指排尿不畅而疼痛，伴有急迫灼热感，多为湿热下注膀胱，气机不畅而致。可见于淋证。

②余沥不尽：指小便后有点滴不尽感，多为肾气不固所致，常见于久病或年老体衰患者。

③小便失禁：指小便不能随意识控制而自行遗出，多为肾气不足，膀胱失约而致。若神志昏迷而小便自遗，则病情危重。

④遗尿：指睡眠中小便不自主排出，多见于儿童或老年人。多因禀赋不足，或肾气亏虚，不能固约膀胱所致。

（六）问睡眠

睡眠是人体适应自然界昼夜节律性变化，维持机体阴阳平衡协调的重要生理活动。问睡眠，应了解睡眠时间的长短、入睡难易、有无早醒、有无多梦等情况。睡眠异常主要有失眠和嗜睡。

1. 失眠 又称"不寐"，指经常不易入睡，或睡而易醒，难以再睡，或睡而不酣，易于惊醒，甚至彻夜不眠的表现。气血不足则神失所养；心火、痰火、阴虚内热等邪火上扰，则心神不宁；食积亦可引起失眠。

2. 嗜睡 又称"多寐"，指神疲困倦，无论昼夜，睡意很浓，经常不自主地入睡。脾气虚弱，心肾阳虚，或湿邪困阻，均可导致嗜睡。大病之后，精神疲惫而嗜睡，是正气未复的表现。

（七）问经带

月经、带下、妊娠、产育是女性的生理特点，因此，对女性患者，还应注意询问其经、带、胎、产等情况。

1. 问月经 月经指健康而发育成熟的女子，胞宫周期性出血的生理现象。健康女子月经周

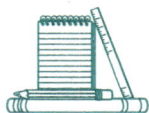

期一般为 28 天左右，行经通常 3 ~ 5 天，每次经量一般为 50 ~ 100mL，经色正红，经质不稀不稠，不夹血块。问月经应注意了解月经的周期、行经的天数，月经的量、色、质，有无闭经或行经腹痛等表现。

（1）经期异常

①月经先期：指月经周期提前 7 天以上，并连续提前 3 个周期以上。多因血热妄行，或气虚不摄而致。

②月经后期：指月经周期推后 7 天以上，并连续推后 3 个周期以上。多因血寒、血虚、血瘀而致。

③月经先后不定期：指经期错乱，或前或后，相差时间在 7 天以上者，并连续 3 个周期以上。多因肝郁气滞、脾肾虚损、瘀血内结等而致。

（2）经量异常

①月经过多：指经量较正常明显增多。多因血热妄行、瘀血阻滞、气虚不摄而致。

②月经过少：指月经量较正常明显减少。多因寒凝胞宫、气血虚弱、血瘀及痰湿阻滞而致。

③崩漏：指非行经期间的阴道出血。一般来势急，出血量多者，称为崩中；来势缓，出血量少而淋沥不止者，称为漏下。

④闭经：指成熟女性月经未来潮，或来而中止，停经 3 个月以上，又未妊娠或不在哺乳期者。

（3）经质、经色异常　若经色淡而质稀，多属气血不荣；经色深红质稠，多属血热内炽；经色紫黑有块，则多属瘀血阻滞。

2. 问带下　指女性阴道内的白色透明、无臭的分泌物，具有润泽阴道的作用。问带下应注意询问带下的量、色、质和气味等情况。

（八）问小儿

小儿科古称"哑科"，对于小儿，不仅问诊困难，而且不一定准确，因此，可以询问其亲属或陪诊者。除一般问诊内容外，还应注意询问出生前后情况、喂养情况、生长发育情况、预防接种情况、传染病史及遗传病史等。

第四节　切　诊

切诊是医者运用手的触觉，对患者体表的一定部位进行触摸按压，从而了解病情的一种诊察方法，包括脉诊和按诊。切诊是医者所必须具备的技能，特别是脉诊，更是中医学的一大特色，正如《难经》所说"切脉而知之谓之巧"。

一、脉诊

脉诊，是医者用手指对患者特定部位的动脉进行切按，体验脉动应指的形象，以了解健康或病情、辨别病证的一种诊察方法，是中医学的特色诊法之一。

（一）脉诊的原理和意义

脉象，即脉动应指的形象。脉象的形成与心脏的搏动、脉道的通利和气血的盈亏相关，同时还有赖于脏腑之间功能的协同和配合。心主血脉，脉动源于心，心气推动血液在脉中运行，脉动应于指，从而形成脉象。血脉环流周身，内至脏腑，外达肌表，环流不休，故脉象能够反

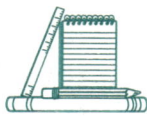

映出全身脏腑和精气神的整体情况。因此，通过切脉可以诊察脏腑气血的盛衰，判断疾病的病位和病性，推断疾病的进退和预后。

（二）脉诊部位和脏腑分候

1.诊脉部位　诊脉根据部位，可分为遍诊法（三部九候诊法）、三部诊法和寸口诊法三种。临床最常用寸口诊法。

寸口又称"气口""脉口"，是指桡骨茎突内侧一段桡动脉。寸口诊法是根据寸口脉动形象，以推测人体生理、病理状况的一种诊察方法。寸口脉分为寸、关、尺三部，以桡骨茎突为标记，其内侧对应处为关，关前（腕侧）为寸，关后（肘侧）为尺，每一部又有浮、中、沉三候，合称为三部九候。

诊脉独取寸口的原理：寸口是手太阴肺经的动脉，为气血会聚之处，而十二经脉气血的运行皆起于肺而又止于肺，故脏腑气血之病变可反映于寸口。另外，手太阴肺经起于中焦，与脾经同属太阴，与脾胃之气相通，而脾胃为后天之本，气血生化之源，故全身脏腑气血之盛衰和胃气的强弱均可反映于寸口；另外，寸口处位于掌后，部位相对固定、浅表，便于诊察。

2.寸口分候脏腑　现临床常用的划分方法：左寸候心，右寸候肺；左关候肝胆，右关候脾胃；两尺候肾。

（三）诊脉方法

1.时间　诊脉常以清晨（平旦）未起床、未进食时为最佳。诊脉前，应先让患者休息，使呼吸均匀，气血平和，同时周围环境力求安静，以便医者体会脉象。

2.体位　患者取坐位或仰卧位，伸出手臂，平放，掌心向上，手指微微弯曲，与心脏水平位大致同高，并在腕关节部垫上脉枕。

3.布指　医者先将中指按在掌后高骨处，向内推，寻至有脉搏动处，定为关部，接着以食指按在关前以定寸部，以无名指按在关后以定尺部。三指弯曲呈弓形，指头齐平，以指目接触脉体。布指的疏密要和患者的臂长相适应，臂长则略疏，臂短则略密，以适中为度。

4.平息　布指后，医者要调匀气息，用自己一呼一吸的时间去衡量患者脉动至数。一呼一吸，称为一息，一息 4～5 至为正常。

5.五十动　医者一次诊脉应候足 50 至，即每次切脉的时间，每手至少 1 分钟以上，以3～5 分钟为宜，以防漏诊。

6.指法　用轻重不同的指力诊察脉象称为指法。手指轻按在寸口脉搏跳动部位以体察脉象，叫举，又称轻取或浮取；用指按至筋骨以体察脉象，叫按，又称重取或沉取；指力从轻到重，从重到轻，左右上下推寻，以寻找脉动最明显的部位，叫寻。三指用大小相等的指力切脉体察脉象的方法，称为总按；单用一指重点体察某一部脉象的方法，称为单按。

（四）正常脉象与生理变异

1.正常脉象　指正常人在生理条件下出现的脉象，又称为平脉、常脉。平脉寸关尺三部皆有脉，不浮不沉，不大不小，不快不慢，一息 4～5 至。正常人呼吸每分钟 16～18 次，每次呼吸脉动 4 次，间或 5 次，相当于 60～90 次 / 分，从容和缓，节律均匀，应指有力。古人将正常脉象的特点概括为"有胃""有神""有根"。

2.脉象的生理变异　脉象受个体因素或外部因素的影响而发生相应的变化，如年龄、性别、体格、情志、饮食劳逸、季节气候、地理环境等因素，为适应这些因素的变化而进行自身调节，因而会出现各种生理变异的脉象。

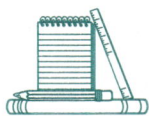

（五）常见病脉

疾病反映于脉象的变化，叫病理脉象，简称"病脉"。除了正常生理变化范围以内及个体生理特异变化之外的脉象，均属病脉。

1. 浮脉

【脉象特征】轻取即得，重按稍减而不空。

【临床意义】表证。亦主虚证。

2. 沉脉

【脉象特征】轻取不应，重按始得。

【临床意义】里证。沉而有力为里实，沉而无力为里虚。

3. 迟脉

【脉象特征】脉来迟慢，一息不足 4 至，相当于每分钟脉搏在 60 次以下。

【临床意义】寒证。有力为实寒，无力为虚寒。

4. 数脉

【脉象特征】脉来急促，一息 5 至以上而不满 7 至，相当于每分钟脉搏在 90 次左右。

【临床意义】热证。数而有力为实热，数而无力为虚热。

5. 虚脉

【脉象特征】三部脉举按皆无力，按之空虚，应指松软，是无力脉的总称。

【临床意义】虚证。气血两虚及脏腑诸虚，尤多见气虚证。

6. 实脉

【脉象特征】三部脉举按皆有力，是有力脉的总称。

【临床意义】实证。

7. 洪脉

【脉象特征】指下极大，滔滔满指，应指有力，来盛去衰。

【临床意义】气分热盛。

8. 细脉

【脉象特征】脉细如线，但应指明显，按之不绝。

【临床意义】气血两虚，诸虚劳损，亦主湿证。

9. 滑脉

【脉象特征】往来流利，如盘走珠，应指圆滑。

【临床意义】痰饮，食滞，实热。滑脉亦见于正常青壮年及妊娠妇女。

10. 涩脉

【脉象特征】往来艰涩不畅，有如轻刀刮竹。

【临床意义】血少，伤精，气滞血瘀，夹痰，夹食。

11. 弦脉

【脉象特征】端直以长，如按琴弦，脉紧张度高。

【临床意义】肝胆病，诸痛，痰饮、疟疾。

12. 紧脉

【脉象特征】脉来绷急，状如牵绳转索。

【临床意义】寒证，痛证，宿食。

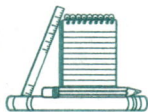

13. 结脉

【脉象特征】脉来缓而时一止，止无定数。

【临床意义】阴盛气结，寒痰血瘀等证。

14. 代脉

【脉象特征】脉来缓慢，止有定数，良久方来。

【临床意义】脏气衰微，疼痛，惊恐，跌打损伤。

15. 促脉

【脉象特征】脉来数而时一止，止无定数。

【临床意义】阳盛实热，气血、痰食停滞等证。

（六）相兼脉

凡两种或两种以上的单因素脉相兼出现，复合构成的脉象称为"相兼脉"或"复合脉"。在临床上，病脉往往不是单一的脉象，而是两种或两种以上的相兼脉。这些相兼脉的临床意义往往就是各种单因素脉临床意义的综合。如浮紧脉，主表寒证，或风寒痹病疼痛；浮数脉，主表热证；弦细脉，主肝肾阴虚或血虚肝郁，或肝郁脾虚等证；滑数脉，主痰热、湿热或食积化热。

二、按诊

按诊是对患者的肌肤、手足、胸腹及其他病变部位施行触摸按压，以了解局部异常变化，推断疾病的部位、性质和病情轻重的一种诊察方法。包括胸胁、脘腹、手足、肌肤等方面。

（一）按胸胁

胸部为心肺之所居。按胸部可以诊察心、肺、虚里及胸腔内脏器组织的病变。如胸部胀满，甚至隆起，叩击音清者多属肺胀；叩击音浊者多属痰饮。按虚里，可以了解宗气强弱，疾病虚实，预后吉凶。按两胁，可以了解肝胆的病变情况。如两胁连及腰肾区，叩触酸痛不适者，还可能与肾有关。

（二）按脘腹

按脘腹主要了解脘腹的痛与不痛，软与硬，有无痞块，以辨别脏腑虚实、病邪性质及其积聚程度。

1. **按脘部** 脘部指胸骨以下部位。按脘部的软硬和有无压痛，可鉴别痞证与结胸。心下按之硬而痛者为结胸，属实证；心下满，按之濡软而不痛者，多是痞证。

2. **按腹部** 腹痛喜按为虚，拒按为实。腹胀满，叩之如鼓，小便自利者属气臌；按之如囊裹水，小便不利者是水臌。腹内有肿块，按之坚硬，推之不移且痛有定处者，为癥积，多属血瘀；肿块时聚时散，或按之无形，痛无定处者，为瘕聚，多属气滞。左下腹部按之有块累累，当考虑燥屎内结。若腹痛绕脐，时有结聚，且可移动聚散者，多为虫积。右侧少腹部按之疼痛，尤以重按后突然放手而疼痛更为剧烈者，多是肠痈。

（三）按手足

按手足主要是了解手足的寒热。手足俱冷，多为阳虚阴寒证；手足俱热，多为阳热亢盛证。手心热，多为阴虚内热；手背热，多为外感风寒表证。两足皆凉，多为阴寒证；两足心热，多为阴虚证。

（四）按肌肤

按肌肤主要辨别肌肤的寒热、润燥、肿胀、疼痛等，以诊察辨别疾病的寒热虚实和气血盛衰。

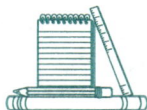

复习思考

1. 望诊包括哪些内容?

2. 简述问寒热的主要内容和临床意义。

3. 试述正常脉象和常见病脉的脉象特征及临床意义。

4. 本班同学之间练习互相观察舌象,判断其是否正常。

5. 运用四诊方法,体察自己神、色、形、态及舌象、脉象等,评估自己的健康状况。

扫一扫,知答案

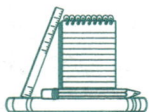

第八章　辨　证

扫一扫，查阅
本模块 PPT、
视频等数字资源

【学习目标】

1. 掌握八纲辨证的基本内容，以及八纲辨证和脏腑辨证的基本证型。

2. 熟悉五脏病变的主要临床表现。

3. 了解八纲辨证和脏腑辨证在中医学中的临床应用。

辨证论治是中医学的特点和精华，是中医认识和诊断疾病特有的方法，也是辨证施护的主要依据。所谓辨证是对四诊（望、闻、问、切）所收集的症状和体征进行理性的分析，辨别病因、病位、病性、病势，进行证候定性的过程，继以探寻疾病发生发展的机制，所以证也谓之病机。任何疾病，必然要出现一系列相应的症状。这些症状并不是孤立的，它们之间具有有机的内在联系，共同反映着疾病在一定阶段上的正邪斗争、阴阳失调、气血津液的逆乱、脏器盛衰等疾病病变的本质。中医的辨证方法是在长期临床实践中总结而成的，常见的辨证方法有八纲辨证、脏腑辨证、气血津液辨证、卫气营血辨证、三焦辨证、六经辨证等。其中八纲辨证是各种辨证的总纲，脏腑辨证是以藏象学说为基础，辨别脏腑功能紊乱的一种临床辨证基本方法，气血津液辨证是辨别基础物质失调的一种辨证方法，属于脏腑辨证的一个组成部分。本章重点讨论八纲辨证和脏腑辨证。

知识链接

气血津液是流通于五脏的基础物质。气血津液有赖脏腑功能活动，才能正常摄纳、生化、疏布、排泄；脏腑的功能活动，又以气血津液作为物质基础和动力源泉。二者在生理上相互联系，病理上相互影响。因此研究脏腑辨证，必然要以气血津液的改变作为依据。脏腑辨证包括气血津液辨证的内容，气血津液辨证属于脏腑辨证的一个组成部分。

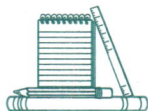

第一节　八纲辨证

八纲,即阴、阳、表、里、寒、热、虚、实八种辨证纲领。

八纲辨证是指对四诊取得的病情资料进行综合分析,从而辨别疾病现阶段病变部位的浅深、疾病性质的寒热、正邪斗争的盛衰和病证类别的阴阳的方法。表、里用以辨别疾病病位的浅深;寒、热、虚、实用以辨别疾病的性质;阴、阳是区分病证类别、归纳证的总纲。八纲辨证是中医辨证的基本方法,在诊断疾病过程中,起到执简驭繁、提纲挈领的作用。

一、表里辨证

表里是辨别病变部位外内、浅深的一对纲领。

人体的皮肤、肌肉、经络在外,属表;脏腑、气血、骨髓在内,属里。肌表受邪,一般较为轻浅;脏腑受病,一般比较深重。

(一)表证

表证是指六淫邪气经皮毛、口鼻侵入机体所致病位浅在肌肤的证候。表证主要见于外感病的初起阶段,多具有起病急、病程短、病位浅的特点。

1.证候表现　发热恶寒(或恶风),头身疼痛,鼻塞,流涕,微有咳嗽,舌苔薄白,脉浮。临床常见风寒表证和风热表证两种。

2.证候分析　外邪袭表,卫气受遏,失其"温分肉,肥腠理"的功能,肌表失于卫阳的温煦,故恶寒或恶风,进而郁而化热,故见发热;邪气阻滞经络,气血运行不畅,不通则痛,故头身痛;邪气从肌表或口鼻侵入,内应于肺,肺失宣降,故鼻塞、咳嗽;邪居于表,舌苔薄白;正邪相争,正气奋起抗邪,脉气鼓动于外,故脉浮。

(二)里证

里证泛指病变部位在内,由脏腑、气血、骨髓等受病所反映的一类证候。里证与表证相对而言,可以说凡不是表证的特定证候,均可归属里证的范畴,故有"非表即里"之说。里证多见于外感病的中期、后期或内伤疾病,多具有病位较深、病情较重、病程较长的特点。

1.证候表现　里证病因复杂,病位广泛,临床表现多种多样,多以脏腑、气血症状为主。

2.证候分析　里证的成因,大致有三种情况:一是表邪不解,内传入里,侵犯脏腑而成;二是外邪直接入侵脏腑而发病,如腹部受凉或过食生冷等原因可致腹痛、吐泻等里寒证;三是内伤七情、劳倦、饮食等因素,直接引起脏腑功能失调而成,如肝病的眩晕、胁痛,心病的心悸、气短等。

案例导入

患者,男,19岁,学生。2天前因气候突变,出现恶寒、发热、无汗、身痛、咳痰清稀等症。昨日起体温上升至39℃,咳嗽加剧。就诊时,症见高热,咳喘胸闷,气粗,痰多色淡黄而黏稠,不易咳出,口渴思饮,烦躁不安,小便短黄,大便干结,舌红苔黄腻,脉滑数。请根据病程,依据四诊所收集到的症状和体征对该患者进行表里辨证。

分析:本病例可分为两个阶段进行分析。第一阶段,疾病初起,因于外感寒邪,突见恶寒、

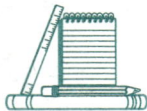

发热、身痛、苔薄白、脉浮等，其他症状不明显。根据表证的辨证要点，此属风寒表证。第二阶段，患者年仅 19 岁，卫阳旺盛，风寒郁遏卫阳入里化热，见高热、口渴、痰黄、烦躁、小便短黄、大便秘结等里热症状，舌红苔黄腻，舌象变化明显，脉滑数，当属里证。

（三）表证与里证的鉴别

辨别表证与里证，多依据病位、病性、病程的变化情况来判断（表 8-1）。

表 8-1　表证与里证的鉴别要点

证候	病位	病性	病程	预后
表证	皮毛、肌腠、经络	邪气轻，病位浅	较短	好
里证	脏腑、气血、骨髓	邪气重，病位深	较长	可好可坏

二、寒热辨证

寒热是辨别疾病性质的一对纲领，用以概括机体阴阳盛衰的两类证候。寒证与热证直接反映人体阴阳的偏盛与偏衰，辨别寒热是治疗时使用温热药或寒凉药的依据。

（一）寒证

寒证是指感受寒邪或阳虚阴盛，机体功能活动衰退所导致的以寒象为主的一类证候。

1.证候表现　恶寒或畏寒喜暖，冷痛，面色苍白，口淡不渴，痰涎、鼻涕清稀，肢冷蜷卧，小便清长，大便稀溏，舌淡苔白而润滑，脉迟或紧等。

2.证候分析　阳气不足或为外寒所伤，不能温煦形体，故形寒肢冷、蜷卧、面色苍白；阴寒内盛，阳气不能温化水液，以致痰、涎、涕、尿等排出物皆为清冷；水湿内停，冲淡味觉，见口淡无味、舌淡苔白而润滑；阳气虚弱，无力鼓动血脉运行，故脉迟；寒主收引，则脉道收缩而拘急，故脉紧。

（二）热证

热证是机体感受热邪或阴虚阳亢，人体功能活动亢进所表现的证候。

1.证候表现　发热或恶热喜冷，口渴，喜冷饮，面红目赤，烦躁不宁，小便短赤，大便干结，舌红苔黄，脉数等。

2.证候分析　阳热偏盛，则发热、恶热喜冷；火性上炎，则见面红目赤；热扰心神，则烦躁不宁；火热伤阴，津液耗损，故口渴，喜冷饮，小便短赤，大便干结；舌红苔黄，为内热之象；阳热亢盛，血行加速，故见数脉。

（三）寒证与热证的鉴别

辨别寒证与热证，不能孤立地根据某一症状做出判断，应对疾病的全部表现综合观察，多从寒热喜恶、口渴与否、四肢温凉、二便、舌象、脉象等方面进行鉴别（表 8-2）。

表 8-2　寒证与热证的鉴别要点

证候	寒热喜恶	口渴	肢体	二便	舌象	脉象
寒证	怕冷喜热	不渴	冷	大便稀溏，小便清长	舌淡、苔白润	迟或紧
热证	恶热喜冷	口渴	热	大便干结，小便短赤	舌红、苔黄	数

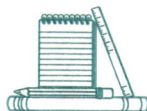

三、虚实辨证

虚实是辨别人体的正气强弱和病邪盛衰的一对纲领。实证的主要特征是邪气亢盛、正气不虚，而虚证的主要特征是正气亏虚、邪气不著。辨别虚实为确定扶正或祛邪的治疗和护理原则提供了依据。

（一）虚证

虚证是指人体正气不足，脏腑功能衰退所表现的证候。人体正气虚弱明显而邪气并不亢盛。虚证多见于素体虚弱，后天失养，久病、重病后期。临床有血虚证，气虚证，阴虚证，阳虚证。

1. 血虚证　是指血液亏虚，机体失其濡养所表现的证候。

（1）证候表现　面色、眼睑、唇甲色淡，头晕眼花，心悸怔忡，失眠多梦，手足发麻，妇女月经量少、色淡、延期或闭经，舌淡苔白，脉细无力等。

（2）证候分析　血虚不能濡养头目，故头晕眼花；血虚不能外荣，故面色、眼睑、唇甲色淡；心神失养，故心悸、失眠；血虚不能濡养筋脉，故手足发麻；血海空虚，冲任失养，故妇女月经量少、色淡，甚至闭经；舌脉失于充盈，故舌淡、脉细无力。

2. 气虚证　是指机体脏腑组织功能减退所表现的证候。

（1）证候表现　神疲乏力，少气懒言，声音低微，面色少华，自汗畏风，易感冒，活动后诸症加重，舌淡，脉虚弱。

（2）证候分析　由于元气不足，脏腑功能减退，故神疲乏力、少气懒言、声音低微、呼吸气短；气虚不能上荣，故头晕目眩、面色少华；卫气虚弱，不能固护肌表，故自汗畏风、易感冒；劳则气耗，故活动后诸症加重；气虚无力鼓动血液运行，血不上荣于舌，故舌质淡嫩；气虚运血无力，故脉弱。

3. 阴虚证　又称虚热证，是指机体阴液亏虚、阴不制阳，虚热内生所表现的证候。

（1）证候表现　五心烦热或骨蒸潮热，颧红盗汗，心烦失眠，口燥咽干，形体消瘦，或眩晕耳鸣，大便干结，小便短黄，舌红少苔而干，脉细数。

（2）证候分析　阴虚不能滋润濡养肌肉，故形体消瘦；阴虚则热，阴虚不能制阳，虚热内炽，故见低热、午后潮热、五心烦热；入睡时卫阳入里，不能固密肌表，虚热蒸津外泄，故盗汗；舌红少苔而干、脉细数，为阴虚有热之象。

4. 阳虚证　又称虚寒证，是指阳气不足，脏腑功能减退所表现的证候。

（1）证候表现　形寒肢冷，面色㿠白，神疲乏力，口淡不渴，小便清长，大便滑脱，舌淡苔白，脉沉迟无力。

（2）证候分析　阳虚不能温煦肌肤，故畏寒肢冷；阳虚气血运行无力，故面白、神疲乏力；脾阳不足，脾失健运，故大便滑脱；小便清长为膀胱气化失司所致；阴寒内盛，气化失司，水饮内盛，则口淡不渴，舌淡苔白，脉沉迟无力。

（二）实证

实证是指邪气亢盛而正气不虚所表现的一类证候。实证邪气充盛，但正气尚未虚衰，仍有充足的抗邪能力，故邪正斗争剧烈，表现出有余、亢盛、停聚的特点。其成因主要有两方面：一是外邪侵入人体，二是内脏功能失调，从而产生痰饮、水湿、瘀血、宿食等病理产物停于体内所致。

1. 证候表现　实证范围十分广泛，表现非常复杂。常见的表现为发热，胸胁脘腹胀满，疼痛拒按，精神烦躁，声高气粗，痰涎壅盛，大便秘结或下痢，小便不利或淋沥涩痛，舌质苍老，

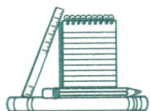

舌苔厚腻，脉实有力。

2.证候分析 邪气过盛，正气与之抗争，阳热亢盛，故发热；实邪扰心，故烦躁；邪阻于肺，肺失宣降，津液不能布散，故痰涎壅盛；实邪积滞肠胃，腑气不通，故大便秘结、腹胀满痛拒按；水湿内停，气化不行，故小便不利；湿热下注膀胱，致小便淋沥涩痛；湿热蒸腾则舌质苍老、舌苔厚腻；邪正相争，搏击于血脉，故脉实有力。

（三）虚证和实证的鉴别

辨虚证与实证可从以下几方面考虑：从发病时间上看，新病、初病或病程短者多属实证，旧病、久病或病程长者多属虚证；从病因上说，外感多属实证，内伤多属虚证；从体质上说，年轻体壮者多属实证，年老体弱者多属虚证。虚证与实证在临床表现与舌象脉象上，可参考表8-3进行鉴别。

表8-3 虚证与实证的鉴别要点

证候	临床表现	舌象脉象
虚证	精神萎靡，面色苍白，声低气微，疼痛喜按，大便溏薄	舌质胖嫩，少苔或无苔 脉虚细无力
实证	精神烦乱，身热面赤，声高气粗，疼痛拒按，大便秘结	舌质苍老，苔厚 脉实大有力

四、阴阳辨证

阴阳是概括病证类别的一对纲领，是八纲中的总纲，可以概括其余六纲。一般而言，里证、寒证、虚证属于阴证，表证、热证、实证属于阳证。

（一）阴证与阳证

1.阴证 凡符合抑制、沉静、衰退、晦暗等一般属性的证候，称阴证。

（1）证候表现 不同的脏腑病变所表现的阴性证候不尽相同。常见的表现为面色暗淡，精神萎靡，形寒肢冷，口淡不渴，大便稀溏，小便清长，舌淡胖嫩，脉沉迟、弱、细。

（2）证候分析 精神萎靡，气短声低，属虚证表现；形寒肢冷、口淡不渴、大便溏、小便清长，属里寒表现；舌质淡胖，脉沉迟、弱、细，均为虚寒之象。

2.阳证 凡符合兴奋、躁动、亢进、明亮等一般属性的证候，称阳证。

（1）证候表现 不同的脏腑病变表现的阳性证候也不尽相同。常见的表现为身热面赤，恶寒发热，烦躁不安，声高气粗，口干渴饮，大便秘结，小便短赤，舌红，苔黄，脉数有力。

（2）证候分析 身热面赤、恶寒发热、烦躁不安、口干渴欲饮水，为热证表现；声高气粗，大便秘结，小便短赤，属实证表现；舌红、苔黄、脉数有力，为实热之象。

（二）亡阴证与亡阳证

1.亡阴证 是指体液大量耗损，阴液严重匮乏而欲竭的危重证候。

（1）证候表现 身热，虚烦躁扰，面赤，汗热味咸而黏、如珠如油，口渴欲饮，皮肤皱瘪，小便极少，唇舌干燥，脉细数无力等。

（2）证候分析 亡阴证既可在病久而阴液亏虚的基础上进一步发展而来，也可因新病壮热不退、大吐大泻、大汗不止、严重烧伤等致阴液暴失而成。火热阳邪内炽，故见身热、面赤、脉数；阴液欲绝，则汗出、口渴欲饮、皮肤皱瘪、小便极少、唇舌干燥；脉细数无力，为危重之象。

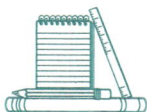

2. 亡阳证　是指体内阳气极度消耗，以致阳气欲脱的危重证候。

（1）证候表现　四肢厥逆，肌肤不温，冷汗淋漓，汗质稀淡，神情淡漠，呼吸气微，面色苍白，舌淡而润，脉微欲绝等。

（2）证候分析　亡阳证一般是在阳气虚衰的基础上进一步发展，亦可因阴寒之邪极盛而致阳气暴伤，或因大汗、大泻、大失血、失精等阴液消亡导致阳随阴脱。由于阳气极度衰微而欲脱散，失去温煦、固摄、推动之功能，故见冷汗、肢厥、面色苍白、神情淡漠、呼吸气微、脉微欲绝等垂危之象。

第二节　脏腑辨证

脏腑辨证，是在认识脏腑生理功能、病变特点的基础上，将四诊所收集的症状、体征及有关病情资料，进行分析归纳，借以推究病机，判断脏腑病变的部位、性质、正邪盛衰及气血津液盈亏的一种辨证方法。脏腑辨证是临床各科的诊断基础，是辨证体系中的重要组成部分。

一、心与小肠病辨证

心居胸中，为君主之官，主血脉、主神志，为五脏六腑之大主，其华在面，开窍于舌，在体合脉，下络小肠，与小肠相表里。小肠具有受盛化物和泌别清浊的功能。

心病主要表现为心主血脉与心主神志的功能异常，常见症状包括心悸、心痛、失眠、健忘、神昏、精神错乱、脉结代或促等。小肠病主要为小肠分清泌浊功能失常，常见症状为小便赤涩灼痛等。

心的病证有虚实之分。虚证多为久病伤正、禀赋不足、思虑伤心等因素导致心气、心阳受损，或心阴、心血亏耗；实证多由痰阻、火扰、寒凝、瘀滞等引起。小肠有实热证、虚寒证，这里主要介绍小肠实热证。

（一）心火亢盛证

心火亢盛证，是指心火炽盛所表现的实热证候。凡因情志抑郁，气郁化火，火热之邪入侵，六淫化火，或因劳倦，或进食辛辣厚味，久蕴化火，内炽于心，均能引起此证。

1. 证候表现　心胸烦热，失眠，多梦，面赤口渴，溲黄便干，舌尖红绛，苔黄，脉数有力，甚或口舌生疮，溃烂疼痛，或见小便短赤，灼热涩痛，甚则狂躁谵语。

2. 证候分析　心火内炽，侵扰心神，故见心胸烦热、失眠多梦，甚则狂躁谵语；面赤口渴、溲黄便干、脉数有力，均为里热征象。心开窍于舌，心火亢盛，循经上炎，故舌尖红绛或口生舌疮；心火下移小肠，则兼见小便赤、涩、灼、痛。

3. 辨证要点　心烦失眠、舌赤生疮、尿赤与实热症状共见。

（二）心血虚、心阴虚证

心血虚证，是指由于心血不足，心失濡养所表现的证候，多由脾虚生血之源匮乏，或失血过多，久病失养，或劳心耗血所致。心阴虚证，是指心阴亏损、虚热内扰所表现的证候，多因思虑劳神太过，暗耗心阴，或热病后期，耗伤阴液，或肝肾阴亏累及于心所致。

1. 证候表现　心悸怔忡、失眠多梦，为心血虚与心阴虚证的共有症状。若兼见眩晕、健忘、面色淡白或萎黄、口唇色淡、舌色淡白、脉细弱等症，为心血虚。若见五心烦热、午后潮热、盗汗、两颧潮红、舌红少津、脉细数，为心阴虚。

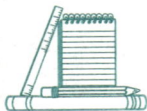

2. 证候分析　血属阴，心阴心血不足，则心失所养，心动失常，出现心悸怔忡；神失濡养，致心神不宁，出现失眠多梦。血虚不能濡养脑髓，则见眩晕、健忘；不能上荣，则见面白无华，唇舌色淡；不能充盈脉道，则脉象细弱。阴虚则热，虚热内生，故五心烦热、午后潮热，寐则阳气入阴，营液受蒸则外流而为盗汗；虚热上炎，则两颧发红、舌红少津；脉细主阴虚，数主有热，皆是阴虚内热的脉象。

3. 辨证要点　心悸、失眠、多梦与血虚症状共见为心血虚的辨证要点；心悸、心烦、失眠与虚热证为心阴虚的辨证要点。

（三）心气虚、心阳虚证

心气虚证，是指心气不足，鼓动无力所表现的证候。凡素体虚弱、禀赋不足、年老体衰、久病或劳心过度均可引起此证。心阳虚证，是指心阳虚衰，虚寒内生所表现的证候。凡心气亏虚、寒邪伤阳、汗下太过等均可引起此证。

1. 证候表现　心悸怔忡，精神疲惫，胸闷气短，活动后更甚，面色无华，或有自汗，舌淡苔白，脉虚，为心气虚；若兼见畏寒肢冷，心胸憋闷或痛，舌淡胖，苔白滑，脉微细或结代，为心阳虚。

2. 证候分析　心气虚衰，心中空虚，鼓动无力，心动失常，则心悸怔忡；心气不足，胸中宗气运转无力，则胸闷气短；动则耗气，故活动后更甚；气虚卫外不固，则自汗；气虚血运无力，不能上荣，则面色无华、舌淡苔白；血行失其鼓动，则脉虚无力。若病情进一步发展，损及阳气，阳虚不能温煦肢体，故兼见畏寒肢冷；心阳不振，胸中阳气痹阻，血行不畅，瘀阻心脉，故见心痛；舌淡胖、苔白滑，是阳虚寒盛之征；阳虚无力推动血行，故脉道失充，脉象微细。

3. 辨证要点　心悸怔忡与气虚证共见为心气虚的辨证要点；心悸怔忡与阳虚证共见为心阳虚的辨证要点。

（四）心脉痹阻证

心脉痹阻证，是指心脉痹阻不通的证候。常见于年高体弱或病久正虚者，瘀阻、痰凝、寒滞、气郁是其常见的诱因。此处只讨论瘀血痹阻心脉证。

1. 证候表现　心胸憋闷疼痛，痛引肩背内臂，时发时止，心悸怔忡，面色、口唇、舌质紫暗或见瘀斑、瘀点，脉涩或结代。

2. 证候分析　本证多因正气先虚，心阳不足，无力温运血脉，致瘀血痹阻心脉。心脉闭阻，心体失养，心脉搏动代偿性加快，故见心悸怔忡；面色、口唇青紫，舌质紫暗或瘀点、瘀斑是瘀血之象；脉涩或结代为瘀血之征。

3. 辨证要点　心悸怔忡、心胸憋闷疼痛与瘀血症状共见。

（五）心火下移，小肠实热证

小肠实热证，是指心火炽盛，下移于小肠所表现的证候。

1. 证候表现　心烦口渴，口舌生疮，小便赤涩，尿道灼痛，甚则尿血，舌红苔黄，脉数。

2. 证候分析　心与小肠为表里关系，心火热盛下移小肠，故小便短赤、尿道灼痛；若火热灼伤脉络，则可见尿血；心火内炽，热扰心神，则心烦；火热灼伤津液，则口渴；舌为心之苗，心火上炎，则见口舌生疮；舌红苔黄、脉数，为里热之征。

3. 辨证要点　小便赤涩疼痛、心烦、舌疮与实热症状共见。

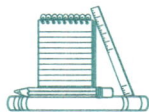

二、肺与大肠病辨证

肺居胸中，上连气管、喉咙，开窍于鼻，外合皮毛，肺为娇脏，为脏腑之华盖。其脉下络大肠，与大肠相表里。肺的主要生理功能有主气、司呼吸，主宣发、肃降，通调水道，朝百脉，主治节等。大肠具有传化糟粕的功能，称为"传导之官"。

肺的病变，主要为肺的宣发、肃降及通调水道方面的障碍，临床常见症状为咳嗽、气喘、胸痛、咯血和咳痰等症状。大肠的病变主要是传导功能失常，常表现为便秘与泄泻。

肺的病证有虚实之分，虚证多见气虚和阴虚，实证多见外邪侵袭或痰湿阻肺。

（一）风寒犯肺证

风寒犯肺证，是指风寒外袭，肺卫失宣，津液滞为痰浊所表现的证候。

1.证候表现　咳嗽，痰稀薄色白，鼻塞，流清涕，微恶寒，轻度发热，无汗，苔白，脉浮紧。

2.证候分析　风寒束表，肺气不得宣发，逆而为咳；肺失宣降，津液不能布散，风寒属阴，故痰液稀薄色白；肺开窍于鼻，肺气失宣，鼻窍不通，则鼻塞流清涕；风寒之邪客于肺卫，损伤卫阳，肌表失于温煦而微恶风寒；卫阳被遏则发热；寒性收引，毛窍郁闭则无汗；邪未内传，故舌苔未变；脉浮紧为感受风寒之征。

3.辨证要点　咳嗽、痰稀色白与风寒表证共见。

（二）风热犯肺证

风热犯肺证，是指风热之邪侵肺，肺失宣降，津液不能布散，卫气失调所表现的证候。

1.证候表现　咳嗽，痰稠黄，鼻塞流黄浊涕，身热，微恶风寒，口干咽痛微渴，舌尖红，苔薄黄，脉浮数。

2.证候分析　风热袭肺，肺气上逆则咳嗽；热邪煎灼津液，故痰稠色黄；肺气失宣，鼻窍不利，热邪熏蒸肺液，故鼻塞不通、流黄浊涕；肺卫受邪，卫气郁遏则发热，卫气不达肌表则恶风寒；风热上扰，津液被耗，则口干咽痛微渴；舌尖候上焦病变，肺属上焦，为风热侵袭，故舌尖红；苔薄黄、脉浮数，皆为风热袭表之征。

3.辨证要点　咳嗽、痰黄稠与风热表证共见为风热犯肺的辨证要点。

（三）痰湿阻肺证

痰湿阻肺证，是指痰饮湿浊停聚于肺，阻滞肺系所表现的证候，多因肺失宣降，津液不能布散，或脾气亏虚，津液不能运化，痰湿内停于肺等引起。

1.证候表现　咳嗽痰多，质黏色白，易于咳出，胸闷，甚则气喘痰鸣，舌淡苔白腻，脉滑。

2.证候分析　脾为生痰之源，脾气亏虚，输布失常，水湿凝聚为痰，壅滞于肺；或六淫外袭，肺不布津，水液停聚而为痰湿，阻于肺间，肺失宣降，肺气上逆，故咳嗽多痰，痰液黏腻色白，易于咳出。痰湿阻滞气道，肺气不利，则为胸痛，甚则气喘痰鸣。舌淡苔白腻、脉滑，均为痰湿内盛之象。

3.辨证要点　以痰多、色白、易咳为辨证要点。

（四）肺气虚证

肺气虚证，是指肺气虚弱，呼吸无力，卫外不固所表现的证候，多由久病咳喘或气的化生不足所致。

1.证候表现　咳喘无力，动则气短，痰液清稀，体倦懒言，声音低微，面色无华，自汗畏风，易于感冒，舌淡苔白，脉弱。

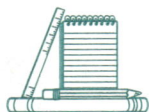

2. 证候分析 肺气亏虚，宣降失常，气逆于上，呼吸功能减弱，故咳喘气短；因劳则耗气，所以活动后加重；肺气虚，则体倦懒言、声音低微；肺气虚，通调水道失常，不能输布津液，聚而成痰，故痰多清稀；面色无华、自汗畏风、易感冒及舌淡苔白、脉虚弱，均为气虚之征。

3. 辨证要点 咳喘无力、痰稀与气虚症状共见为辨证要点。

（五）肺阴虚证

肺阴虚证，是指肺阴不足，虚热内生所表现的证候，多由久咳伤阴，痨虫袭肺，或热病后期阴津损伤所致。

1. 证候表现 干咳无痰，或痰少而黏，口燥咽干，声音嘶哑，形体消瘦，午后潮热，五心烦热，盗汗，两颧潮红，甚则痰中带血，舌红少津，脉细数。

2. 证候分析 肺阴不足而生虚火，虚火灼液成痰，胶着难出，故干咳无痰，或痰少而黏；阴液不足，咽喉失于润养，则口燥咽干、声音嘶哑；肌肉失于濡养，则形体消瘦；虚热内炽，可见午后潮热、五心烦热；热扰营阴为盗汗；虚热上炎则两颧潮红；虚火灼伤肺络，则见痰中带血；舌红少津、脉细数，皆为阴虚内热之象。

3. 辨证要点 干咳无痰、痰少而黏与阴虚症状共见。

（六）大肠湿热证

大肠湿热证，是指湿热侵袭大肠所表现的证候，多因感受湿热外邪，或饮食不节等因素引起。

1. 证候表现 腹痛腹泻，里急后重，或下痢脓血，或暴注下泻、色黄而臭，伴肛门灼热、身热口渴、小便短赤，舌红，苔黄腻，脉滑数或濡数。

2. 证候分析 湿热侵袭大肠，阻滞气机，不通则痛，故腹痛、里急后重；湿热蕴结大肠，腐血肉为脓，故下痢脓血；湿热之气下迫，故见暴注下泻、肛门灼热；热邪内积伤津，故身热口渴、小便短赤；舌红苔黄腻、脉滑数或濡数，均为湿热之象。

3. 辨证要点 腹痛、泄泻与湿热症状共见。

三、肝与胆病辨证

肝体位居右胁，胆附于肝，二者互为表里。肝开窍于目，在体合筋，其华在爪。肝主疏泄，调畅气机，助脾运化，疏泄胆汁，助食物的消化吸收；肝又主藏血，具有储藏血液和调节血量的功能。胆能储藏和排泄胆汁，并主决断。

肝的病变主要表现在疏泄失常、血不归藏、筋脉不利等方面。临床常见症状有精神抑郁、烦躁易怒、胸胁少腹胀痛、头晕目眩、肢体震颤、手足抽搐，以及目疾、月经不调、睾丸胀痛等。胆病常见口苦发黄、失眠和胆怯易惊等情绪异常和消化异常的表现。

肝病的实证多由情志所伤，或寒、火、湿热之邪侵袭所致；虚证多因久病失养、失血，或他脏累及所致。

（一）肝气郁结证

肝气郁结证，是指肝失疏泄，气机郁滞而表现的证候，多因情志抑郁，或突然的精神刺激及其他病邪侵扰而发病。

1. 证候表现 情志抑郁易怒，胸胁少腹胀闷窜痛或胁下肿块，妇女可见乳房发胀作痛、痛经、月经不调或闭经，舌苔薄白，脉弦。情志变化与病情的轻重关系密切。

2. 证候分析 肝喜条达而恶抑郁，肝气郁结，经气不利，故胸胁、乳房、少腹胀闷疼痛或窜动作痛；肝主疏泄，调畅情志，气机郁结，不得条达疏泄，故情志抑郁易怒；若气滞日久，

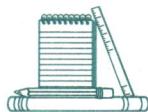

气病及血，血行瘀滞，肝络瘀阻，日久可形成肿块结于胁下，冲任不调，故月经不调或经行腹痛；舌苔薄白、脉弦，为肝郁之象。

3. 辨证要点　情志抑郁、胸胁疼痛、少腹胀满、脉弦。

（二）肝火上炎证

肝火上炎证，是指肝火内炽，火热循肝经而上炎产生的证候，多因情志不遂，肝郁化火，或热邪内犯等引起。

1. 证候表现　头晕胀痛，面红目赤，急躁易怒，胁肋灼痛，耳鸣如潮，甚至耳聋，口苦口干，失眠多梦，吐血衄血，便秘尿黄，舌红苔黄，脉弦数。

2. 证候分析　肝火循经上攻头目，气血壅盛脉络，故头晕胀痛、面红目赤；肝失条达柔顺之性，所以急躁易怒、胁肋灼痛；足少阳胆经入耳中，肝热移胆，循经上冲，则耳鸣如潮，甚至耳聋；火热逼迫胆汁上逆，则口苦口干；火热上扰心神，故失眠多梦；火伤络脉，血热妄行，可见吐血衄血；便秘尿黄、舌红苔黄、脉弦数，为肝经实火炽盛之征象。

3. 辨证要点　头目胀痛、胁痛、烦躁、耳鸣与实热症状共见。

（三）肝血虚证

肝血虚证，是指肝脏血液亏虚所表现的证候，多因脾肾亏虚，生化之源不足，或慢性病耗伤肝血，或失血过多所致。

1. 证候表现　眩晕耳鸣，面白无华，爪甲不荣，夜寐多梦，视力减退或夜盲，或肢体麻木，关节拘急不利，手足震颤，肌肉跳动，妇女月经量少、色淡，甚则经闭，舌淡苔白，脉弦细。

2. 证候分析　肝血不足，不能上荣头面，故眩晕耳鸣、面白无华；爪甲失养，则干枯不荣；血不足以安魂定志，故夜寐多梦；目失所养，所以视力减退或夜盲。肝主筋，血虚筋脉失养，则见肢体麻木、关节拘急不利、手足震颤、肌肉跳动等虚风内动之象；妇女肝血不足，不能充盈冲任之脉，故月经量少色淡，甚至闭经；舌淡、苔白、脉弦细，为血虚常见之象。

3. 辨证要点　眩晕、视力减退、肢体麻木与血虚症状共见。

（四）肝阴虚证

肝阴虚证，由于肝阴液亏虚，阴不制阳，虚热内扰所表现的证候，多由情志不遂，气郁化火，或慢性疾病、温热病等耗伤肝阴引起。

1. 证候表现　头晕耳鸣，两目干涩，面部烘热，五心烦热，潮热盗汗，口咽干燥，胁肋隐隐灼痛，或见手足蠕动，舌红少津，脉弦细数。

2. 证候分析　肝阴不足，不能上滋头目，则头晕耳鸣、两目干涩；虚火上炎，则面部烘热；虚火内灼，则见五心烦热、潮热盗汗、胁肋隐隐灼痛；阴液亏虚不能上承，则见口咽干燥；肝阴虚，筋脉失养，则手足蠕动；舌红少津、脉弦细数，均为肝阴不足、虚热内盛内热之象。

3. 辨证要点　头晕、目涩、胁肋隐痛与阴虚症状共见。

（五）肝阳上亢证

肝阳上亢证，是指肝肾阴虚，阳失阴制，阳浮于上所表现的证候，多因肝肾阴虚或情志过极，气火内郁，暗耗阴津，致使阴不制阳而发病。

1. 证候表现　眩晕耳鸣，头目胀痛，面红目赤，急躁易怒，腰膝酸软，头重脚轻，失眠多梦，心悸健忘，舌红少苔，脉弦有力或弦细数。

2. 证候分析　肝肾之阴不足，肝阳亢逆失制，血随气逆，上冲于头面，故眩晕耳鸣、头目胀痛、面红目赤；肝失柔顺，故急躁易怒；腰为肾之府，肝肾阴虚，经脉失养，故腰膝酸软无力；阳亢于上，阴亏于下，上盛下虚，故头重脚轻；阴虚则心神失养，故见心悸健忘、失眠多

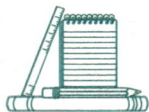

梦；舌红少苔、脉弦有力或弦细数，为肝肾阴虚、肝阳亢盛之象。

3. 辨证要点 头目胀痛、眩晕耳鸣、急躁易怒、腰膝酸软、头重脚轻等上盛下虚证。

案例导入

患者，男，63岁，教师。5年前因工作紧张而出现头痛，眩晕，逐日加重，曾服中药、西药，疗效不显，近月病情加重。先见眩晕耳鸣，头痛且胀，面红目赤，急躁易怒，口苦咽干，失眠多噩梦，腰膝酸软，头重脚轻，步履不稳，舌红少苔，脉弦细数而有力。请根据病程，依据四诊所收集到的症状和体征对该患者进行脏腑辨证。

分析：患者因工作紧张遂肝气郁结，郁而化热，肝阳上亢，气血上冲，血脉充盈而引起头痛，眩晕，面红目赤；心神不宁，故见急躁易怒，失眠多梦；阳热伤津，则口苦咽干；肝主筋，肾主骨，肝肾阴虚于下，腰膝失养，则腰膝酸软；肝肾虚于下，肝阳亢于上，则耳鸣，头重脚轻，步履不稳。舌红少苔，脉弦细数而有力，是阴虚阳亢之证。

知识链接

肝病证型的转化

肝气郁结、肝火上炎、肝阴不足、肝阳上亢四证的病机，常可互相转化。如肝气久郁，可以化火；肝火上炎，火热炽盛，可以灼伤肝阴；肝阴不足，可致肝阳上亢；肝阳亢盛，又可化火伤阴。所以在辨证上既要掌握其各自特征，又要分析其内在联系，才能做出准确判断。

（六）肝风内动证

肝风内动证，是指患者出现以眩晕欲仆、震颤、抽搐等动摇不定的症状为主要表现的证候。临床上又分肝阳化风、热极生风、阴虚动风、血虚生风四种。阴虚动风和血虚生风已在肝血虚和肝阴血中讨论，此处重点讨论肝阳化风和热极生风证。

1. 肝阳化风证 是指肝阳亢逆无制而导致的证候，多因肝肾之阴久亏，肝阳失潜而暴发。

（1）证候表现 眩晕欲仆，头摇而痛，项强肢麻，语言不利，步态不稳，或猝然昏倒，不省人事，半身不遂，舌强不语，口眼㖞斜，喉中痰鸣，舌红苔白而腻，脉弦有力。

（2）证候分析 肝主筋，肝阳亢逆化风，风邪上扰，筋脉挛急，则眩晕欲仆、头摇头痛、项强，甚则突然昏倒、不省人事；肝肾阴虚，筋脉失养，故手足麻木；阳亢于上，阴亏于下，上盛下虚，所以步态不稳；阳亢则灼液为痰，痰随风升，风痰流窜脉络，经气不利，可见痰鸣、口眼㖞斜、半身不遂；痰阻舌根，则舌体僵硬、不能言语。舌红为阴虚之象，脉弦有力是风阳扰动之征。

（3）辨证要点 眩晕、肢麻、震颤或突然昏倒、半身不遂及口眼㖞斜等为主要表现。

2. 热极生风证 是指热邪亢盛引动肝风所表现的证候，多由邪热亢盛，燔灼肝经，热闭心神而致。

（1）证候表现 高热神昏，躁扰如狂，手足抽搐，颈项强直，甚则角弓反张，两目上视，牙关紧闭，舌红或绛，脉弦数。

（2）证候分析 热邪蒸腾，充斥三焦，故高热；热灼肝经，耗伤津液，引动肝风，而见手足抽搐、颈项强直、角弓反张、两目上视、牙关紧闭等筋脉挛急的表现；热入心包，心神昏聩，

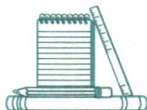

则神昏、躁扰如狂；热邪内扰营血，则舌色红绛、脉象弦数，为肝经火热之征。

（3）辨证要点   高热、神昏、抽搐与实热证共见。

（七）肝胆湿热证

肝胆湿热证，是指湿热蕴结肝胆而致疏泄功能失职所表现的证候，多由感受湿热之邪，或偏嗜肥甘厚腻，酿湿生热，或脾胃失健，湿邪内生，郁而化热所致。

1.证候表现   胁肋灼热胀痛，或有痞块，口苦，腹胀厌食，纳少呕恶，大便不调，小便短赤，或寒热往来，或身目发黄，或带下黄臭，外阴瘙痒，或睾丸肿胀热痛，或阴囊湿疹等，舌红苔黄腻，脉弦数。

2.证候分析   湿热蕴结肝胆，肝失疏泄，气机不畅，故肝经循行部位，如胁肋部疼痛或见痞块；肝经受病，肝木乘脾土，则运化失健，故厌食腹胀、大便不调；湿热下注，则小便短赤；邪踞少阳，枢机不利，则寒热往来；湿热熏蒸，胆汁不循常道而外溢肌肤，则身目发黄；肝脉绕阴器，湿热随经下注，则阴部湿疹，或睾丸胀痛，或妇女带浊阴痒；舌红苔黄腻、脉弦数，均为湿热内蕴肝胆之征象。

3.辨证要点   以胁肋胀痛、腹胀厌食、尿黄、舌红苔黄腻为辨证要点。

四、脾与胃病辨证

脾居腹中，经脉连胃，故二者互为表里。脾在体合肉、主四肢，开窍于口，其华在唇。脾主运化、消化水谷并转输精微和水液，脾主升清；胃主收纳、腐熟水谷，胃主通降，脾胃共同完成饮食物的消化吸收及精微物质的输布过程，化生气血，故称脾胃为"气血生化之源""后天之本"。

脾的病变主要反映于运化功能的失常和统摄血液功能的障碍，以及水湿潴留、清阳不升等方面，常见症状有腹胀腹痛、泄泻便溏、浮肿、出血等。胃的病变主要反映在胃失和降、胃气上逆等方面，常见症状有脘痛、呕吐、嗳气、呃逆等。

脾的病变有虚实之分，虚证多因饮食劳倦、思虑过度或病后失调所致；实证多由饮食不节，感受湿热或寒湿之邪，或失治、误治而成。

（一）脾气虚证

脾气虚证，是由脾气虚弱，运化失健，饮食精微吸收不足，致机体失于充养所表现的证候，多因饮食失调，劳累过度，以及其他急慢性疾患耗伤脾气所致。

1.证候表现   纳少腹胀，饭后尤甚，大便溏薄，肢体倦怠，少气懒言，面色萎黄，形体消瘦或浮肿，舌淡苔白，脉缓弱。

2.证候分析   脾气虚弱，运化功能减退，故纳少；水谷内停则腹胀，食入则脾困益甚，故腹胀愈烈；脾气虚，水湿不化，流注肠中，则大便溏薄；脾气不足，气血生化乏源，机体失养，则形体逐渐消瘦；面色萎黄、舌淡苔白、脉缓弱，是脾气虚弱之征。

3.辨证要点   以纳少、腹胀、便溏及气虚证表现为辨证要点。

（二）脾阳虚证

脾阳虚证，是指脾阳虚衰，阴寒内盛所表现的证候。本证或由脾气虚进一步发展，损及脾阳而来，或因过食生冷，或因肾阳虚，命门火衰，久病损伤脾阳所致。

1.证候表现   腹胀纳少，腹痛喜温喜按，四肢不温，畏寒怕冷，面白不华，大便溏薄清稀，或肢体困重，甚则周身浮肿，小便短少，或白带量多质稀，舌淡胖，苔白滑，脉沉迟无力。

2.证候分析   脾阳虚衰，运化失健，则腹胀纳少；脾阳不足，寒凝气滞，故腹痛喜温喜热；

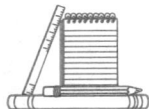

阳虚温煦失职，所以畏寒而四肢不温；水湿不化，流注肠中，故大便溏薄较脾气虚证更为清稀，甚则完谷不化；中阳不振，水湿内停，若流溢肌肤，则肢体困重，甚则全身浮肿；膀胱气化失司，则小便短少；水湿下渗，损伤带脉，可见白带清稀量多；舌淡胖、苔白滑、脉沉迟无力，皆为阳虚湿盛之象。

3. 辨证要点　腹胀、腹痛、大便清稀与阳虚症状共见。

（三）脾不统血证

脾不统血证，是由于脾气虚，脾之统血功能失司，血溢脉外，致形成多部位出血的证候，多由久病脾虚或劳倦伤脾等引起。

1. 证候表现　便血，尿血，肌衄，鼻衄，齿衄，或妇女月经过多、崩漏等，常伴食少便溏、神疲乏力、少气懒言、面色无华或萎黄，舌淡苔白，脉细弱。

2. 证候分析　脾统血，责之于脾气对血的固摄。脾气亏虚，统血无权，则血溢脉外。溢于肠胃，是为便血；渗于膀胱，则见尿血；血溢肌肤，则为肌衄；由齿龈而出，则为齿衄；冲任不固，则妇女月经过多，甚或崩漏。食少便溏、神疲乏力、少气懒言、面色无华或萎黄、舌淡苔白、脉细弱等症，皆为脾气虚弱之象。

3. 辨证要点　以出血色淡、质稀与脾气虚证表现为辨证要点。

（四）湿热蕴脾证

湿热蕴脾证是由于外感湿热之邪或中焦内生湿热蕴结于脾，使脾之功能受阻，正常运化之能失司所表现的证候。本证常因感受湿热外邪，或过食肥甘酒酪酿湿生热所致。

1. 证候表现　脘部痞闷，纳呆呕恶，口中黏腻，渴而不多饮，尿黄，或面目肌肤发黄，色鲜明如橘，或便溏不爽，或皮肤发痒，或身热起伏，汗出热不解，或肢体困重，舌红苔黄腻，脉濡数。

2. 证候分析　脾气主升，胃气主降，湿热蕴结中焦，受纳运化失职，脾胃升降失常，故脘腹痞闷、纳呆呕恶，湿热蕴脾，上蒸于口，则口中黏腻，渴不多饮；脾为湿困，则肢体困重；湿为阴邪，易阻滞气机，且湿性黏滞，湿热蕴结于脾，致大便溏泄不爽；湿热内蕴，熏蒸肝胆，致胆汁外溢肌肤，故皮肤发痒、面目肌肤发黄，其色鲜明如橘子，即为阳黄；湿遏热伏，湿热郁蒸，故身热起伏，汗出而热不解；舌红苔黄腻、脉濡数，均为湿热内盛之征象。

3. 辨证要点　以脘腹痞胀、身体困重、便溏不爽与湿热证症状共见。

（五）食滞胃脘证

食滞胃脘证，是由于饮食不节，暴饮暴食，超过了胃之腐熟能力；或食量虽不过多，但因胃之功能素弱，而致饮食停滞难化所表现出的证候，多由饮食不节，暴饮暴食，或脾胃素弱，运化失健等因素引起。

1. 证候表现　胃脘胀闷疼痛，嗳气吞酸或呕吐酸腐食物，厌食，吐后胀痛得减，或矢气便溏，泻下物酸腐臭秽，甚至臭如败卵，舌苔厚腻，脉滑。

2. 证候分析　胃主受纳，胃气以降为顺，食停胃脘则胃气郁滞，致脘部胀闷疼痛；胃失和降，胃气上逆，故见嗳气吞酸或呕吐酸腐食物；吐后食浊得除，胃气通畅，故胀痛得减；食浊下移，积于肠道，阻滞气机，可致矢气频频、泻下物酸腐臭秽、臭如败卵；舌苔厚腻、脉滑，为食积之征。

3. 辨证要点　以胃脘胀闷疼痛、嗳腐吞酸、厌食为辨证要点。

（六）胃火炽盛证

胃火炽盛证是由于胃中火热炽盛，使胃的受纳腐熟功能异常所表现的证候，多因平素嗜食

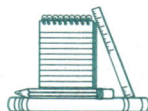

辛辣肥腻，化热生火，或情志不遂，气郁化火，或热邪内犯等所致。

1. 证候表现　胃脘灼痛、拒按，渴喜冷饮，或消谷善饥，或牙龈肿痛，齿衄，口臭，大便秘结，小便短赤，舌红苔黄，脉滑数。

2. 证候分析　热炽胃中，胃气失和，故胃脘部灼痛拒按；胃热炽盛，功能亢进，则消谷善饥；胃热耗津灼液，则渴喜冷饮；胃络于龈，胃火循经上熏，气血壅滞可致牙龈肿胀疼痛，甚至化脓、溃烂；血络受损，血热妄行，可见齿衄；胃中浊气上逆，则见口臭；热盛耗津，大肠失润则大便秘结，小便化源不足则小便短赤；舌红苔黄、脉滑数，皆是火热内盛之表现。

3. 辨证要点　以胃脘灼热疼痛、消谷善饥、牙龈肿痛溃烂与实热证症状共见为辨证要点。

五、肾与膀胱病辨证

肾位于腰部，左右各一，其经脉与膀胱相互络属，故两者互为表里。肾开窍于耳及二阴，在体合骨，生髓充脑，其华在发。肾主藏精，主生长、发育与生殖，又主水，主纳气。肾内寄元阴元阳，为脏腑阴阳之根本，故称"先天之本"。

肾的病变主要反映在小儿生长发育迟缓，成人早衰，性功能障碍，水液代谢失常，呼吸功能减退，以及脑、髓、骨、发、耳和二便功能异常。临床常见症状有腰膝酸软、疼痛，耳鸣耳聋，发脱齿摇，阳痿遗精，精少不育，经闭不孕，水肿，呼多吸少，二便异常等。膀胱的病变主要反映为小便异常，临床常见尿频、尿急、尿痛、尿闭，以及遗尿、小便失禁等症。

肾病以虚证居多，多因禀赋不足，或年少肾气未充，或年老肾气已亏，或房事不节，或他脏疾病及肾等所致。

知识链接

《素问·六节藏象论》说："肾者主蛰，封藏之本，精之处也。"肾有藏精的生理功能，承担着生殖后代，延续生命的重要任务。肾精又是化生肾气的物质基础。五脏之阴者肾阴赖肾精以化生，五脏之阳者肾阳赖肾精以发展，所以肾精是化生肾阴、肾阳的物质基础，是一身阴阳的根本，故《素问·金匮真言论》说"夫精者，生之本也"。

（一）肾精不足证

肾精不足证，是指由于肾精亏损所表现的证候，多因禀赋不足，先天发育不良，或后天调养失宜，或房劳过度，或久病伤肾所致。

1. 证候表现　小儿发育迟缓，身材矮小，智力和动作迟钝，囟门迟闭，骨骼痿软；成人可见男子精少不育，女子经闭不孕，性功能减退，早衰，发脱齿摇，耳鸣耳聋，健忘恍惚，动作迟缓，足痿无力，精神呆钝等。舌淡，脉细弱。

2. 证候分析　肾精不足无以化气生血、充养长骨、充髓实脑，故小儿发育迟缓、身材矮小、智力迟钝、动作缓慢、囟门迟闭、骨骼痿软；肾主生殖，肾精亏，则性功能低下，男子见精少不育、女子见经闭不孕；肾之华在发，肾精不足，则易脱发；齿为骨之余，失精气之充养，故齿摇早脱；肾开窍于耳，脑为髓海，精少髓亏，脑窍空虚，故见耳鸣耳聋、健忘恍惚；精损则筋骨失于充养，故动作迟缓、足痿无力；舌淡、脉细弱，为肾精不足之象。

3. 辨证要点　以小儿生长发育迟缓及成人生殖功能低下、早衰表现为辨证要点。

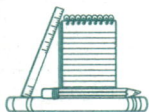

（二）肾阳虚证

肾阳虚证，是指肾脏阳衰，温煦失职，气化失权所表现的一类虚寒证候，多由素体阳虚，或年高肾亏，或久病伤肾，以及房劳过度等因素引起。

1.证候表现　精神萎靡，面色㿠白或黧黑，腰膝酸软而痛，畏寒肢冷，尤以下肢为甚，舌淡胖苔白，脉沉弱；或男子阳痿，女子宫寒不孕，或大便久泄不止、完谷不化、五更泄泻，或小便清长、频数，夜尿多，舌淡，苔白，脉沉细无力。

2.证候分析　腰为肾之府，肾主骨，肾阳虚衰，则腰膝失于温养而酸软疼痛；肾阳不足，肌肤失于温煦，故畏寒肢冷；阴寒盛于下，故下肢尤甚；阳虚不能振奋精神，故精神萎靡、面色㿠白；肾阳极虚，浊阴弥漫肌肤，则面呈本脏之色而黧黑；肾主生殖，肾阳不足，命门火衰，生殖功能减退，故见男子阳痿、女子宫寒不孕；肾司二便，肾阳不足，温化无力，故小便清长、久泄不止等；舌淡胖苔白、脉沉弱，均为肾阳虚衰之象。

3.辨证要点　以腰膝酸软冷痛、生殖能力减退、夜尿频多与虚寒证共见。

（三）肾阴虚证

肾阴虚证，是指肾脏阴液不足，失于滋养，虚热内生所表现的证候，多由久病伤肾，或禀赋不足，房事过度，或过服温燥劫阴之品所致。

1.证候表现　腰膝酸痛，眩晕耳鸣，齿松发脱，形体消瘦，潮热盗汗，五心烦热，失眠多梦，咽干颧红，男子遗精早泄，女子经少经闭或崩漏，溲黄便干，舌红少津，脉细数。

2.证候分析　肾阴不足，髓海亏虚，骨骼失养，故腰膝酸痛、眩晕耳鸣。齿为骨之余，肾之华在发，肾阴不足，失于滋养，则齿松发脱。肾阴亏虚，虚热内生，故见形体消瘦、盗汗、五心烦热、咽干颧红；肾水亏虚，水火失济则心火偏亢，致心神不宁，而见失眠多梦；阴虚相火妄动，扰动精室，精关不固，故遗精早泄；阴亏则经血来源不足，故女子经量减少，甚至闭经；阴虚则阳亢，虚热迫血可致崩漏；溲黄便干、舌红少津、脉细数，均为虚热之象。

3.辨证要点　以腰膝酸痛、眩晕耳鸣、男子遗精、女子月经失调与阴虚内热证为辨证要点。

（四）肾不纳气证

肾不纳气证，是指肾气虚衰，气不归原所表现的证候，多由久病咳喘，肺虚及肾，或劳伤肾气所致。

1.证候表现　久病咳喘，声音低怯，腰膝酸软，呼多吸少，气不得续，动则喘息益甚，舌淡苔白，脉沉弱；或喘息加剧，肢冷面青，冷汗淋漓，脉浮大无根；或气短息促，面赤心烦，咽干口噪，舌红，脉细数。

2.证候分析　肾主纳气，肾虚则摄纳无权，气不归原，故呼多吸少、气不得续、动则喘息益甚；肾主骨，肾虚骨骼失养，故腰膝酸软；肺气虚，卫外不固则自汗，功能活动减退故神疲声音低怯；舌淡苔白、脉沉弱，为气虚之征。若阳气虚衰欲脱，则喘息加剧、肢冷面青、冷汗淋漓；虚阳外浮，脉见浮大无根；肾主纳气，肾虚纳气功能减弱，则气短息促；肾气不足，久延伤阴，阴虚生内热，虚火上炎，故面赤心烦、咽干口燥；舌红、脉细数为阴虚内热之象。

3.辨证要点　以久病咳喘无力、呼多吸少、气不得续与肾虚证共见。

（五）膀胱湿热证

膀胱湿热证，是湿热蕴结膀胱所表现的证候，多由感受湿热，或饮食不节，湿热内生，下注膀胱所致。

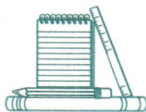

1. **证候表现**　尿频、尿急、尿道灼痛，小便黄赤短少，小腹胀闷，或伴发热腰痛，或尿血，或有沙石，舌红苔黄腻，脉滑数。

2. **证候分析**　湿热蕴结膀胱，热迫尿道，故尿频、尿急、尿道灼痛；湿热内蕴，膀胱气化失司，故尿液黄赤短少、小腹痛胀迫急；湿蕴热蒸，充斥肌表，可见发热；波及肾脏，则见腰痛；湿热伤及血络则尿血；湿热久郁不解，煎熬尿中杂质而成沙石，则尿中可见沙石；舌红苔黄腻、脉滑数，为湿热内蕴之象。

3. **辨证要点**　以尿频、尿急、尿痛、尿黄与湿热证表现为辨证要点。

复习思考

1. 论述八纲辨证的临床意义。
2. 试述寒证、热证的鉴别要点。
3. 风寒犯肺与风热犯肺的临床表现有何异同？
4. 脾气虚证与脾阳虚证的临床表现有何不同？
5. 怎样区分肾精不足与肾阴虚的临床表现？

扫一扫，知答案

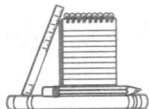

第九章　中药方剂的应用与相关护理

扫一扫，查阅
本模块 PPT、
视频等数字资源

【学习目标】

1. 掌握中药的四气五味、升降浮沉的性能；中药的煎煮方法和服药方法与护理。

2. 熟悉中药的用药禁忌，方剂的组成，用药"八法"的护理要点。

3. 了解药物的配伍和剂量，常用中药方剂的剂型，常用的方剂，中药的中毒解救及护理。

第一节　中药基本知识

一、中药的性能

中药的性能主要包括四气五味、升降浮沉、归经及毒性等。

（一）四气五味

1. 四气　四气，又称四性，指药物的寒、热、温、凉四种药性。温热属阳，寒凉属阴。温次于热，凉次于寒。凡能减轻或消除热证的药物，属于寒凉药，多具有清热、凉血、滋阴等作用；凡能减轻或消除寒证的药物，属于温热药，多具有祛寒、温里、助阳等作用。有些药物在治疗中寒热偏向不明显，药性平和，称为"平性"药，仍归属四气范围。

2. 五味　五味，指辛、甘、酸、苦、咸五种药味。药物的味不同，作用也不同，味相同的药物，作用相同或相似。

（1）辛　能散、能行，具有发散、行气、行血的作用。一般来讲，解表药、行气药、活血药多具有辛味。辛味药常用于治表证及气血阻滞之证。如麻黄发汗解表，木香行气除胀，川芎活血化瘀等。

（2）甘　能补、能和、能缓，具有补益、和中、调和药性、缓急止痛的作用。一般来讲，滋养补虚、调和药性、缓急止痛的药物多具有甘味。甘味药常用于治正气虚弱、身体诸痛并可调和药性、中毒解救等。如人参大补元气，熟地黄滋补精血，饴糖缓急止痛，甘草调和药性并解药食中毒等。

（3）酸　能收、能涩，具有收敛固涩的作用。一般来讲，固表止汗、敛肺止咳、涩肠止泻、固精缩尿、固崩止带的药物多具有酸味。酸味药常用于治疗体虚多汗、肺虚久咳、久泻肠滑、

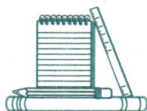

遗精滑精、遗尿尿频、崩带不止等症。如五味子固表止汗,乌梅敛肺止咳,五倍子涩肠止泻,山茱萸涩精止遗等。

（4）苦　能泄、能燥,具有清泻火热、泄降气逆、通泄大便等作用。一般来讲,清热泻火、下气平喘、降逆止呕、通利大便、清热燥湿、苦温燥湿的药物多具有苦味。苦味药常用于治疗热证、火证、喘咳、呕恶、便秘、湿证、阴虚火旺等。如黄芩、栀子清热泻火,苦杏仁、葶苈子降气平喘,大黄、枳实泻热通便,龙胆草、黄连清热燥湿,苍术、厚朴苦温燥湿等。

（5）咸　能软、能下,具有软坚散结、泻下通便的作用。一般来讲,泻下或润下通便、软化坚硬、消散结块的药物多具有咸味,咸味药常用于治疗痞块、痰核、瘿瘤、燥结便秘等。如昆布软坚散结、芒硝泻下通便等。

此外,淡味药能渗、能利,有渗湿利尿的作用,常用于水肿、小便不利等症。涩味药与酸味药作用相似。

（二）升降浮沉

升降浮沉是指药物对人体作用的不同趋向性,升是上升、升提;降是下降、降逆;浮是发散、外行;沉是泄利、内行。凡升浮的药物,都能上行、向外,如升阳、发表、散寒、催吐等作用的药物,药性都是升浮的。凡沉降的药物,都能下行、向内,如清热、泻下、利水、收敛、平喘等作用的药物,药性都是沉降的。

影响药物升降浮沉的因素主要与四气五味、药物质地轻重有关,并受炮制和配伍的影响。一般质地较轻（如花、叶、皮、枝等）、味辛甘、气温热的药物多升浮,质地重沉（如矿物、贝壳、种子、果实等）、味苦酸咸、气寒凉的药物多沉降;有些药物酒制多升,盐炒下行,醋炒收敛,姜炒则散;配伍中升浮药多、量大者,则诸药合而升浮;配伍中沉降药多、量大者,则诸药合而沉降。

（三）归经

归经是指药物对机体某部分的选择性作用。药物主要对某经（脏腑及其经络）或某几经发生明显的作用,而对其他经则作用较小或没有作用。如桔梗、紫苏子能治喘咳胸闷,则归肺经;朱砂、远志能治心悸失眠,则归心经。在治疗时,必须把药物的归经与其四气五味、升降浮沉等性能结合起来,全面分析,才能准确地指导临床用药。

（四）毒性

毒性是指药物对机体所产生的不良影响和损害性。药物的毒性有两方面的含义:首先是指药物的偏性,以偏纠偏就是药物治病的基本原理,以此而论,毒药即是药物的总称;其次指药物的毒副作用,药物在发挥治疗作用的同时,也会带来一定的副作用,有些甚至产生毒性,使用不当可能会导致中毒。

二、中药的应用

中药的应用,包括药物的配伍、用药禁忌、剂量等。

（一）配伍

按照病情需要和药性特点,有选择地将两种或两种以上的药物组合在一起应用,叫作配伍。古代医家将单味药的应用与药物配伍的关系归纳为七个方面,即药物的"七情",分述如下。

1. 单行　就是单用一味药来治疗疾病。如独参汤,单用一味人参,治疗气虚欲脱证。

2. 相须　就是将两种功效类似的药物配合应用,以增强其原有药物的疗效。如石膏配知母,能增强清热泻火的作用;麻黄配桂枝,能增强发汗解表、祛风散寒的作用。相须是中药配伍应

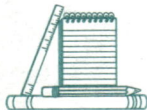

用的主要形式之一。

3. 相使　就是以一种药物为主，另一种药物为辅，两药合用，辅药可以提高主药的功效。如黄芪配茯苓治脾虚水肿，茯苓可增强黄芪益气利水的作用。

4. 相畏　就是一种药物的毒性或副作用能被另一种药物减轻或消除。如生半夏毒性能被生姜减轻或消除，即生半夏畏生姜。

5. 相杀　就是一种药物能减轻或者消除另一种药物的毒性或副作用。如生姜能减轻或消除生半夏的毒性或副作用，即生姜杀生半夏。

6. 相恶　就是一种药物能使另一种药物的功效降低甚至丧失。如人参恶莱菔子，因为莱菔子能削弱人参的补气作用。

7. 相反　就是两种药物同用能产生或增强毒副作用。如甘草反甘遂、贝母反乌头等。

（二）用药禁忌

1. 配伍禁忌　是指某些药物合用后会产生毒副作用，应避免配合使用。金元时期将配伍禁忌概括为"十八反""十九畏"。

（1）十八反　乌头反半夏、瓜蒌、贝母、白蔹、白及；甘草反海藻、大戟、甘遂、芫花；藜芦反人参、丹参、玄参、沙参、细辛、芍药。

（2）十九畏　硫黄畏朴硝，水银畏砒霜，狼毒畏密陀僧，巴豆畏牵牛，丁香畏郁金，川乌、草乌畏犀角，牙硝畏三棱，人参畏五灵脂，官桂畏赤石脂。

2. 妊娠用药禁忌　妇女妊娠期用药的禁忌，指有损胎元或以致堕胎作用的药物。依据药物对胎元损害程度的不同，一般分为慎用与禁用两类。慎用药，主要包括有祛瘀通经、行气破滞、辛热滑利之品，如大黄、桃仁、红花、牛膝、附子、枳实、肉桂等；禁用药，主要包括毒性较强或药性峻烈之品，如巴豆、牵牛、砒霜、麝香、商陆、雄黄、莪术等。

3. 服药饮食禁忌　俗称"忌口"，在服用中药期间，应忌食生冷、油腻、腥膻、有刺激性的食物。此外，病情不同，饮食禁忌也有区别。如热证、阳证应忌食辛辣、油腻、煎炸类食物；寒证、阴证应忌食生冷食物等。

（三）剂量

剂量，即药剂的用药量，主要指每味药的成人一日量，或指方剂中药物与药物之间的比较分量，即相对剂量。临床上确定中药的剂量主要依据药物的性能、剂型的种类、治疗的需要，以及患者的具体情况等来考虑。

1. 药物性能质地方面　剧毒或作用峻猛的药物，用量宜轻；质地较轻的花、叶类药物或干品或贵重药材用量宜轻；反之宜大，如质地较重的矿物、介壳类药物及新鲜药材等用量宜大。

2. 配伍和剂型方面　单味药应用时剂量要重；入汤剂比入丸、散剂用量宜大；在复方中，主药比辅药用量宜重。

3. 患者方面　一般老年、小儿、妇女产后及体质虚弱者用量宜轻；成人及体质壮实者用量宜重；5 岁以下的小儿用成人药量的 1/4，5 岁以上的儿童按成人用量减半。病情轻、病势缓、病程长者用量宜小，病情重、病势急、病势短者用量宜大。

除剧毒药、峻烈药、精制药及某些贵重药外，一般单味中药常用的内服剂量（成人汤剂一日量）为 5 ～ 10g，较大剂量为 15 ～ 30g。

三、常用中药

1. 解表药　凡以发散表邪、治疗表证为主的药物，称解表药。根据药性和主治作用的差异，

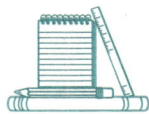

分辛温解表药与辛凉解表药。

（1）辛温解表药　多属辛温，主要作用为发散风寒，主治外感风寒表证，常用药物有麻黄、桂枝、紫苏、生姜、荆芥、防风、白芷、细辛、辛夷、苍耳子等。

（2）辛凉解表药　多辛苦而偏寒凉，主要作用为发散风热，适用于风热感冒及温病初起邪在卫分，常用药物有薄荷、牛蒡子、蝉蜕、桑叶、菊花、蔓荆子、升麻、柴胡等。

2. 清热药　凡以清解里热、治疗里热证为主的药物，称为清热药。清热药又根据药性和应用的不同，分为5种。

（1）清热泻火药　性味多苦寒或甘寒，有清气分热的功能，主治气分实热证。常用药物有石膏、知母、栀子、芦根、夏枯草、决明子、天花粉、淡竹叶等。

（2）清热燥湿药　性苦寒，有清热燥湿的作用，主治湿热证。常用药物有黄芩、黄连、黄柏、龙胆、苦参、白鲜皮等。

（3）清热解毒药　性寒凉，有清热解毒作用，主治热毒炽盛之痈肿疮疡。常用药物有金银花、连翘、穿心莲、蒲公英、鱼腥草、大青叶、板蓝根、射干、山豆根等。

（4）清热凉血药　性味多苦寒或咸寒，有清解营分、血分热邪的作用，主治营分、血分实热证。常用药物有生地黄、玄参、牡丹皮、赤芍、紫草、水牛角等。

（5）清虚热药　性寒凉，主入阴分，能清虚热、退骨蒸。常用药物有青蒿、地骨皮、白薇、银柴胡等。

3. 泻下药　凡能攻积、逐水，引起腹泻，或能润肠通便的药物，称为泻下药。根据泻下作用的不同，可分攻下药、润下药和峻下逐水药。

（1）攻下药　性味多苦寒沉降，攻下通便、清热泻火，用于大便秘结、宿食停积、实热壅滞之证。常用药物有大黄、芒硝、芦荟、番泻叶等。

（2）润下药　性味甘质润，入脾、大肠经。具有润滑作用，使大便易于排出，用于血虚津枯所致的便秘。常用药物有火麻仁、郁李仁、松子仁等。

（3）峻下逐水药　性味多苦寒有毒，作用峻猛，引起强烈腹泻，用于水肿、大腹胀满以及停饮等正气未衰之证。常用药物有甘遂、巴豆、大戟、芫花、牵牛子等。

4. 祛风湿药　凡以祛除风湿、解除痹痛为主要作用的药物，称为祛风湿药。根据其药性和功效的不同，分为3种。

（1）祛风寒湿药　性味辛苦温，入肝脾肾经。具有祛风除湿、散寒、通络等作用，主要用于风寒湿痹等。常用药物有独活、威灵仙、川乌、蕲蛇、木瓜等。

（2）祛风湿热药　性味辛苦寒，入肝脾肾经。具有祛风除湿、通络止痛、清热消肿等作用，主要用于风湿热痹、关节红肿热痛等。常用药物有秦艽、防己、桑枝等。

（3）祛风湿强筋骨药　主入肝肾经，兼有补肝肾、强筋骨的作用。常用药物有桑寄生、五加皮、狗脊等。

5. 化湿药　凡气味芳香、性偏温燥，以化湿运脾为主要作用的药物，称为化湿药。此类药物性味大都辛香温燥，主入脾胃经，能促进脾胃运化，消除湿浊。主要用于湿困脾胃，运化失常之脘腹胀闷、呕吐泛酸、大便溏薄、食少体倦、舌苔白腻之症。常用药物有藿香、苍术、厚朴、砂仁、佩兰、白豆蔻等。

6. 利水渗湿药　凡能通利水道、渗泄水湿，治疗水湿内停病证为主的药物，称为利水渗湿药。根据药物作用特点及临床应用不同，分为3种。

（1）利水消肿药　性味甘淡平或微寒，能使小便畅利，水肿消退，用于水湿内停之水肿、

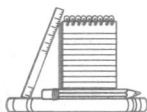

小便不利，以及泄泻、痰饮等症。常用药物有茯苓、泽泻、薏苡仁、猪苓等。

（2）利尿通淋药　性味多苦寒或甘淡而寒。走下焦，清利下焦湿热，利尿通淋，用于热淋、血淋等。常用药物有车前子、滑石、木通、通草、瞿麦等。

（3）利湿退黄药　性味多苦寒，入脾胃肝胆经，清泄湿热，以利湿退黄为主，用于湿热黄疸。常用药物有茵陈、金钱草、虎杖等。

7. 温里药　凡能温里祛寒、治疗里寒证为主的药物，称为温里药。此类药物多味辛而性温热，具有温里散寒、温经止痛之功，用于里寒证，尤以里寒实证为主。常用药物有附子、干姜、肉桂、吴茱萸、花椒、丁香、小茴香、高良姜等。

8. 理气药　凡能疏理气机、治疗气滞或气逆证的药物，称为理气药。此类药物多辛苦温而芳香，有理气健脾、疏肝解郁、行气止痛、理气宽胸等作用。常用药物有陈皮、青皮、枳实、木香、香附、沉香、薤白、川楝子、乌药、佛手、檀香等。

9. 消食药　凡能消化食积的药物，称为消食药，此类药物多性平味甘，具有消食化积、健脾开胃、和中益气的作用。主要用于食积停滞所致之脘腹胀满、嗳气吞酸、大便失调等。常用药物有山楂、莱菔子、鸡内金、神曲、麦芽等。

10. 驱虫药　凡能驱除或杀灭人体寄生虫的药物，称为驱虫药。此类药物多具有毒性，对人体内，尤其是肠道内寄生虫，有麻痹、毒杀作用，促使其排出体外，主要用于肠道寄生虫病。常用药物有使君子、槟榔、苦楝皮、雷丸、南瓜子等。

11. 止血药　凡能制止体内外出血，治疗各种出血症状为主的药物，称为止血药。此类药物均具有止血功能，因其药性有寒、温、散、敛之异，故又分为凉血止血药、温经止血药、化瘀止血药、收敛止血药四种。常用药物有大蓟、小蓟、槐花、侧柏叶、三七、白及、仙鹤草、血余炭、艾叶、炮姜等。

12. 活血化瘀药　凡能通利血脉、促进血行、消散瘀血的药物，称为活血化瘀药。此类药物性味多辛苦温，通过活血化瘀起到止痛、调经、疗伤消肿、活血消痈等作用，用于一切瘀血阻滞之证。常见药物有川芎、延胡索、乳香、没药、丹参、益母草、红花、土鳖虫、马钱子、三棱、斑蝥等。

13. 化痰止咳平喘药　凡能祛痰或消痰，治疗"痰证"为主的药物，称为化痰药；以制止或减轻咳嗽和喘息为主的药物，称为止咳平喘药。根据药物的特点和药性分为两大类。

（1）化痰药　化痰药因药性有温性、凉性之别而又分为温化寒痰药和清化热痰药两类，辨证用于痰饮所致的各种病证。常用药物有半夏、天南星、白芥子、桔梗、川贝母、瓜蒌、竹茹、海藻、昆布等。

（2）止咳平喘药　味或辛或苦或甘，其性或温或寒，分别通过宣肺、清肺、润肺、降肺等作用，起到止咳平喘的功效，用于咳喘病证。常用药物有苦杏仁、百部、紫苏子、桑白皮、葶苈子、紫菀、款冬花等。

14. 安神药　凡以镇静安神为主要功效的药物，称为安神药。用于神志不安的病证。属于质重的矿石药及介类药，为重镇安神药，多用于实证；属于植物药而取其养心滋肝的作用，为养心安神药，适用于虚证。常用药物有朱砂、磁石、龙骨、琥珀、酸枣仁、柏子仁、灵芝、首乌藤、远志、合欢皮等。

15. 平肝息风药　凡具有平肝潜阳、息风止痉作用，治疗肝阳上亢或肝风内动证的药物，称为平肝息风药。此类药物入肝经，多为介类、昆虫等动物药及矿石药。平肝息风药可分为以平肝阳为主要作用的平抑肝阳药和以息肝风、止痉抽为主要作用的息风止痉药。常用药物有石

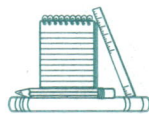

决明、牡蛎、珍珠母、赭石、钩藤、天麻、全蝎、地龙、蜈蚣等。

16. 开窍药　凡具辛香走窜之性，以开窍醒神为主要作用，治疗闭证神昏的药物，称为开窍药。开窍药有通窍开闭、苏醒神志的作用，用于热病神昏，以及惊风、癫痫、中风等病出现猝然昏厥的症候，为临床急救之品。常用药物有麝香、冰片、苏合香、石菖蒲等。

17. 补虚药　凡能补虚扶弱，纠正人体气血阴阳虚衰，以治疗虚证为主的药物，称为补虚药。因虚证分为气虚、阳虚、血虚、阴虚等不同类型，因此，补虚药又分为4类。

（1）补气药　具有补气功效，能补益脏气以纠正人体脏气虚衰。性味以甘温或甘平为主，能补益脾肺之气，主要归脾肺经。常用药物有人参、西洋参、党参、黄芪、白术、山药、甘草、太子参、大枣、蜂蜜等。

（2）补阳药　凡能补助人体阳气，以治疗阳虚病证为主的药物，称为补阳药。性味多甘温或咸温或辛热，具有温补人体阳气的功能，用于脏腑阳气不足所致的各类病证。常用药物有鹿茸、紫河车、杜仲、肉苁蓉、淫羊藿、蛤蚧、冬虫夏草、核桃仁等。

（3）补血药　指能补血，以治疗血虚病证为主的药物。性味甘温质润，主入心肝血分，用于各种血虚证。常用药物有当归、熟地黄、何首乌、白芍、阿胶、龙眼肉等。

（4）补阴药　以滋养阴液、纠正阴虚为主要功效的药物，称为补阴药。性味多甘寒或偏凉，具有补阴、润燥的功效，用于阴虚液亏所致的各种病证。常用药物有北沙参、南沙参、百合、麦冬、天冬、石斛、黄精、枸杞子、龟甲、鳖甲、桑椹等。

18. 收涩药　凡以收敛固涩为主要作用的药物，称为收涩药，又叫收敛药。此类药物多酸涩，性温或平，具有固表止汗、敛肺止咳、涩肠止泻、固精缩尿止带等作用，主要治疗因正气不固所致气血津液滑脱的病证。常用药物有麻黄根、浮小麦、五味子、乌梅、五倍子、罂粟壳、赤石脂、覆盆子、莲子、芡实等。

19. 涌吐药　凡以促使呕吐，治疗毒物、宿食、痰涎等停滞胃脘或胸膈以上所致病证为主的药物。药味多酸苦辛，归胃经。涌吐药作用强烈，且多具毒性，易伤胃损正，故仅用于形证俱实者。常用药物有常山、瓜蒂、胆矾。

20. 攻毒杀虫止痒药　凡以攻毒疗疮、杀虫止痒为主要作用的药物，称为攻毒杀虫止痒药。本类药以外用为主，兼可内服，可治疗某些外科、皮肤科及五官科疾病。常用药物有雄黄、硫黄、白矾、蛇床子、蟾酥、蜂房、大蒜等。

21. 拔毒化腐生肌药　凡以拔毒化腐、生肌敛疮为主要作用的药物，称为拔毒生肌药。外用，可治疗各种疮疡。常用药物有升药、轻粉、砒石、硼砂、铅丹等。

【考纲摘要】

中药的四气五味：四气即寒、热、温、凉四种药性，五味指辛、甘、酸、苦、咸五种药味。

第二节　方剂基本知识

方剂是中医学理、法、方、药体系的重要组成部分，是在辨证审因确定治法之后，选择适宜的药物，酌情定量，按照组方原则，妥善配伍而成。

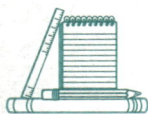

一、方剂的组成

方剂的组成有严格的原则性，不是药物的简单相加和排列，而是必须符合严密的组方基本结构的要求，即"君、臣、佐、使"的组方形式。

1. 君药　即针对主病或主证起主要治疗作用的药物，又称主药。

2. 臣药　有两种意义。一是辅助君药加强治疗主病或主证的药物，二是针对兼病或兼证起主要治疗作用的药物。

3. 佐药　有三种意义。一是佐助药，即配合君药、臣药以加强治疗作用，或直接治疗次要兼证的药物；二是佐制药，即用以消除或减弱君药、臣药的毒性，或能制约君药、臣药峻烈之性的药物；三是反佐药，即病重邪甚可能拒药时，配用与君药性味相反而又能在治疗中起相成作用的药物，以防止药病格拒。

4. 使药　有两种意义。一是引经药，即能引方中诸药到达特定病所的药物；二是调和药，即能调和方中诸药作用的药物。

方剂的组成既有其原则性，也有其灵活性。因此，在选用成方时，应根据病证的变化、体质的状况、年龄和性别的差异、气候与生活习惯的不同等，灵活加减运用。方剂的组成变化主要有药味的增减、药量的增减、剂型的更换三种主要形式。

二、方剂的剂型

方剂组成以后，还要根据病情的需要、药物的性能及给药途径的不同制成一定的形态，称为剂型。常用剂型有汤剂、丸剂、散剂、膏剂、酒剂、茶剂、冲剂、片剂、糖浆剂、栓剂、口服液、注射液等。

此外，临床尚有丹、锭、饼、条、线、灸剂等传统剂型和胶囊剂、气雾剂、霜剂、油剂等新的剂型广泛应用，诸种剂型，各有特点，应根据病情与方剂的特点酌情选用。

三、常用代表方剂

常用中药代表方剂见表 9-1。

表 9-1　常用代表方剂

方名	组成	功用	主治
一、解表剂			
1. 辛温解表			
麻黄汤	麻黄、桂枝、杏仁、甘草	发汗解表，宣肺平喘	风寒表实证。恶寒发热，头身疼痛，无汗而喘，舌苔薄白，脉浮紧
桂枝汤	桂枝、芍药、甘草、生姜、大枣	解肌发表，调和营卫	风寒表虚证。头痛发热，汗出恶风，关节肌肉疼痛，舌苔薄白，脉浮缓或浮弱
九味羌活汤	羌活、防风、苍术、细辛、川芎、香白芷、生地黄、黄芩、甘草	发汗祛湿，兼清里热	外感风寒湿邪，内有蕴热证。恶寒发热，无汗头痛，肢体酸楚疼痛，口苦微渴，舌苔白或微黄，脉浮
小青龙汤	麻黄、芍药、细辛、干姜、甘草、桂枝、五味子、半夏	解表散寒，温肺化饮	外寒里饮证。恶寒发热，无汗喘咳，痰多而稀，舌苔白滑，脉浮
止嗽散	桔梗、荆芥、紫菀、百部、白前、甘草、陈皮	宣利肺气，疏风止咳	风邪犯肺证。咳嗽咽痒，咳痰不爽，或微有恶风发热，舌苔薄白，脉浮缓

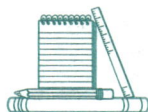

方名	组成	功用	主治
2. 辛凉解表			
银翘散	金银花、连翘、桔梗、薄荷、淡竹叶、荆芥穗、牛蒡子、淡豆豉、生甘草	辛凉透表，清热解毒	风热表证。发热微恶风寒，无汗或汗不多，头痛，咽痛口渴，咳嗽，舌尖红，舌苔薄白或薄黄，脉浮数
桑菊饮	桑叶、菊花、连翘、杏仁、薄荷、桔梗、芦根、甘草	疏风清热，宣肺止咳	风热犯肺证。身热不甚，口微渴，咳嗽有痰，舌苔薄白或薄黄，脉浮紧
麻黄杏仁甘草石膏汤	麻黄、杏仁、甘草、石膏	辛凉疏表，清肺平喘	外感风邪，邪热壅肺证。身热不解，咳逆气急，甚则鼻扇，口渴，有汗或无汗，舌苔薄白或黄，脉浮而数
升麻葛根汤	升麻、芍药、甘草、葛根	解肌透疹	麻疹初起。疹发不出，身热头痛，咳嗽，目赤流泪，口渴，舌红，苔薄而干，脉浮数
3. 扶正解表			
败毒散	柴胡、前胡、川芎、枳壳、羌活、独活、茯苓、桔梗、人参、甘草	散寒祛湿，益气解表	气虚，外感风寒湿表证。憎寒壮热，头项强痛，肢体酸痛，无汗，鼻塞声重，咳嗽有痰，胸膈痞满，舌淡苔白，脉浮而按之无力
二、泻下剂			
1. 寒下			
大承气汤	大黄、厚朴、枳实、芒硝	峻下热结	阳明腑实证，大便不通，脘腹痞满，腹痛拒按，舌苔黄燥起刺或焦黑燥裂，脉沉实；热结旁流证，下利清水，色纯青，其气臭秽，脐腹疼痛，按之坚硬有块，口舌干燥，脉滑实；里热实证之热厥、痉病或发狂等
2. 温下			
温脾汤	大黄、当归、干姜、附子、人参、芒硝、甘草	攻下寒积，温补脾阳	阳虚寒积证。腹痛便秘，脐下绞结，绕脐不止，手足不温，苔白不渴，脉沉弦而迟
3. 润下			
麻子仁丸	火麻仁、芍药、枳实、大黄、厚朴、杏仁	润肠泄热，行气通便	胃肠燥热，脾约便秘证。大便干结，小便频数
4. 逐水			
十枣汤	芫花、甘遂、大戟	悬饮，水肿	咳唾，胸胁引痛或水肿腹胀，二便不利，脉沉弦
三、和解剂			
1. 和解少阳			
小柴胡汤	柴胡、黄芩、人参、甘草、半夏、生姜、大枣	和解少阳	伤寒少阳，妇人热入血室。往来寒热，胸胁苦满，苔白，脉弦
2. 调和肝脾			
四逆散	甘草、枳实、柴胡、芍药	透邪解郁，疏肝理脾	阳郁厥逆，肝脾不和证。手足不温，或胁肋疼痛，脉弦
逍遥散	甘草、当归、茯苓、白芍、白术、柴胡	疏肝解郁，养血健脾	肝郁血虚脾弱证。两胁作痛，头痛目眩，口燥咽干，神疲食少，或月经不调，乳房胀痛，脉弦而虚者
痛泻要方	白术、白芍、陈皮、防风	补脾柔肝，祛湿止泻	脾虚肝旺之痛泻。肠鸣腹痛，大便泄泻，泻必腹痛，泻后痛缓，舌苔薄白，脉两关不调，左弦而右缓者

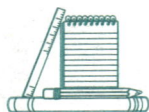

方名	组成	功用	主治
3. 调和肠胃			
半夏泻心汤	半夏、黄芩、干姜、人参、黄连、大枣、甘草	寒热平调，消痞散结	寒热错杂之痞证。心下痞，但满而不痛，或呕吐，肠鸣下利，舌苔腻而微黄
四、清热剂			
1. 清气分热			
白虎汤	石膏、知母、甘草、粳米	清热生津	气分热盛证。壮热面赤，烦渴引饮，汗出恶热，脉洪大有力
2. 清营凉血			
清营汤	犀角（代）、生地黄、玄参、竹叶心、麦冬、丹参、黄连、金银花、连翘	清营解毒，透热养阴	热入营分证。身热夜甚，神烦少寐，时有谵语，目常喜开或喜闭，口渴或不渴，斑疹隐隐，脉细数，舌绛而干
犀角地黄汤	犀角（代）、生地黄、芍药、牡丹皮	清热解毒，凉血散瘀	热入血分证。身热，神昏谵语，斑色紫黑，或见吐血、衄血、便血，舌绛起刺，脉细数
3. 清热解毒			
黄连解毒汤	黄连、黄芩、黄柏、栀子	泻火解毒	三焦火毒证。大热烦扰，口燥咽干，舌红苔黄，脉数有力
普济消毒饮	黄芩、黄连、陈皮、甘草、玄参、柴胡、桔梗、连翘、板蓝根、马勃、牛蒡子、薄荷、僵蚕、升麻	清热解毒，疏风散邪	大头瘟。恶寒发热，头面红肿焮痛，目不能开，咽喉不利，舌燥口渴，舌红苔白兼黄，脉浮数有力
4. 清脏腑热			
龙胆泻肝汤	龙胆草、黄芩、栀子、泽泻、木通、当归、生地黄、柴胡、生甘草、车前子	清泻肝胆实火，清利肝经湿热	肝胆实火上炎，湿热下注。口苦溺赤，舌红苔黄，脉弦数有力
玉女煎	石膏、熟地黄、麦冬、知母、牛膝	清胃热，滋肾阴	胃热阴虚证。头痛，牙痛，齿松牙衄，烦热干渴，舌红苔黄而干。亦治消渴，消谷善饥等
白头翁汤	白头翁、黄柏、黄连、秦皮	清热解毒，凉血止痢	热毒痢疾。腹痛，里急后重，肛门灼痛，下痢脓血，赤多白少，渴欲饮水，舌红苔黄，脉弦数
5. 清虚热			
青蒿鳖甲汤	青蒿、鳖甲、细生地、知母、牡丹皮	养阴透热	温病后期，邪伏阴分证。夜热早凉，热退无汗，舌红苔少，脉细数
五、温里剂			
1. 温中祛寒			
理中丸	人参、干姜、甘草、白术	温中祛寒，补气健脾	脾胃虚寒证。自利不渴，呕吐腹痛，食少，畏寒肢冷，舌苔白，脉沉细
小建中汤	桂枝、甘草、大枣、芍药、生姜、饴糖	温中补虚，和里缓急	中焦虚寒，肝脾不和证。腹痛喜温喜按，神疲乏力，心悸发热，面色无华，手足烦热，舌淡苔白，脉细弦
2. 回阳救逆			
四逆汤	甘草、干姜、附子	回阳救逆	心肾阳衰寒厥证。四肢厥逆，恶寒蜷卧，神衰欲寐，腹痛下利，舌苔白滑，脉微细
3. 温经通络			
当归四逆汤	当归、桂枝、芍药、细辛、甘草、通草、大枣	温经散寒，养血通脉	血虚寒厥证。手足厥寒，腰腿疼痛，妇女痛经，舌淡苔白，脉沉细

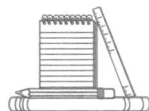

续表

方名	组成	功用	主治
六、补益剂			
1.补气			
四君子汤	人参、白术、茯苓、甘草	益气健脾	脾胃气虚证。面色萎白，语声低微，气短乏力，食少便溏，舌淡苔白，脉虚弱
参苓白术散	莲子肉、薏苡仁、缩砂仁、桔梗、白扁豆、白茯苓、人参、甘草、白术、山药	益气健脾，渗湿止泻	脾虚夹湿证。饮食不化，胸脘痞闷，肠鸣泄泻，四肢乏力，形体消瘦，面色萎黄，舌淡苔白腻，脉虚缓
补中益气汤	黄芪、甘草、人参、当归、橘皮、升麻、柴胡、白术	补中益气，升阳举陷	脾胃气虚，下陷发热证。体倦乏力，少气懒言，面色苍白，脉虚缓无力
玉屏风散	防风、黄芪、白术	益气固表止汗	表虚自汗。汗出恶风，面色㿠白，舌淡苔薄白，脉浮虚。亦治虚人腠理不固，易感风邪
2.补血			
四物汤	当归、川芎、白芍、熟地黄	补血调血	营血虚滞证。心悸失眠，头晕目眩，面色无华，月经不调，行经腹痛，舌淡，脉细或细涩
3.补阴			
六味地黄丸	熟地黄、山茱萸、干山药、泽泻、牡丹皮、茯苓	滋补肝肾	肝肾阴虚证。腰膝酸软，头晕目眩，耳鸣耳聋，潮热盗汗，遗精，消渴，五心烦热，舌红少苔，脉细数
左归丸	熟地黄、山药、枸杞子、山茱萸、川牛膝、鹿角胶、龟甲胶、菟丝子	滋阴补肾，填精益髓	真阴不足证。头晕目眩，腰酸腿软，遗精滑泄，自汗盗汗，口燥舌干，舌红少苔，脉细
4.补阳			
肾气丸	干地黄、山药、山茱萸、泽泻、茯苓、牡丹皮、桂枝、附子	补肾助阳	肾阳不足证。腰膝酸软，肢冷，少腹拘急，小便清长，或夜尿多，阳痿或水肿，舌淡苔薄白，脉沉细
右归丸	熟地黄、山药、山茱萸、枸杞子、菟丝子、鹿角胶、杜仲、肉桂、当归、制附子	温补肾阳，填精益髓	肾阳不足，命门火衰证。气衰神疲，畏寒肢冷，腰膝软弱，脉沉迟
七、固涩剂			
1.固表止汗			
牡蛎散	黄芪、麻黄根、牡蛎、浮小麦	敛阴止汗，益气固表	体虚自汗、盗汗证。常自汗出，夜卧更甚，心悸惊惕，短气烦倦，舌淡红，脉细弱
2.涩肠固脱			
四神丸	肉豆蔻、补骨脂、五味子、吴茱萸	温肾暖脾，固肠止泻	脾肾阳虚之肾泄证。五更泄泻，不思饮食，食不消化，或腹痛腰酸，肢冷，神疲乏力，舌淡苔薄白，脉沉迟无力
3.涩精止遗			
金锁固精丸	沙苑子、蒺藜、芡实、莲须、龙骨、牡蛎	涩精补肾	肾虚不固之遗精。遗精滑泄，神疲乏力，腰痛耳鸣，舌淡苔白，脉细弱
桑螵蛸散	桑螵蛸、远志、石菖蒲、龙骨、人参、茯神、当归、龟甲	调补心肾，涩精止遗	心肾两虚证。小便频数或遗尿遗精，心神恍惚，舌淡苔白，脉细弱
4.固崩止带			
固经丸	黄芩、白芍、龟甲、黄柏、椿树根皮、香附	滋阴清热，固经止血	阴虚血热之崩漏。月经过多，或崩中漏下，手足心热，腰膝酸软，舌红，脉弦数

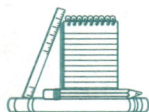

续表

方名	组成	功用	主治
八、安神剂			
1. 重镇安神			
朱砂安神丸	朱砂、黄连、炙甘草、生地黄、当归	清泻心火，镇惊安神	心火亢盛，阴血不足证。失眠多梦，惊悸怔忡，心烦神乱，舌红，脉细数
2. 养血安神			
天王补心丹	人参、茯苓、玄参、丹参、桔梗、远志、当归、五味、麦冬、天冬、柏子仁、酸枣仁、生地黄	滋阴清热，养血安神	阴虚血少，神志不安证。心悸怔忡，虚烦失眠，神疲健忘，手足心热，舌红少苔，脉细数
酸枣仁汤	酸枣仁、甘草、知母、茯苓、川芎	养血安神，清热除烦	肝血不足，虚热内扰证。虚烦失眠，心悸不安，头目眩晕，咽干口燥，舌红，脉弦细
九、开窍剂			
1. 凉开			
安宫牛黄丸	牛黄、郁金、犀角（代）、黄连、朱砂、冰片、麝香、珍珠、山栀、雄黄、黄芩、金箔衣	清热解毒，开窍安神	邪热内陷心包。高热烦躁，神昏谵语，舌红或绛，脉数
2. 温开			
苏合香丸	苏合香、安息香、麝香、沉香、丁香、白术、木香、乌犀香、香附	芳香开窍，行气止痛	突然昏倒，牙关紧闭，不省人事，舌苔白，脉迟
十、理气剂			
1. 行气			
越鞠丸	苍术、香附、川芎、神曲、栀子	行气解郁	六郁证。胸膈痞闷，脘腹胀痛，嗳腐吞酸，恶心呕吐，饮食不消，脉弦或滑
半夏厚朴汤	半夏、厚朴、茯苓、生姜、紫苏叶	行气散结，降逆化痰	梅核气。咽中如有物阻，咳吐不出，吞咽不下，胸膈满闷，或咳或呕，舌苔白润或白滑，脉弦缓或弦滑
2. 降气			
苏子降气汤	紫苏、半夏、当归、甘草、前胡、厚朴、肉桂	降气平喘，祛痰止咳	上实下虚咳喘证。痰涎壅盛，咳喘短气，痰稀色白，胸膈满闷，或腰痛脚弱，肢体倦怠或肢体浮肿，舌苔白滑或白腻
旋覆代赭汤	旋覆花、赭石、人参、生姜、半夏、大枣、甘草	降逆化痰，益气和胃	胃虚痰阻。心下痞硬，噫气频作，或反胃呕吐，吐涎沫，舌苔白腻，脉弦
十一、理血剂			
1. 活血祛瘀			
核桃承气汤	桃仁、大黄、桂枝、甘草、芒硝	逐瘀泄热	下焦蓄血证。少腹急结，小便自利，甚则烦躁谵语，神志如狂，至夜发热；血瘀经闭，痛经，脉沉实而涩者
血府逐瘀汤	当归、生地黄、桃仁、红花、枳壳、赤芍、柴胡、甘草、桔梗、川芎、牛膝	活血祛瘀，行气止痛	胸中血瘀证。胸痛头痛，痛如针刺有定处，或呃逆日久不止，或内热烦闷，心悸失眠，急躁易怒，唇暗，两目暗黑，舌暗红有瘀斑，脉涩或弦

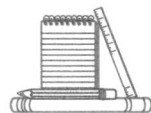

方名	组成	功用	主治
补阳还五汤	黄芪、当归尾、赤芍、地龙、川芎、红花、桃仁	补气，活血，通络	中风之气虚血瘀证。半身不遂，口眼㖞斜，语言謇涩，口角流涎，小便频数或遗尿失禁，舌暗淡，苔白，脉缓无力
生化汤	全当归、川芎、桃仁、干姜、甘草	养血祛瘀，温经止痛	血虚寒凝，瘀血阻滞证。产后恶露不行，小腹冷痛
2. 止血			
小蓟饮子	生地黄、小蓟、滑石、木通、蒲黄、藕节、当归、栀子、淡竹叶、炙甘草	凉血止血，利尿通淋	下焦热结之血淋。尿血，小便频数，赤涩热痛，舌红苔黄，脉数
十二、治风剂			
1. 疏散外风			
川芎茶调散	川芎、羌活、白芷、细辛、荆芥、薄荷、防风、甘草	疏风止痛	外感风邪头痛。偏正头痛或颠顶作痛，恶寒发热，目眩鼻塞，舌苔薄白，脉浮
2. 平息内风			
镇肝息风汤	怀牛膝、赭石、龙骨、牡蛎、龟甲、白芍、玄参、天冬、川楝子、生麦芽、茵陈、甘草	镇肝息风，滋阴潜阳	阴虚阳亢，肝风内动。头晕目眩，目胀耳鸣，心中烦热，面色如醉，或肢体渐觉不利，或口角渐斜，甚或颠仆，昏不识人，脉弦长有力
羚角钩藤汤	羚角片（代）、钩藤、贝母、生地黄、菊花、白芍、甘草、淡竹茹、茯神、桑叶	平肝息风，清热止痉	肝热生风证。高热神昏，烦闷躁动，手足抽搐，舌绛而干，或起芒刺，脉弦数有力
十三、治燥剂			
1. 轻宣外燥			
杏苏散	紫苏叶、半夏、茯苓、前胡、苦桔梗、枳壳、甘草、生姜、大枣、苦杏仁、橘皮	轻宣凉燥，理肺化痰	外感凉燥证。恶寒无汗，头微痛，咳嗽痰稀，鼻塞咽干，苔白脉弦
2. 滋阴润燥			
百合固金汤	熟地黄、生地黄、当归、白芍、甘草、桔梗、玄参、贝母、麦冬、百合	滋养肺肾，止咳化痰	肺肾阴亏，虚火上炎证。咳嗽气喘，痰中带血，咽喉燥痛，头晕目眩，午后潮热，舌红少苔，脉细数
十四、祛湿剂			
1. 燥湿和胃			
平胃散	苍术、厚朴、陈皮、甘草、生姜、大枣	燥湿运脾，行气和胃	湿滞脾胃证。脘腹胀满，不思饮食，口淡无味，恶心呕吐，嗳气吞酸，肢体沉重，或有腹泻，舌苔白厚腻，脉缓
藿香正气散	大腹皮、白芷、紫苏、茯苓、半夏曲、白术、陈皮、厚朴、苦桔梗、藿香、甘草	解表化湿，理气和中	外感风寒，内伤湿滞证。恶寒发热，头痛，胸膈满闷，脘腹疼痛，恶心呕吐，肠鸣泄泻，舌苔白腻，脉浮缓
2. 清热祛湿			
茵陈蒿汤	茵陈蒿、栀子、大黄	清热，利湿，退黄	湿热黄疸。皮肤巩膜俱黄，黄色鲜明，小便黄赤，大便不畅，腹微满，舌苔黄腻，脉沉数或滑数有力
3. 利水渗湿			
五苓散	猪苓、泽泻、白术、茯苓、桂枝	利水渗湿，温阳化气	膀胱气化不利之蓄水证。小便不利，小腹胀满，水肿，腹泻

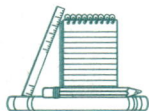

续表

方名	组成	功用	主治
4. 温化寒湿			
真武汤	茯苓、芍药、白术、生姜、附子	温阳利水	阳虚水泛证。全身浮肿，小便不利，四肢沉重，恶寒肢冷，腹痛下利，舌质淡胖，苔白滑，脉沉细
5. 祛风胜湿			
独活寄生汤	独活、桑寄生、杜仲、牛膝、细辛、秦艽、茯苓、桂心、防风、川芎、人参、甘草、当归、芍药、地黄	祛风湿，止痹痛，益肝肾，补气血	痹证日久，肝肾两虚，气血不足证。腰膝疼痛、痿软，肢节屈伸不利或麻木不仁，畏寒喜温，心悸气短，舌淡苔白，脉细弱
十五、祛痰剂			
1. 燥湿化痰			
二陈汤	半夏、橘红、白茯苓、甘草	燥湿化痰，理气和中	湿痰证。咳嗽痰多，色白易咳，恶心呕吐，胸膈痞闷，肢体困重，或头眩心悸，舌苔白滑或腻，脉滑
温胆汤	半夏、竹茹、枳实、陈皮、甘草、茯苓	理气化痰，和胃利胆	胆郁痰扰证。胆怯易惊，头眩心悸，心烦不眠，夜多异梦，呕恶呃逆，眩晕，癫痫，苔白腻，脉弦滑
2. 清热化痰			
清气化痰汤	陈皮、苦杏仁、枳实、黄芩、瓜蒌仁、茯苓、胆南星、半夏	清热化痰，理气止咳	痰热咳嗽。痰黄黏稠难咳，胸膈痞满，甚则气急呕恶，舌质红，苔黄腻，脉滑数
3. 润燥化痰			
贝母瓜蒌散	贝母、瓜蒌、天花粉、茯苓、橘红、桔梗	润肺清热，理气化痰	燥痰咳嗽。咳嗽呛急，咳痰不爽，涩而难出，咽喉干燥哽痛，苔白而干
4. 温化寒痰			
苓甘五味姜辛汤	茯苓、甘草、干姜、细辛、五味子	温肺化饮	寒饮咳嗽。咳痰量多，清稀色白，或喜唾涎沫，胸满不舒，舌苔白滑，脉弦滑
5. 化痰息风			
半夏白术天麻汤	半夏、白术、天麻、茯苓、橘红、甘草	化痰息风，健脾祛湿	风痰上扰证。眩晕，头痛，胸膈痞闷，恶心呕吐，舌苔白腻，脉弦滑
十六、消食剂			
1. 消食化滞			
保和丸	山楂、神曲、半夏、茯苓、陈皮、连翘、莱菔子	消食和胃	食滞胃脘证。脘腹痞满胀痛，嗳腐吞酸，恶食呕逆，或大便泄泻，舌苔厚腻，脉滑
枳实导滞丸	大黄、枳实、神曲、茯苓、黄芩、黄连、白术、泽泻	消导化积，清热利湿	湿热食积证。脘腹胀痛，下利泄泻，或大便秘结，小便短赤，舌苔黄腻，脉沉有力
2. 健脾消食			
健脾丸	白术、木香、黄连、甘草、白茯苓、人参、神曲、陈皮、砂仁、麦芽、山楂、山药、肉豆蔻	健脾和胃，消食止泻	脾虚食积证。食少难消，脘腹痞闷，大便溏薄，倦怠乏力，苔腻微黄，脉虚弱

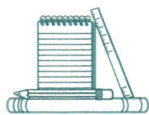

第三节　常用中药用法与护理

一、中药煎煮法

汤剂是中药应用最常用的剂型，将饮片制成汤剂的过程需要煎煮，而煎煮的方法是否得当，可直接影响药效的发挥和药物的安全性等。护理人员应掌握正确的中药煎煮方法，以便充分发挥药物疗效。

（一）煎煮用具

砂锅、瓦罐是最佳的煎药容器，因其性质稳定，不易与中药发生化学反应，且受热均匀、易保温，亦可用搪瓷器皿、玻璃烧杯代替。忌用铁、铜、铝、锡等金属器皿。

（二）煎煮用水和泡药

1.煎煮用水

（1）水质　煎煮中药以新鲜清洁的自来水、泉水为宜，一般以水质洁净、含矿物质少的水为佳。

（2）水量　用水量应视药量、药物质地的吸水性及煎煮时间而定。第一煎用水量以水没过药物表面 3 ～ 5cm 为宜；第二煎用水量以水没过药物 2 ～ 3cm 为宜。煎药加水应一次加足，不可在煎药过程中反复加水，更不能把药煎干再加水重煎，如药煎煳不可服用。

2.泡药　煎药前，先用冷水将药材泡透，浸泡 30 分钟左右再煎煮，以利有效成分的析出。浸泡时间可根据药材自身质地的轻重和季节温度的差异延长或缩短，一般以花、叶、草类为主的药材需浸泡 20 ～ 30 分钟；以茎、种子、果实类为主的药材需浸泡 60 分钟。

（三）煎药

1.煎药火候　一般先以武火（急火）煮沸，再改成文火（慢火）煎煮，保持微沸状态，避免药液溢出或水分蒸发过快，以利有效成分的溶出。煮药时尽量少开锅盖，以减少药物成分挥发。

2.煎药时间　根据药材性能及煎药要求酌定，要保证煎出的汤药质量好，药渣煎透。一般药物第一煎 20 ～ 30 分钟，第二煎 10 ～ 15 分钟；解表药、芳香药，宜武火快煎，不宜久煎，以防药性挥发，第一煎 10 ～ 15 分钟，第二煎 10 分钟；滋补调理药，宜煮沸后文火缓煎，第一煎 40 ～ 60 分钟，第二煎 30 分钟；有毒性的药物，文火久煎 60 ～ 90 分钟。

3.滤取药液　用纱布将药液过滤取汁。每剂煎出的汤液量在 250mL 左右，小儿减半。煎煮 2 ～ 3 遍，将几次药液混合后分次服用。

（四）特殊煎煮法

1.先煎　矿物、介壳类药物，质地坚硬，有效成分不易煎出，宜打碎，先煎 30 分钟，再下其他药，如石膏、磁石、寒水石、赭石、赤石脂、龙骨、牡蛎、石决明等；毒性较强的药物，应先煎 60 分钟再加其他药同煎，如生半夏、乌头、附子、生南星等。

2.后下　有效成分煎煮时容易挥发、破坏或不耐煎煮的药物，需在其他药物煎好后再下，煎煮 4 ～ 5 分钟即可。如薄荷、藿香、木香、沉香、丁香、佩兰、砂仁、白豆蔻、荆芥、茵陈等气味芳香、含挥发油的药物。钩藤、大黄、番泻叶等久煎易破坏有效成分，也应后下。

3.包煎　某些粉末状、有黏性或带绒毛类药物经煎煮后，其药汁浑浊难咽，或对喉咙产生

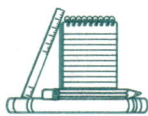

刺激，或易于黏锅，入药时宜用纱布包裹入煎。如车前子、葶苈子、蒲黄、海金沙、旋覆花、辛夷、赤石脂、滑石粉等。

4. 另煎（另炖）　某些贵重药材，为避免有效成分被药渣吸附，造成浪费，可将药材切成小片，单味煎煮 2 ~ 3 小时，服时再兑入汤内或单独服用。如人参、鹿茸、羚羊角等。

5. 烊化（溶化）　胶质、黏性较大且容易溶解的药物，煎煮时容易黏附于药渣及锅底，入药宜单独加温溶化后，置于去渣药液中趁热搅拌或微煮，溶化后趁热服下。如阿胶、鸡血藤、龟甲胶、鹿角胶、饴糖、蜂蜜等。

6. 冲服　某些贵重药或含挥发油成分而不耐久煎的药物，应研末冲服；入水即化的药物和汁液性药物，也宜冲服。如麝香、三七粉、川贝母、牛黄、芒硝、竹沥等。

7. 煎汤代水　某些质地较轻、用量多、体积大、吸水量大或泥沙多的药物，可先煎，取汁澄清，然后以其药汁代水煎药，如玉米须、金钱草、丝瓜络、芦根、竹茹、灶心土等。

二、服药方法与护理

（一）服药时间

一般中药宜在进食前、后 2 小时服药。因饭前胃肠空虚，可以避免药物与食物混合，有利于药物吸收，如驱虫药、泻下药、补虚药及治疗胃肠疾病的药物宜饭前服；因饭后胃肠存有食物，可以减少药物对胃肠道的刺激，故消食健胃药、对胃肠有刺激的药物及毒性较大的药物均宜饭后服用。补心安神、镇静安眠的药物一般在睡前半小时服用；涩精止遗药可在睡前服，以便治疗梦遗滑精；缓下药也宜睡前服用，以便次日排便。

某些疾病定时而发，所以在发病前服药才能发挥药效，如截疟药应在疟疾发作前 2 小时服用，平喘药宜哮喘发作前 2 小时服用，调经药宜在月经前 3 ~ 7 天服用。急性病，则当不拘时服，随煎随服，使药力持久。

（二）服药剂量

一般疾病服用汤剂，多每日 1 剂，分 2 次服用，早、晚各服 1 次，或每日 3 次，分早、中、晚各服 1 次，为 250mL 左右；儿童可 2 日 1 剂，每日分 2 ~ 3 次服用或少量频服；危重患者应根据病情需要，一次顿服或持续服药以维持药效；病情较缓者，可 2 日 1 剂煎汤代茶饮。治疗呕吐的药物宜小量频服，可减少对胃的刺激，避免大量呕吐。作用峻烈或有毒性的药物，可先服少量，逐渐增加，有效则止。

（三）服药温度

服药温度指中药汤剂的温度或服药时开水的温度，分为温服、热服和凉服。

1. 温服　将煎好的汤剂放温后服用，或将中成药用温开水或温酒、药汁等液态物质送服的方法，称为温服。中药一般多采用温服，可减轻某些药物的不良反应，如瓜蒌、乳香、没药等对胃肠道有刺激，易引起恶心、呕吐等，温服后能缓解上述症状。

2. 热服　将煎好的汤剂趁热服下或将中成药用热开水送服的方法，称为热服。一般理气、活血、化瘀、解表、补益剂均应热服，以提高临床疗效。

3. 凉服　将煎好的汤剂放凉后服用或将中成药用凉开水送服的方法称为凉服。热证用寒药宜凉服；凡属止血、收敛、清热、解毒、祛暑剂均应凉服。

（四）服药护理

服药后应指导患者适当休息，服药期间，必须认真观察其药物反应，特别是药性峻猛的药物，初服之后，更应注意。服药后若出现异常情况，如腹痛、气短、面色苍白、大汗出、脉沉

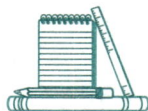

细等，应通知医生，及时处理。

服发汗药后，应多饮热开水、热汤或稀粥，以助药力、助发汗，仔细观察患者的出汗情况，服药期间，食宜清淡；滋补药宜在饭前空腹服用，以利药物吸收，忌食辛辣、油腻、生冷和纤维素多的食物及萝卜、莱菔子、茶叶等；服泻下药应中病即止，邪祛为度，不宜过剂，凡血虚、阴虚火旺者慎用，食宜温通、易消化，以助药力，忌食生冷之品；服驱虫药后，注意观察大便有无寄生虫排出，并记录；服排石药后，嘱患者做跳跃运动，注意大小便中有无结石排出；服用药酒时，切勿过量，以免引起头昏头痛、呕吐、心悸等不良反应；服催吐药后注意观察呕吐物的颜色、质地、气味，服药后仍不能呕吐者，可用手指等刺激咽喉催吐；婴幼儿服药时，可加少量糖类，注意防止药物吸入气管；芳香化湿药入汤剂不宜久煎，食宜清淡，服药后注意观察小便次数、尿量变化及水肿消退情况等，臌胀患者服药前后应分别测体重和腹围，并记录；危重患者服药后，应严密观察其神志、瞳孔、生命体征的变化，四肢寒温及唇面颜色变化情况；闭证患者，可用鼻饲法给药。

三、用药"八法"及护理

中医用药"八法"是清代医家程钟龄在辨证论治原则指导下，总结前人经验，依据疾病阴、阳、表、里、寒、热、虚、实不同的病理性质而概括出对多种病证治疗的8种基本治疗法则。

（一）汗法的护理

汗法，又称解表法，是指通过开泄腠理、调畅营卫、宣发肺气等作用，使在表的外感六淫之邪随汗而解的一种护治方法。汗法主要适用于外感表证初期、疮疡初起、麻疹将透未透及腰以上水肿等病症。汗法分辛温发汗、辛凉发汗、益气发汗、养阴发汗、攻下发汗等药物疗法，以及物理疗法，如汗蒸、药浴、温灸、烫熨、温覆、热饮等。发汗以汗出邪祛为目的，过汗则有伤津耗气之弊。同时由于体质强弱差别，还应注意汗法与补法等其他方法配合应用。临床应用汗法施护应注意以下要点。

1. 表证患者多有畏寒、恶风等症，应注意避风保暖，尤忌汗出当风，以防重感风寒而加重病情。

2. 服药时宜热服，注意温度；服药后宜卧床加盖衣被休息，并以热饮助药力发汗，及时擦汗。服发汗解表药时，禁用或慎用解热镇痛药，如阿司匹林、对乙酰氨基酚等，防止汗出太过。

3. 发汗应以遍身微微汗出为宜，即以汗出邪去为度。若汗出不彻，则病邪不解，需继续用药。若发汗太过，则耗气伤津，易导致亡阳伤阴。

4. 饮食上宜清淡，忌油腻、酸性及生冷食物。

5. 凡脱证、血证和剧烈吐下之后均禁用汗法。

6. 使用汗法，要注意因时、因地、因人制宜。如暑天炎热，腠理开泄，发汗宜轻；冬季严寒，腠理致密，发汗宜重；南方气候炎热，发汗宜轻；北方气候严寒，发汗宜重；体质虚者，发汗宜缓；体质实者，发汗可峻等。

知识链接

张子和汗法

"金元四大家"之一的张子和，治病以祛邪为主，以其善用"汗、吐、下"三法而著称。张氏用汗法所治病症多达20余种，涉及内、外、妇、儿、眼等临床各科病症。

据《儒门事亲》记载，有一年夏天，患者赵明之患久泻不愈，已迁延月余。每发

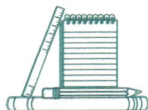

则腹中雷鸣作响，泻下完谷不化。请了许多医生诊治，皆以为"脾胃虚寒"，投用温补收涩之剂，服药后虽能止泻一两日，但不久即复作，医生普遍认为是患者不忌口导致复发。延请张子和后，子和笑曰："春伤于风，夏必飧泄。飧泄者，米谷不化，而直过下出也。"又说："米谷不化，热气在下，久风入中。中者，脾胃也……肠中有风故鸣。"诊患者双手脉皆浮数，于是断为"风邪入中"，且风在表也，采用汗法治疗。他为患者开了麻黄类汤药，又命人用两盆火暗置于室内床下，请患者入室，闭锁门户。约1个时辰，患者汗出如洗。随后，同法再用，减汤药与火盆各半，患者又得微汗。不多时，患者汗渐止，而为患多日的泄泻也随之彻底治愈。

（二）吐法的护理

吐法，又称催吐法、涌吐法，是指使用催吐药或其他能引起呕吐的物理刺激（如羽毛探吐、压舌板或指压舌根引吐），通过涌吐，使停留在咽喉、胸膈、胃脘等部位的痰涎、宿食、毒物等有形实邪从口中吐出的一种护治方法。吐法适用于病位居上、病势急暴、内蓄实邪等证，如中风痰壅、痰邪壅盛的癫狂、宿食壅阻胃脘、毒物尚在胃中等。常用催吐药瓜蒂、藜芦、胆矾等适用于实证；参芦适用于虚证。年老体虚及孕妇等一般应禁用或慎用此法。临床应用吐法施护应注意以下要点。

1. 吐法多用于急剧之证，收效固然迅速，但易伤胃气，故虚证、妊娠、产后一般不宜使用。

2. 药物应小量渐增，采用两次分服法，服第一次已吐者，需与医护人员联系，决定是否继续服用第二次，以防涌吐太过或中毒。

3. 吐法是临床应急情况下采用的方法，一般中病即止，不可久用。涌吐之剂，多属峻猛，应事先向患者交代有关事项，以取得合作。涌吐时，要观察呕吐物的量、色、质，并做好记录。严重呕吐者要注意患者的体温、脉搏、呼吸、血压的变化，必要时给予补液、纠正电解质紊乱等相应处理。食物中毒或服毒者，须保留呕吐物以便化验。

4. 服药后不吐者，可用压舌板等刺激咽喉部，以助药物催吐。

5. 呕吐不止者，根据催吐药的种类不同分别用下列方法处理。服巴豆吐泻不止者，可用冷稀粥解之；因服藜芦呕吐不止者，可用葱白汤解之；若是误服其他有毒物而呕吐不止者，可用甘草、贯众、绿豆汤解之。

6. 涌吐时，应将患者的头偏向一侧，以防呕吐物呛入气道而致窒息。

7. 服药涌吐者，切忌坐卧当风，以防吐后体虚，复感外邪。吐后漱口及清洁口腔。注意调理胃气，控制食量，可食少量流食或易消化饮食，忌食生冷、油腻等不易消化的食物。

（三）下法的护理

下法，是指运用有泻下、攻逐、润下作用的药物，以通导大便、消除积滞、荡涤实热、攻逐水饮及积聚的治疗方法，又称泻下、攻下、通里、通下。它是根据《素问·阴阳应象大论》中"其下者，引而竭之；中满者，泻之于内；其实者，散而泻之"的原则而确立的。凡是胃肠实热积滞，燥屎内结，以及体内蓄水、冷积、瘀血内蓄等邪实之证，而正气未虚者，均可使用。由于证候有热结、寒结、燥结、水结等的不同。故分为寒下、温下、润下、逐水四类。下法可根据病因不同，酌情配伍祛痰药以治痰核、瘰疬、实热老痰所致的癫狂等症。临床应用下法施护应注意以下要点。

1. 运用下法，要严格区分病性寒热虚实及病情标本缓急，防止滥用误用药物。服寒下药期

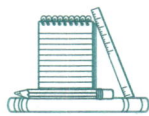

间不能同时服用辛燥、滋补药。服润下药时应配合食疗。泻下作用峻者，久病体虚、妇女胎前产后及月经期应慎用或忌用。

2.运用下法，应中病即止，不可久服。

3.泻下药一般宜早晚空腹服用。

4.服药后有轻微的腹痛是正常现象，待通便后腹痛会自然消失。

5.服药期间应注意严密观察病情及生命体征变化，观察排便次数，排泄物的量、色、质，以及伴随的腹痛等情况。服药后若因泻下太过出现虚脱现象，应及时配合医生积极救治。

6.服药期间饮食宜清淡，易消化，忌油腻、辛辣、硬固食物及饮酒等，多吃水果和蔬菜。

（四）和法的护理

和法，又称和解法，是指通过和解、调和的方法，使半表半里之邪得以解除，或脏腑、阴阳、表里失和之证得以恢复协调的一种护治方法。和法的应用范围较广，不仅用于邪犯少阳的少阳证，也用于肝脾不和、寒热错杂、表里同病、气血营卫失和等内伤杂病。《伤寒论》的小柴胡汤，治温疫的达原饮，治温病似疟的蒿芩清胆汤等，都是这一法则的例方。对内伤杂病气机郁滞等，也适用和法。如肝气郁结而致月经不调用逍遥散，六郁用越鞠丸，均属本法范围。若病邪在表，或邪已入里者，应禁用或慎用和法。临床应用和法施护应注意以下要点。

1.服用小柴胡汤和解少阳时，要注意观察寒热轻重、持续时间及汗出情况，并忌食萝卜，以防破坏人参的药效。服截疟药应在疟疾发作前2～4小时，并向患者交待有关事项。

2.服用调和肝脾的药物期间，应加强情志护理，以防情绪波动而加重病情。

3.用药期间应给予清淡易消化的饮食，以健脾行气消食，忌食油腻及辛辣之品。

（五）温法的护理

温法，亦称温阳法，是指通过扶助阳气、温里祛寒以治疗里寒证的一种护治方法。由于里寒证有部位深浅、程度轻重的差别，故温法有温中祛寒、回阳救逆和温经散寒的区别，主要适用于寒邪凝滞经络，或寒邪直中脏腑，或阳虚内寒，或阳气衰微等证。寒与虚常并存，故温法多与补法配合运用。临床应用温法施护应注意以下要点。

1.运用温法时，要认真辨别寒热真假。真热假寒者禁用，以免妄用温热护理法，导致病势逆变。

2.使用温法时，要因人、因时、因地制宜。如素体火旺或阴虚失血之人、夏季酷暑之季或南方温热之地，用药宜轻，且中病即止；而素体阳虚之人、冬季严寒之季或北方寒凉之地，用药时剂量可适当增加。

3.服用温中祛寒药治疗久病体虚者，由于药力缓慢，见效时间长，应嘱咐患者要坚持服药。

4.服用温经散寒药应注意保暖，切忌受凉。

5.对阳气衰微、阴寒内盛之人，在使用回阳救逆法的同时，要观察患者神志、面色、汗出、脉象及四肢回温情况，对于昏迷患者可通过鼻饲途径给药。

6.温热药物，药性燥烈，服药中若出现咽喉疼痛、舌红、咽干等情况，应及时停药，避免进一步耗血伤津。

7.服药期间注意保暖，宜进食温热，忌食生冷寒凉、厚腻之品。

（六）清法的护理

清法，又称清热法，是指通过清热、泻火、解毒、凉血等，使邪热外泄，以清除里热的一种护治方法。清法适用于一切里实热证，凡热性病，无论热邪在气、在营、在血，只要表邪已解，进而里热炽盛，又无实结者均可用之。因热证有虚实之分，脏腑经络、卫气营血之辨，清

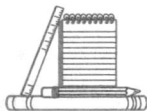

法亦分为各种类型。如清卫分热用辛凉药物解表清热，方选银翘散、桑菊饮等；清气分热用甘寒清气药物，方选白虎汤，或苦寒类如黄连解毒汤重清三焦气热；清营分热用清营汤以清热凉血解毒；清血分热用犀角地黄汤等。以脏腑区分热邪部位，亦有不同清热法代表方剂，如清心火用导赤散；清脾胃火用清胃散、泻黄散；清肺火用泻白散；清肝火用左金丸、龙胆泻肝丸；清肠中火热毒邪用白头翁汤。清法又因热证有虚实之分而可兼用清补法治虚热，如知柏地黄丸泻肾火补肾阴；养阴清肺丸益肺气而滋阴清虚热等。清法在临床上广泛使用，不仅可与补法、泻法合用，也可与温法寒热并用以治疗寒热并见的复杂病症。清法不宜长期使用，对产后体虚、素体阳虚患者尤应慎用。热证容易伤津耗气，故使用清热法时常配伍生津、益气之品。临床应用清法施护应注意以下要点。

1. 运用清法时，要辨清寒热真假。对于真寒假热证，忌用清法，以免误用造成严重后果。

2. 服药后要注意观察病情变化，热邪清除后应及时停药，以免久服损伤脾胃。

3. 清法用于实热证，根据"热者寒之"的原则，护理上必须采用清、寒的护理措施。如饮食、室温、衣被、服药等均宜偏凉，并注意环境安静，以利患者养息。

4. 服药后应注意休息，调畅情志，以助药力发挥作用。

5. 服药期间应给予清淡易消化的流质或半流质食物，并鼓励患者多饮水。

（七）消法的护理

通过消食导滞和消坚散结作用，使气、血、痰、食、水、虫等积聚而成的有形之结渐消缓散的一种治法。消法所泻，主要是病在脏腑、经络、肌肉之间，邪坚病固而来势较缓，且多虚实夹杂，尤其是气血积聚而成之癥瘕痞块，不可能迅即消除，必须渐消缓散。消法也常与补法或下法配合运用，临床上根据病因、病证的各不相同，分消导食积、消痞化癥、消痰祛水、消疳杀虫、消疮散痈等法。年老体弱者、脾胃虚弱者、孕妇等禁用或慎用消法。临床应用消法施护应注意以下要点。

1. 服药期间，要加强病情观察。如服用消食导滞剂，应观察患者大便次数、性状等。若泄泻次数频繁或出现伤津脱液表现时，应立即采取相应措施，并告知医生，积极治疗。

2. 消导类药物均宜在饭后服用。服用消食剂时不可同时服用补益药、收敛药，以免降低药效。消导类药物有泻下或导滞之功效，只作暂用，不可久服，中病即止。

3. 服药期间控制食量，食用清淡易消化食物。

（八）补法的护理

补法又称补养、补益，是补养人体气血阴阳的不足，治疗各种虚证的方法。虚证有气虚、血虚、阴虚、阳虚等不同，补法也分补气、补血、补阴、补阳等，并宜结合五脏之虚补益五脏。根据病情缓急和虚弱程度，又分为峻补与缓补。《素问·至真要大论》曰："虚者补之，损者益之。"《素问·阴阳应象大论》曰："形不足者，温之以气；精不足者，补之以味。"人体的气血阴阳互相依存，各种补法也往往配合使用。如"血脱益气"，补血药中可加用补气药；又如益肾阳为主，辅以益肾阴，使阴阳协调。对于实邪未清的病证不宜用补法，以免因用滋补而使病邪滞留不去。如果病邪未清，正气已虚，可在祛邪药中加入补益药，这是"扶正祛邪"。

运用补法要注意病情的变化，重视辨证，以避免"闭门留寇""虚不受补"及滥用补药之弊。临床应用补法施护应注意以下要点。

1. 服药期间，注意辨明气、血、阴、阳之别，然后进行调护。如阳虚多寒、阴虚多热，应根据阴、阳之虚的不同，合理安排生活起居护理。

2. 补益药多质重味厚，宜文火久煎，煎药前浸泡 1 小时，饭前空腹服用。

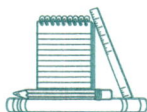

3. 补益药见效缓慢，用药时间长，应鼓励患者坚持服药。如感外邪，应停服补益药。

4. 服药期间，饮食宜清淡、易消化，忌食辛辣、油腻、生冷之品。

5. 服药期间忌食萝卜和纤维素含量多的食物，以减缓排泄，增加机体对药物的吸收。

6. 虚证患者大多处在大病初愈或久病不愈等情况下，由于病程长，加上疗效不甚理想，常易产生急躁、悲观、忧虑等情绪，应做好开导和劝慰等工作。

案例分析

李某长期工作压力大、家庭琐事繁多、生活作息不规律，耗伤心阳，出现头晕目眩、心悸气短、失眠健忘、焦虑乏力、食欲不振、纳少便溏，为脾虚之象，舌色淡、脉细弱，故辨证为心脾两虚证。本证应按照"虚则补之"的原则指导临床护理。

生活起居护理方面：①调睡眠、养形神。李女士平时工作繁忙，缺乏运动，应指导其合理安排作息时间，每天应保证7～8小时的睡眠，并抽出30分钟进行适度的运动，如散步、瑜伽、慢跑等。②顺四时调阴阳。根据四时阴阳变化调整作息时间，适时增添衣物，避时邪养神，以使情绪稳定，心理平和。

情志护理方面：①言语开导。耐心倾听李某的倾诉，让她充分表达内心的烦恼和压力，给予充分的理解和同情，帮助李某认识到自己的负面情绪，并引导她以积极的心态看待工作压力和家庭琐事。②移情解惑。建议李某培养一些兴趣爱好，如绘画、书法、阅读等，在她感到焦虑或压力大时，将注意力从烦恼中转移出来。③情志导引。教授李某一些放松的方法，如深呼吸、冥想、渐进性肌肉松弛等，帮助她缓解身体和精神的紧张状态。④以情胜情。李某因为工作压力大，担心未来家庭经济压力而焦虑，而这些情况并未发生，仅因为患者对未来过度担忧，思虑过度而焦虑不安，无法入眠，根据五行相克规律，怒胜思，适当激发患者的愤怒情绪，以打破其过度思考导致的焦虑和失眠。但需要注意把握好度，不能让其愤怒过度。例如，可以通过让患者表达对某些不合理现象的不满，来转移其过度思考的注意力。

【考纲摘要】

1. 中药煎煮法：煎药容器，汤剂的煎法，中药煎煮时间，特殊煎法适用药物。

2. 服药方法：口服给药服药时间，服药护理。

第四节　中药中毒的解救原则与护理

一、中药中毒的原因

中草药用于防治疾病，在我国历史悠久。但如果使用不当，也会发生中毒或不良反应。引起中毒的原因，主要有使用剂量过大或服用时间过长、炮制不当、制剂服法不当、配伍不当、误服伪品等。此外，还有药不对症、自行服药、个体差异等，也是引起中毒的原因。一旦发生

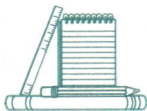

中毒，应立即进行急救，对症处理。

二、常见有毒中药

1. 含生物碱类 马钱子、生川乌、生草乌、雷公藤、附子等。

2. 含毒苷类 夹竹桃、万年青、苦杏仁、桃仁、商陆、蟾酥等。

3. 含毒蛋白类 巴豆、苍耳子、蓖麻子、蜈蚣等。

4. 含毒蕈类 白果、细辛、甘遂等。

5. 含有毒金属元素类 砒霜、朱砂、硫黄、密陀僧等。

三、中药中毒的解救原则与护理方法

（一）立即停止接触及服用毒物

将患者移离有毒现场，安置在空气流通的空间，注意保暖。

（二）迅速清除毒物

1. 清洗 清洗中毒部位如皮肤表面或黏膜，对于非水溶性的毒物，选用适当溶剂。

2. 催吐 中药入口2～3小时，神志清醒能配合者，可用压舌板、手指等刺激咽喉而催吐，可配合使用催吐剂。

3. 洗胃 洗胃是清除胃中残留毒物最有效的方法，除腐蚀性药物中毒外，口服药物中毒在4～6小时者，都应及时、彻底地给予洗胃。在毒物性质未明时选用清水、生理盐水或绿豆汤等，毒物性质明确后，可选择相应的洗胃液，如马钱子中毒可选用碳酸氢钠洗胃，罂粟壳中毒可用3%的过氧化氢溶液洗胃。反复冲洗，直至洗出的溶液澄清无味为止。

4. 导泻 有毒中药在肠道内未被完全吸收之前，可服泻下药，使有毒中药由大便排出，如50%硫酸镁40～50mL或芒硝20～30g或大承气汤等。直至毒物完全从体内排出。

5. 灌肠 如口服有毒中药时间已超过6小时或服泻下药2小时后，还未泄泻者，可采取清洁灌肠法，以清除肠道内的有毒物质，减少吸收。可用生理盐水、0.1%～0.2%肥皂水、硫酸镁溶液或复方大承气汤等灌肠。

（三）促进已吸收毒物的排出

1. 解毒 针对不同的毒物，选用不同的药物或食物，能解除或降低其毒性。《本草纲目》记载，黄连、黑豆、绿豆、甘草、生姜、芫荽等药物均有较好的解毒作用。如生姜、甘草各15g，金银花12g，可解乌头毒。

2. 利尿 绝大多数毒物均由肾脏排出，因此，增加肾脏排泄量适用于大多数中药中毒的患者。在维持足够血容量和具有良好肾功能的情况下，可输入渗透性利尿剂，如甘露醇、呋塞米等，加速毒物的排泄。

3. 透析 适用于出现肾衰和呼吸抑制的患者，可采用血液透析或腹膜透析等方法，使毒物排出体外。

（四）严密观察并记录病情变化

严密监测患者生命体征并观察神志、面色、瞳孔等变化；观察患者各种排泄物的性质、颜色、气味和量的变化；在毒物尚未明确的情况下，及时收集患者的各种排泄物并送检，尽早诊断，以采取相应的措施；详细记录各项指标和情况，做好交接班。一旦发生异常，要及时通知医生并配合抢救。

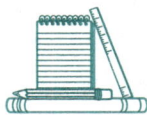

（五）对症护理

若患者表现出烦躁不安、惊厥等，可遵医嘱给予镇静剂，如氯丙嗪、水合氯醛等；若出现呼吸困难，可采取半卧位或坐位，给予氧气吸入；呼吸衰竭时，可遵医嘱应用呼吸兴奋剂；若出现心律不齐时，可给予强心剂治疗，并进行心电监护；若血压下降时，应及时给予升压药治疗；若出现电解质紊乱或酸碱中毒时，应补充水分，纠正电解质和酸碱平衡。

（六）一般护理

保持病室整洁、温湿度适宜；做好口腔护理，尤其是催吐、洗胃时，保持气道通畅，防止误吸；饮食宜清淡，中毒症状消失后可适当补充蛋白质；加强情志护理，避免不良刺激，防止意外发生；合理安排生活起居等。

四、中药中毒的预防

应在医师指导下用药，避免自行盲目用药；对剧毒药物，严格控制剂量，中病即止；注意标明药物名称、药性等，置于安全处，防止错拿、误服；护理人员对中药的性能及可能发生的不良反应，要有清楚的认识。对于有毒副作用的药物，在用药前应将注意事项和使用方法详细向患者或家属交代清楚，严格掌握用药剂量；如药方中有缺药，不能随便用有毒副作用的中药代替；严格掌握炮制工艺，按规程进行漂洗、煎煮、炒制等，将其毒性控制在最小范围内；注意个体差异，及时增减用量；掌握重要配伍方法及用药禁忌，合理配伍，以降低药物毒性及不良反应；药材部门严格药品鉴定，防止使用伪品，严格剧毒中药的使用管理。

复习思考

1. 如何理解中药的性能？
2. 中药的特殊煎煮方法有哪些？
3. 简述中药的服用原则。
4. 方剂组成原则有哪些？
5. 简述中药中毒的解救原则。

扫一扫，知答案

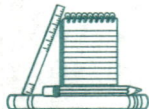

第十章　中医护理原则与一般护理

扫一扫，查阅
本模块 PPT、
视频等数字资源

【学习目标】

1. 掌握中医护理施护求本、扶正祛邪、三因制宜、调整阴阳、调整脏腑、调整气血的基本原则。

2. 熟悉正护与反护、护标与护本、扶正与祛邪的内涵，并能在临床工作中正确选择应用。

3. 了解依据中医护理的基本原则进行临床常见病症的护理。

案例导入

李某，女，42岁，因长期工作压力大、家庭琐事繁多、生活作息不规律，出现了头晕目眩、心悸气短、失眠健忘、焦虑乏力、食欲不振、纳少便溏、舌色淡、脉细弱。

1. 请对该患者进行辨证，为其确定护理原则。

2. 在生活起居护理方面，可以实施哪些具体的护理措施？

3. 在情志护理方面，有哪些有效的情志调节方式？

第一节　中医护理的原则

中医护理的原则是中医治病原则在护理实践中的体现，主要包括施护求本、扶正祛邪、三因制宜、调整阴阳等。

一、施护求本

任何疾病的发生、发展，都是通过若干症状显现出来，通过对外在症状的综合分析去寻找疾病本质，才能确定正确的施护方法。施护求本，是指治疗与护理必须要抓住疾病的本质，辨明病变的根本原因，从而确立相应的治疗与护理措施，这是辨证施护的根本原则。

（一）正护与反护

在疾病发生与发展的过程中，多数疾病的现象与本质是一致的，但有时也会出现一些现象与本质不一致的情况。因此，针对疾病而言，就有正护与反护的不同，在护理过程中，就要通

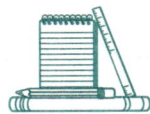

过辨证采取不同的护理方法。

1. **正护** 是指疾病的现象和本质相一致的情况下，逆其本质而选择的一种护理方法。临床上大多数疾病的外在现象和疾病本质是相一致的，如热证见热象、寒证见寒象，故正护是临床上最为常用的护理原则。主要包括以下几点。

（1）寒者热之 是指寒性病证出现寒象，用温热的方法来调护。如表寒证用辛温解表法、里寒证用辛热温里法等。

（2）热者寒之 是指热性病证出现热象，用寒凉的方法来调护。如表热证用辛凉解表法、里热证用苦寒清热法。

（3）实者泻之 是指实性病证出现实象，用攻邪的方法来调护。如食积之证用消导法、水饮停聚证用逐水法、血瘀证用活血化瘀法等。

（4）虚者补之 是指虚性病证出现虚象，用补益的方法来调护。如阳虚证用扶阳法、阴虚证用滋阴法。

2. **反护** 是指疾病的现象和本质不相一致的情况下，顺从其外在假象而选择护理措施的一种护理原则。反护法的实质也是针对疾病的本质而采取的护理法则。主要包括以下几点。

（1）热因热用 是指用温热的方法，护理具有假热症状，但其本质为寒证的真寒假热证。如阴盛格阳证，由于阴寒内盛，阳气被格拒于外，临床既有下利清谷、四肢厥逆、脉微欲绝等真寒之征，又反见身热、面赤等假热之象。因其本质是寒，热象是假，所以就不能用"热者寒之"的方法，而应用温热药治其真寒，里寒一散，阳气得复，而表现于外的假热，亦随之消失。

（2）寒因寒用 是指用寒凉的方法，护理具有假寒症状，但其本质为热证的真热假寒证。如热厥证，因阳盛于内，格阴于外，只现四肢厥冷的假寒症状，但壮热、口渴、便燥、尿赤等热证是疾病的本质，故用寒凉护理方法，假寒自然就消失了。

（3）塞因塞用 是指用补益的方法，护理具有闭塞不通症状，但本质为虚证的真虚假实证。如中气不足，脾阳不运，可致腹胀便秘，应用补益中气、温运脾阳的护理法。

（4）通因通用 是指用通利的方法，护理具有通泄症状，但本质为实证的真实假虚证。如因积滞伤食所致腹泻、因瘀血内滞所致崩漏，应用消食导滞、活血化瘀等攻下的护理法。

（二）标本缓急

标，即现象；本，即本质。"标"与"本"是相对而言的，用以说明疾病过程中矛盾的主次关系。在不同情况下，标与本的含义不尽相同。如就正邪而言，正气为本，邪气为标；就疾病本身而言，病因是本，症状是标。护理的原则以"护本"为其首要，随着疾病变化，病症有先后，矛盾有主次，病情有缓急，处理疾病时就有"急则护标，缓则护本，标本同护"的不同。

1. **急则护标** 是指标病甚急，成为疾病的主要矛盾，如不及时处理，有可能危及生命，或影响疾病的预后，必须先采取紧急措施护治其标。如大出血患者，无论何种原因所致，均应采取紧急措施先止血，对症处理，待血止后再护其本。

2. **缓则护本** 是指当标病不急，或经处理得以缓解的情况下，针对疾病的本质进行的护理。此时病之根本是矛盾的主要方面，病本去则病标自愈。对于慢性病或急性病恢复期患者，如肺痨后期，肺肾阴虚为本，咳嗽为标，在病情稳定的情况下应针对其肺肾阴虚之本加以护理。如出血恢复期，脾胃虚弱为本，出血为标，在病情稳定的情况下应针对其脾胃虚弱之本加以护理。

3. **标本同护** 是指标病本病俱急，在时间、条件上又不允许单独护标或护本时，则标本兼顾，采用标本同护的原则，以提高疗效，缩短疗程。

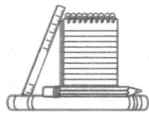

（三）　同病异护与异病同护

同病异护与异病同护是从中医学"同病异治""异病同治"原则中衍生出来的，是辨证施护、施护求本的重要原则，在指导护理实践的过程中起着重要的作用。

1. 同病异护　是指同一种疾病，由于疾病的发生、发展和邪正消长的差异，出现不同的病理变化，或表现为不同的证候，需采用不同的护理方法。如同为感冒，有风寒、风热、暑热、气虚等不同，其护理方法也有不同。

2. 异病同护　是指不同的疾病，在其发生、发展过程中，出现相同的病理变化或同一性质的证候，可采用相同的护理方法。如久痢脱肛、子宫脱垂、胃下垂等，虽是不同的疾病，但辨证均属气陷证，故均可采用补中益气的护治法则。

知识链接

趣味中医小故事

　　华佗是东汉名医。一次，府吏倪寻和李延两人都患头痛发热，一同去请华佗诊治。华佗经过仔细地望色、诊脉，开出两个不同的处方，交给患者取药回家煎服。两位患者一看处方，给倪寻开的是泻药，而给李延开的是解表发散药。他们想：我俩患的是同样的症状，为什么开的药方却不同呢，是不是华佗弄错了？于是，他们向华佗请教。华佗解释道：倪寻的病是由于饮食过多引起的，病在内部，应当服泻药，将积滞泻去，病就会好；李延的病是受凉感冒引起的，病在外部，应当吃解表药，风寒之邪随汗而去，头痛也就好了。两人听了十分信服，便回家将药熬好服下，果然很快都痊愈了。中医强调辨证治疗，若引起疾病的原因不同，那么治疗方法也不一样。

——《三国志·魏志·华佗传》

二、扶正祛邪

疾病的发生与发展是正气与邪气斗争的过程。正气充沛，则人体有抗病能力，疾病就会减少或不发生；若正气不足，疾病就会发生和发展。因此，治疗的关键就是要改变正邪双方力量的对比，扶助正气，祛除邪气，使疾病向痊愈的方向转化。

（一）扶正祛邪的概念

扶正培补正气以愈病的治疗原则，就是使用扶助正气的各种治疗和护理措施，以增强体质，提高机体的抗病力，从而驱逐邪气，以达到战胜疾病、恢复健康的目的。祛邪是祛除病邪以愈病的治疗原则，就是通过解表、攻下、豁痰、破血、利水等方法，以祛除病邪，达到邪去正复、恢复健康的目的。

（二）扶正祛邪在护理中的具体应用

扶正和祛邪是相互联系的两个方面，扶正是为了祛邪，通过增强正气的方法，祛邪外出，从而恢复健康，即所谓"正盛邪自祛"。祛邪是为了扶正，消除致病因素的损害而达到保护正气，恢复健康的目的，即所谓"邪去正自安"。扶正与祛邪是相辅相成的两个方面。因此运用扶正祛邪的治则时，要认真仔细分析正邪力量的对比情况，分清主次，决定扶正或祛邪，或决定扶正祛邪的先后。一般情况下，扶正用于虚证，祛邪用于实证；若属虚实错杂证，则应扶正祛邪并用，但这种兼顾并不是扶正与祛邪各半，而是要分清虚实的主次缓急，以决定扶正祛邪的主次、先后。总之，应以"扶正不致留邪，祛邪不致伤正"为度。具体情况如下。

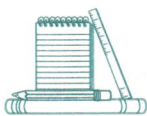

1. 扶正　扶正适用于以正虚为主，而邪不盛实的虚证。如气虚、阳虚证，宜采取补气、壮阳法治疗；阴虚、血虚证，宜采取滋阴、养血法治疗。

2. 祛邪　用于以邪实为主，而正未虚衰的实证。临床上常用的汗法、吐法、下法、清热、利湿、消导、行气、活血等法，都是在这一原则指导下，根据邪气的不同情况制订的。

3. 先攻后补　即先祛邪后扶正。适用于虽然邪盛、正虚，但正气尚可耐攻，以邪气盛为主要矛盾，若兼顾扶正反会助邪的病证。如瘀血所致的崩漏证，因瘀血不去，出血不止，故应先活血化瘀，然后再进行补血。

4. 先补后攻　即先扶正后祛邪。适用于正虚邪实的虚实错杂证而正气虚衰不耐攻的情况。此时先祛邪更伤正气，必须先用补法扶正，使正气渐渐恢复到能承受攻伐时再攻其邪。如臌胀病，当正气虚衰为主要矛盾，正气又不耐攻伐时，必须先扶正，待正气适当恢复，能耐受攻伐时再泻其邪，才不致发生意外事故。

5. 攻补兼施　即扶正与祛邪并用。适用于正虚邪实，但二者均不甚重的病证。具体运用时必须区别正虚邪实的主次关系，灵活运用。如以正虚为主要矛盾，单纯用补法又恋邪，单纯攻邪又易伤正，此时则应以扶正为主兼祛邪。如气虚感冒，则应以补气为主兼解表。若以邪实为主要矛盾，单攻邪又易伤正，单补正又易恋邪，此时治当以祛邪为主兼扶正。

总之，扶正祛邪原则在护理上具体运用时，要注意扶正不留邪和祛邪不伤正。如急性病期病员，应有忌食补养之食品或药品，以防留邪；表证患者在用汗法祛邪时，应以周身汗出为度，切忌大汗淋漓而伤正；阳明腑实证患者采用通里攻下法时，应以腑通热退汗止为宜，不可腹泻频数而伤正等。总之，在临床运用扶正祛邪的护理原则时，应根据疾病的实际情况，灵活掌握运用。通过扶正使正气加强，通过祛邪能排除病邪的侵害和干扰，达到邪去正安之目的。

三、三因制宜

中医学认为，疾病的发生、发展与转归受多方面因素的影响，如时令气候、地理环境、体质强弱、年龄大小等，因而在护理上须依据疾病与气候、地理、患者三者之间的关系，制定相适宜的护理原则与措施，才能取得预期的治疗效果，这是中医学的整体观念和辨证论治在治疗上的体现。由于疾病的发生发展，由多方面因素决定，尤其因人体禀赋不同，对疾病影响更大，因此，在临床护理中，要学会全面看问题，除了掌握一般护理原则外，还要根据具体情况进行具体分析，掌握每一个患者每一个疾病的特性，要知常达变，灵活运用。

（一）因人制宜

因人制宜就是要重视个体差异，患者有年龄、性别、体质等的差异，所以，在患病时就表现出不同的病理反应，因而在护理时，也要采取不同的方法进行护理。

1. 年龄　不同年龄具有不同的生理和病理特点。小儿生机旺盛，但气血未充，脏腑娇嫩，患病易寒易热，易虚易实，病情变化较速，但接受治疗的药效反应也较快，故小儿用药剂量轻小，一般不宜用峻泻、涌吐及大温大补的药物。老人生机减退，气血亏虚，患病多虚证，或虚实夹杂，用药剂量也比青壮年较轻，补益药较多用，祛邪峻猛药也须慎用。青壮年气血旺盛，发育成熟，脏腑功能趋于稳定，对各类疾病的抵抗力也强，在患病时，多表现为邪正搏斗激烈的实证、热证，治疗用药禁忌相对少些，攻邪药较多使用，但得病邪清除，身体很快康复。

2. 性别　男女性别不同，各有其生理和病理特点。妇女有经、带、胎、产等情况，治疗时必须加以考虑。如月经期和妊娠期，对峻下逐水、祛瘀破血、滑利走窜和有毒性的药物，当慎用或禁用。

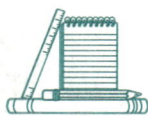

3. 体质　一般人身体的素质多有强弱与寒热之偏，对偏于阳盛或阴虚之体，慎用辛温燥热之剂；偏于阳虚或阴盛之体，慎用寒凉伤阳之药。一般体质强壮的人，用药剂量可相对重些，体质瘦弱者，用药剂量也相对减轻。

在药量上，成人用量大于儿童，在同一条件下，不同体质的人患同样疾病，男、女、老、少用量也不尽相同，强壮的人药量宜稍大，虚弱之体药量宜稍轻。每个人的身体素质有阴阳虚实之别，对阴虚之体者应慎用温燥药，阳虚之体者慎用苦寒药，脾虚之体者慎用滋腻药。妇女又应有经、产、胎、带的生理与病理变化，在护理中都应予以注意。

（二）因时制宜

根据不同季节气候特点确定保健、养生、用药、护理的原则称为因时制宜护理。因时制宜除了对季节不同的护理外，还要注意患者昼夜间的不同变化而给予不同的护理。一般疾病都是昼轻夜重。

根据季节气候的特点制定适宜的护理方法。如四季气候不同，各季节的常见病、多发病的临床表现也各有其特点。如感冒病，因夏季雨水较多，湿气盛，故感冒多兼湿邪，临床表现有肢体沉重、呕恶腹胀、苔厚而腻，治疗须兼以化湿；秋季雨水较少，燥气盛，故感冒多兼燥邪，临床表现有鼻干咽燥，干咳少痰，苔薄少津，治疗须兼以润燥。

四时气候变化是有春温、夏热、长夏湿、秋燥、冬寒等规律的，人体为了适应气候变化规律，在生理上出现相应的改变，但气候变化如果超过了人体的适应能力，或是由于人体的调节功能不能及时对自然界的气候变化做出适应性调节时，就会发生疾病，所以在护理时就应根据季节的特点，采取不同的措施。如夏天人体肌腠疏泄，汗出较多，受风寒而外感时，在用药上不宜过用辛温，以防开泄太过，损伤津气，在护理上尤为重视补充津液、清降暑热；冬天则腠理致密，不易发汗，风寒外感时可适当重用辛温，以利病从汗解，在护理上尤为重视保暖防风，饮食热粥以助汗，使寒从汗解。

（三）因地制宜

按照地域环境与生活习惯的不同，而制定适宜的治疗方法。不同地区的自然环境，如气候、水土及生活习惯，对人体的生理活动和病理变化有着不同的影响，治疗护理也有所差异。如气候寒冷、干燥少雨的高原地区，外邪致病多为寒邪、燥邪所致，治疗宜用辛温滋润的药物。炎热多雨、地势低洼、气候潮湿的地区，外邪致病多为湿邪、热邪所致，治疗宜用清热化湿的药物。如同属外感风寒，发于严寒地区，用辛温解表药剂量较重，麻黄、桂枝等药常用；发于东南温热地区，用辛温解表药剂量较轻，或选荆芥、防风、生姜、葱白等药，而少用麻黄、桂枝等。此外，某些地区还有些地方病，治疗时应根据不同的地方病，采用适宜的方法。

不同的地理环境与生活习惯，可以直接影响到人体的生理与病理变化，因此，运用地理环境与生活习惯的特点来确定临床护理、保健及用药的原则，称因地制宜。如南方夏季时间较长，天气炎热，小儿易患暑热证，护理时应注意室内通风，保持凉爽，宜多给西瓜、甘蔗、荸荠，以及绿豆汤、酸梅汤、各种果汁等清凉饮料。而北方冬季较长，天气寒冷干燥，小儿易患肺炎喘嗽，故须注意小儿的衣着要寒温适宜，保持室内空气新鲜、温暖、湿润，避免汗出当风等。另外，有些疾病与地理环境有密切关系，称为地方性疾病。

由于地区不同，气候和生活习惯各异，在护理上也有所别。如西北高原地区，气候寒冷，干燥少雨应多食肉食、酥油茶、牛羊乳品及生津止渴透表的水果和饮料，并注意保暖，防止冻伤；东南地区，温热潮湿多雨，病多痈疡疖肿，护理上做好防暑降温和祛湿等工作，并讲究个人卫生，多食扁豆、绿豆、苦瓜、冬瓜、西瓜等祛暑利湿之品。

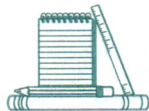

总之，三因制宜充分体现了中医护理的整体观念和辨证施护在实践应用中的原则性和灵活性。只有从整体观念出发，对具体情况进行具体分析，运用因时、因地、因人制宜的原则，才能取得满意的治疗效果。

四、调整阴阳

所谓调整阴阳，是针对机体阴阳偏盛偏衰的变化，采取损其有余、补其不足的原则，使阴阳恢复到相对的平衡状态。从根本上讲，人体患病是阴阳间协调平衡遭到破坏，出现了偏盛偏衰的结果，故调整阴阳、"以平为期"是中医治疗、护理疾病的根本法则。

（一）损其有余

所谓损其有余是指阴或阳的一方偏盛有余的病证，应当用"实则泻之"的方法来治疗。

1. 抑其阳盛　"阳盛则热"所致的实热证，应用清泄阳热，"治热以寒"的法则治疗。

2. 损其阴盛　"阴盛则寒"所致的实寒证，应当温散阴寒，"治寒以热"，用"寒者热之"的法则治疗。

由于阴阳是互根的，"阴盛则阳病"，"阳盛则阴病"。在阴阳偏盛的病变中，如其相对一方有偏衰时，则当兼顾其不足，配以扶阳或滋阴之法。

（二）补其不足

所谓补其不足是指对于阴阳偏衰的病证，采用"虚则补之"的方法予以治疗的原则。病有阴虚、阳虚、阴阳两虚之分，其治则有滋阴、补阳、阴阳双补之别。

1. 阳病治阴，阴病治阳　阳病治阴适用于阴虚之证，阴病治阳适用于阳虚之候。"阴虚则热"所出现的虚热证，采用"阳病治阴"的原则，滋阴以制阳亢。"阳虚则寒"所出现的虚寒证，采用"阴病治阳"的原则，阴虚者补阴，阳虚者补阳，以平为期。

2. 阳中求阴，阴中求阳　根据阴阳互根的理论，临床上治疗阴虚证时，在滋阴剂中适当佐以补阳药，即所谓"阳中求阴"。治疗阳虚证时，在助阳剂中，适当佐以滋阴药，即谓"阴中求阳"。因阳得阴助而生化无穷，阴得阳升而泉源不竭。故临床上治疗血虚证时，在补血剂中常佐以补气药；治疗气虚证时，在补气剂中也常佐以补血药。

3. 阴阳双补　由于阴阳是互根的，所以阴虚可累及阳，阳虚可累及阴，从而出现阴阳两虚的病证，治疗时当阴阳双补。由于阴阳是辨证的总纲，疾病的各种病理变化都可用阴阳失调加以概括，因此，从广义来讲，解表攻里、升清降浊、补虚泻实、调理气血等治疗方法，都属于调整阴阳的范围。

第二节　中医一般护理

一、生活起居护理

生活起居护理是指患者在患病期间，护理人员根据病情予以生活起居方面科学合理的指导和护理。其目的是保养患者的正气，调整机体内外阴阳的平衡，增强机体抗御外邪的能力，有利于患者尽早恢复健康。

（一）起居有常

1. 顺应四时，平衡阴阳　中医学认为，人与自然界是一个有机的整体。《黄帝内经》指

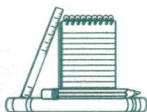

出"人以天地之气生，合四时之法成"，"人与天地相应"，因此在护理健康教育中，应根据四时阴阳变化和自然界的规律，指导患者生活起居。自然界有春、夏、秋、冬四季变化，春夏属阳，秋冬属阴，其气候规律一般为春温、夏热、秋燥、冬寒。人体的生理活动也会随着季节的变换而改变，以适应自然规律，保持机体内外环境的协调统一，祛病延年。若不顺应其变化，则可导致疾病的发生或加重，因此在护理中应遵循"春夏养阳，秋冬养阴"的原则，春夏季节应指导患者夜卧早起，适当午睡，以顺应自然界阳盛阴衰的变化，保护阳气不要过分消耗；秋季应早卧早起，以顺应阳气之收，使肺气得以舒展；冬季阴气极盛，寒风凛冽，则需早卧晚起，保证充足的睡眠时间，以利于阳气潜藏、阴精积蓄。

2. 睡眠充足，适当锻炼　"服药千朝，不如独眠一宿"，睡眠不足，易损伤正气。患者应有充足的休息和睡眠时间，要督促患者养成按时就寝、按时起床的规律作息。重症患者则应卧床休息，但要避免昼息夜作，阴阳颠倒。睡前要神志安定，平心静气，用热水泡脚、饮温热牛奶及足底按摩有助于睡眠。在病情允许的情况下，凡能下床活动的患者每天都应保持适度的活动与锻炼。适度的活动能使气血流畅，筋骨坚实，提神爽志，增强抵御外邪的能力，有利于机体功能的恢复，尤其对脑力劳动者，适度的运动更能促进疾病的康复。

3. 慎避外邪，形神共养　患病之人正气虚弱，易于感受六淫和疫疠之气等外邪的侵袭。在生活起居护理中应遵循"虚邪贼风，避之有时"的原则。指导患者根据四时气候的变化及时添减衣物，在反常气候或遇到传染病流行时，要注意避之有时，或采取其他方式提高机体抗病能力，避免外邪的侵袭。在生活起居护理中，既要注意形的保养，更要注意神的调摄。形是神的物质基础，神是形的外在表现，两者密切相关，相辅相成。所谓养形，是指通过适当的休息和活动，提供充足的营养，对人的五脏六腑、气血津液、四肢百骸、五官九窍等形体进行摄养和护理；所谓养神，是指应用各种方式调节患者的情志活动，使其达到情绪稳定、心平气和的精神状态，以利于疾病的康复。

（二）环境适宜

1. 自然环境　良好的自然环境，应气候适宜，阳光充足，空气清新，水源洁净，景色秀美。如绿色的环境能给人以清洁、舒畅、富有生气的感觉，对人的心理起到调节、镇静作用，有益于人体的新陈代谢活动。空气新鲜，环境美好的山地、海滨、森林、溪流等地方特别能使人与大自然协调一致。

2. 居室环境　居室安静，通风整洁，适宜的温湿度，适度的光线。保持安静、避免噪声，噪声的刺激常使患者心烦意乱，尤其是心气虚患者常因突然的声响而心悸不已。护理人员应设法消除嘈杂之声（不能超过 40～60 分贝）。病室保持通风，通风次数和时间，应根据季节和室内空气状况而定；每天至少通风 1～2 次，切忌对流风（素体虚弱、阳虚、易受风邪侵袭者尤甚）。病室陈设要简单、实用、易清洁、易搬动；病室内定期消毒，保持地面、床、椅等用品的清洁；患者注意个人卫生。

3. 治疗环境　保持温、湿度适宜及适度的光线。

（1）温、湿度适宜　室内温度以 18～22℃为宜。适宜的温度，可减少身体的消耗。阳虚、寒证患者或年老体弱者，多恶风畏寒，室温宜稍高；阴虚、热证患者或青壮年，多燥热喜凉，室温宜偏低，湿度以 50%～60% 为宜。湿度过高，可使汗液蒸发受阻，患者会感到胸闷、困倦、乏力。阴虚、燥证患者湿度可适当偏高。湿度过低，室内过于干燥，患者会感到口干唇燥、咽喉干痛（阴虚肺热者，可出现呛咳不止）。阳虚、湿证者湿度宜偏低。

（2）适度的光线　适当的光照给患者在视觉上带来舒适、欢快和明朗的感觉，对康复有利。

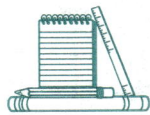

日光不宜直射患者面部。中午患者休息时，应拉上窗帘，使光线偏暗，以保证午睡。对于感受风寒、风湿、阳虚及里寒证的患者，室内光线宜充足。对于感受暑热之邪侵犯的热证患者，阴虚及肝阳上亢、肝风内动的患者，室内光线应稍暗。有眼病的患者室内用深色窗帘，避免对眼睛的刺激。

（三）劳逸有度

劳逸有度是指在病情允许的情况下，患者要保持适度的活动和休息，动静结合，从而达到形健而神旺的一种方法。人的体力活动包括劳动和运动两个方面，坚持适度的体力活动，可调畅气血、流通血脉、滑利关节，从而增强机体的抗病能力。《素问·宣明五气》指出"五劳所伤……久卧伤气，久坐伤肉，久立伤骨，久行伤筋"。

精、气、神是人体三宝，正常的活动可使机体精气充沛而神旺，经络通常，气血调和，肢节滑利，增强体质，提高抗病能力。孙思邈在《备急千金要方》中指出："养性之道，常欲小劳，但莫大疲及强所不能堪耳。"护士应指导患者经常参加适度的劳作和运动，但不宜过于疲劳，不能勉强做力所不能及的运动，同时也应指导患者不能因病而久坐久卧，久卧则阳气不伸而伤气，久坐则血脉灌输不畅而伤肉。劳逸结合的程度应遵循"动静结合""形劳而不倦"的原则，根据病情的轻重和患者体质的强弱而定。慢性病或恢复期患者每晨可做户外运动，如打太极拳、散步、慢跑、做保健操等，以舒筋活络，调和气血；急性期和危重患者则应卧床休息，病情好转后可在床上做适当的活动，如抬腿、翻身，以促进血脉流通，加快病情痊愈。

二、情志调护

情志调护是指以中医基础理论为指导，以良好的护患关系为桥梁，应用科学的护理方法，改善和消除患者不良情绪状态，从而达到预防和治疗疾病目的的一种方法。

（一）情志调护基本原则

1. 诚挚体贴，全面照顾　由于角色、环境改变，患者的情志状态和行为不同于正常人，常常产生焦虑、紧张、悲观、抑郁等情绪。护理人员应运用多学科的知识来处理患者的心理反应，了解患者日常生活情况、对自己疾病的看法、存在的思想问题、家庭角色关系、人际交往等情况，调动其主观能动性和积极性，帮助其树立战胜疾病的信心，以和蔼、诚恳的态度，同情、关怀的心情，协助患者适应新的社会角色。

2. 因人施护，有的放矢　患者由于家庭、职业、年龄、经济条件、知识经验、生活阅历、性格的不同，以及所患疾病和病程长短的不同，其心理状态也不同，因此，在情志护理过程中，应特别强调根据患者的遗传禀赋、性别年龄、自然条件、社会环境、精神因素等特点因人施护。

3. 乐观豁达，怡情养性　修身养性，保持心情舒畅，能使机体气顺神安、气血调和、脏腑功能平衡协调，从而有益于健康。对患者而言，不管其病情如何，乐观豁达的心情均有益于疾病的康复。

4. 避免刺激，稳定情绪　人患病时，适应噪声的能力减弱，而安静的环境则能使患者心情愉快、身体舒适、睡眠充足、饮食增加，有利于疾病的康复。因此护理人员在说话、行动与工作时应特别注意四轻：说话轻、走路轻、操作轻、关门轻。对于前来探视患者的亲朋好友，可根据患者的具体病情，提醒探视者保持言语平和、情绪稳定，以免给患者带来各种不良刺激。

（二）情志调护基本方法

以中医形神理论和藏象五志论为基础，喜、怒、忧、思、悲、恐、惊七情，概括了复杂情志过程的基本形态、情绪、情感等心理活动。要预防七情致病，就必须保持心情舒畅，精神乐

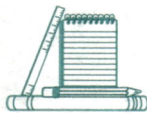

观，避免七情过激。

1. 言语开导　中医学应用言语开导方法进行心理治疗历史悠久，早在秦汉时期就已初步形成了较为系统的理论，并运用于临床实践。例如，《灵枢·师传》中指出："人之情，莫不恶死而乐生，告之以其败，语之以其善，导之以其所便，开之以其所苦。虽无道之人，恶有不听者乎？"这就阐述了言语开导的机制和具体实施方法。应用言语开导法，宜针对患者的病情及其心理状态、情感障碍等，采取语言交谈方式进行说理疏导，以消除其致病因素，纠正其不良情绪和情感活动。

2. 以情胜情法　以情胜情法是以中医五行相克理论为依据创立的独特的情志护理方法，即有意识地采用一种情志抑制另一种情志，达到淡化甚至消除不良情绪的目的，以恢复正常精神状态的一种护理方法。根据五行相克的规律，怒胜思，思胜恐，恐胜喜，喜胜悲，悲胜怒。比如对于突然或过度喜悦所造成的精神散乱施恐怖以治之，即对患者骤然施以平素畏惧的事物，则有以水折火之效。"范进中举"的案例正说明了这一方法的有效性。但应注意，临床运用时并不能完全按照五行制胜的原理简单机械地生搬硬套，而应具体情况具体分析。

3. 移情解惑法　移情，指排遣情思，使思想焦点转移他处。在护理工作中，主要指采取一定的措施，将患者的精神注意力从疾病转移到其他方面。常用的移情方法包括运动、音乐欣赏、书法绘画、读书赋诗、种花养鸟、下棋垂钓及外出旅游等。在这些方法中，音乐欣赏及书法绘画对陶冶情操最为有益。

解惑，是通过一定的方法，解除患者对事物的误解和疑惑，从而恢复健康。俗语说"病者多疑"，特别是性格抑郁、沉默寡言的患者更为突出。患者常常产生各种各样的疑惑或猜测，或小病疑大，或轻病疑重，或久病疑死，最终疑虑成疾。"杯弓蛇影"便是典型的案例。所以，在护理工作中，应经常与患者一起分析病情，阐明原理，以解除其精神负担，使患者从迷惑中解脱出来。

4. 顺情从欲法　顺情从欲法是指顺从患者的意志、情绪，满足患者心身需要的一种情志护理方法。适用于当某种欲望未能得到满足，遂致内怀深忧而生情志病变。护理人员应与患者家属一起，尽量满足患者合理的意愿和需求。例如有的患者想多了解疾病相关知识，护理人员应耐心为其讲解。

5. 情志导引法　中医学认为，"心动则神摇，心静则神安"。情志导引法是我国古代医疗与导引融为一体的独特方法，以自我训练为特点，具有调和气血之功。常用的有气功疗法、以意导引法、行动导引法、吐音导引法等。

（三）患者自我情志调节方法

1. 保持心情舒畅　情绪乐观，心胸宽广，性格开朗，精神愉快，可使营卫流通，气血和畅，生机旺盛，身心健康。《遵生八笺》说："安神宜悦乐。"通过各种情趣高雅、动静相参的娱乐活动，如音乐欣赏、书法绘画、读书赋诗、种花养鸟、弈棋垂钓及外出旅游等，可以颐养心情，舒畅情怀，修养道德，陶冶情操，克服禀赋、年龄及文化教育背景对情志活动的不良影响，从而远离疾病，达到延年益寿的目的。到了明代，养生学家石天基总结出保持心情舒畅的"六常存"。

（1）常存正觉心　知邪与正，明是与非，正邪不两立，是非勿混淆。保持觉悟，维护正气，心眼明亮，自然去除烦恼纠纷。石天基说："学人唯具觉心，诸幻自退，譬如日色当空，昏暗自明。得此妙法，不独病痊，而且寿长。"

（2）常存善良心　心地善良的人，常以助人为乐，无害人之心，举一念、出一言、行一事都要想到有利于人否，有损于人否，人邪我正，人恶我善；人生事，我息事；人害人，我为人。

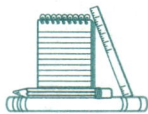

如此问心无愧，自然心理恬适。

（3）常存欢喜心　随遇而安，随意自适，不做过头事，不伤和气心，如白居易诗言："随富随贫且欢乐，不开口笑是痴人。"

（4）常存和悦心　仁义和为贵，待人和蔼，谦虚谨慎，胸怀开阔，宽宏大量，不斤斤计较，不耿耿于怀。以和悦之心待人，人乐己也乐。

（5）常存安乐心　凡人一生，每遇不如意之事，要善于排除，要与更甚之事比之，心即坦然而安乐。如阎非台先生妙语："进一步想，由此而少彼，缺东而少西，时刻过去不得；退一步想，只吃这碗饭，只穿这件衣，俯仰宽然有余。"此即"退一步海阔天空"，"知足常乐心坦然"之意。

（6）常存安静心　安静之心即不妄想、不探求、不患得患失。石天基说："嗜欲若少，则心自安静，试看深山穷谷之中，人多长寿者，嗜欲少而心常安静所致也。"

2. 避免七情过激　稳定和谐的情绪一般不会致病，而且有利于人体的生理功能，情志只有在过激时才会成为致病因素，因此，调和情志，避免七情过激是避免患者七情内伤的重要方法之一。

（1）喜　喜是人对外界信息良性的反应，喜乐适度对于心的生理功能是有益的，但若喜乐太过或不及，则均可使心神受伤。如喜乐太过，会使人心神涣散，神不守舍；喜乐不及，则使人情绪易悲，精神不振。

（2）怒　怒是人的情绪激动时所产生的一种情志变化，属于不良的情志刺激。当大怒或暴怒时，可使阳气升发太过，血随气逆则呕血，甚至猝然昏倒不知人事。

（3）悲　悲和忧均属不良情绪变化，对人体的主要影响是使气不断地受到损耗，尤其易损伤肺气，出现气短胸闷、意志消沉、精神萎靡、倦怠乏力等症状。

（4）思　思为脾志，但亦与心主神明有关。适度的思，能强心健脑，有易于健康；若思虑过度，所思不遂，则可影响气的正常运行，引起脾胃功能失调。

（5）惊与恐　惊与恐也属不良情志刺激，可导致机体心神受损，肾气不固，出现心神不定、手足无措、下焦胀满、遗尿等症状，甚则心惊猝死。

护理人员应鼓励患者表达自己的想法、观点和感受，同时表示理解、同情和乐于倾听，使患者感到自己是安全的、被人信任的，从而增强其继续交流的信心和兴趣。护理人员还应以真诚、热情、友善的态度对待患者，尊重患者的权利和人格，引导患者发现自己的问题，鼓励患者进行自我指导、自我克服和自我改善，避免七情过激，以预防和治疗七情内伤。

复习思考

1. 护理原则包括哪些内容？

2. 扶正和祛邪的概念各是什么？

3. 三因制宜包括哪些内容？

4. 调整阴阳的护理意义是什么？

5. 试述情志护理在临床护理中的意义。

扫一扫，知答案

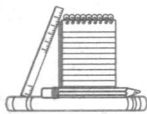

第十一章　中医养生保健与食疗

扫一扫，查阅
本模块 PPT、
视频等数字资源

【学习目标】

1. 掌握不同体质人群的调护方法。

2. 熟悉中医九种体质的特点和饮食调护的原则。

3. 了解运用饮食养生保健及体质分类为患者制订护理方案。

案例导入

李女士，38 岁，教师。半年前因工作劳累感觉精神不振，困倦、乏力，稍微活动就出汗，说话声音低微，每次给学生讲课后感觉症状加重。舌淡红、有齿痕，苔薄白，脉细弱。

1. 请分析该患者属于哪种体质。

2. 请为其制订饮食调养方案。

第一节　中医体质辨识与保健

中医学认为，体质现象是人类生命活动的一种重要表现形式，与健康和疾病密切相关。中医体质学研究不同体质类型与疾病的关系，强调体质的可调性，从改善人体体质入手，为改善患病个体的病理状态提供条件。临床实践活动中，在体质辨识的基础上建立疾病的防治措施和治疗手段，针对体质特征采取相应的治疗措施，充分体现了以人为本、因人制宜的思想。2009年 4 月 9 日，中华中医药学会正式发布《中医体质分类与判定》标准，该标准将体质分为平和质、气虚质、阳虚质、阴虚质、痰湿质、湿热质、血瘀质、气郁质、特禀质九种类型，为相关疾病的防治、养生保健、健康管理提供了依据。

一、体质的概念和形成

（一）体质的概念

体质，即指人体的质量，又称禀赋、禀质、气禀、形质。"体"，指个体、身体、形体；"质"，指质量、素质、性质。体质的概念是指人体生命过程中，在先天禀赋和后天影响的基础

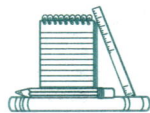

上所形成的形态结构、生理功能和心理因素方面综合的、相对稳定的固有特性。体质是先后天共同作用的结果，既有父母的遗传因素影响，又受外界环境、年龄、性别及生活习惯等各方面的影响。体质具有相对稳定的特性，个体体质的形成，需要一个较长的过程。体质具体包括人的身体形态、新陈代谢的功能、身体素质、运动能力、心理状态、对环境的适应能力和抵抗力等。体质没有好坏、优劣之分，只是人在自然、社会、人文环境作用下形成的相对稳定的特性或状态。

（二）体质的形成

体质的形成是机体内、外环境多种复杂因素共同作用的结果，先天和后天因素都对体质的形成和影响产生作用。

1. 先天因素　先天因素，也称禀赋，指婴儿出生前在母体内所禀受的一切特征。医学中的先天因素，包括父母双方所赋予的遗传性，胎儿在母体内发育过程中的营养状态，以及母体在此期间所给予的各种影响。同时，父方的元气盛衰、营养状况、生活方式、精神因素等都会影响"父精"的质量，从而影响子代体质的强弱。

2. 后天因素　后天是指人从出生到死亡的生命历程。后天因素是人出生之后赖以生存的各种因素的总和。后天因素又可分为机体内在因素与外界环境因素两方面。机体内在因素主要有性别、年龄、心理因素。外界环境因素则包括了人从胚胎到生命终结所处的自然环境和社会环境。自然环境主要包括生活环境、生产环境和食物链环境等一切客观环境；社会环境则主要包括政治、经济、教育、文化等环境要素。总之，性别、年龄变化、精神因素、膳食营养、疾病损伤、气候条件、社会生活等后天因素均参与并影响体质的形成和发展。

二、体质的分类及特征

（一）平和质

1. 定义　平和质又称平和体质，是人最稳定的、最健康的体质。平和体质的个体，其体态适中，精力充沛，脏腑功能强健壮实。平和体质占人群比例约为 1/3，男性多于女性，随着年龄增大，平和体质的人越来越少。

2. 成因　先天禀赋良好，后天调养得当。

3. 体质特征　形体特征为形体匀称、健壮。心理特征为性格开朗、随和。常见表现为面色、肤色润泽，头发稠密有光泽，两目有神，鼻色明润，唇色红润，味觉正常，精力充沛，抗疲劳，耐寒热，睡眠良好，食欲佳，二便正常，舌色淡红，苔薄白，脉和缓有力。对外界环境适应能力和发病倾向为对自然环境和社会环境适应能力较强，平常较少生病。

（二）气虚质

1. 定义　气虚质是指当人体脏腑功能失调，气的化生不足时，表现出以语声低微、气短懒言、体倦乏力等气虚表现为主要特征的体质状态。

2. 成因　先天禀赋不足，后天失养所致。如孕育时父母体弱及早产、喂养不当、长期饮食失调、情志不畅、久病、过度疲劳、年老体弱等。

3. 体质特征　形体特征为形体消瘦或偏胖，肌肉松软。心理特征为情绪不稳定、性格偏内向，胆小，不愿冒险。常见表现为平日气短懒言，精神不振，肢乏体倦，语音低怯，易出汗，舌淡胖有齿痕，脉象虚缓；或两目无神，口唇色淡，发无光泽，头晕健忘，小便偏多，大便不成形。对外界环境适应能力和发病倾向为不耐暑邪、寒邪、风邪，易感冒，易患内脏下垂、虚劳等疾病。

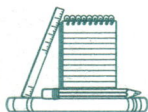

（三）阳虚质

1. 定义　阳虚质是指机体的阳气虚损，失于温煦，以形寒肢冷等虚寒表现为主要特征的体质状态。

2. 成因　阳虚质多因先天禀赋不足，加上后天饮食失养，或劳累过度而内伤，或久病损伤阳气等因素造成。

3. 体质特征　形体特征为多见身体肥胖，肌肉松软。心理特征为性格内向、沉静。常见表现为肢冷畏寒，手足不温，饮食喜热，睡眠多，精神不振，舌淡胖有齿痕，脉沉迟，或口唇色淡，眼睑晦暗，易脱发，自汗，小便清长，大便溏泄。对外界环境适应能力和发病倾向为喜热不喜寒，易感寒邪、湿邪，发病多为寒证，易患痰饮、泄泻、阳痿。

（四）阴虚质

1. 定义　阴虚质是指当脏腑功能失调时，体内阴液不足，阴虚生内热，机体表现为濡养不足、虚热干燥、虚火躁扰不宁的体质状态。

2. 成因　阴虚质常由燥热之邪外侵或过食温燥之物、房事不节、忧思过度、久病等因素造成。

3. 体质特征　形体特征为形体多消瘦。心理特征为性格外向，脾气急躁，活泼好动。常见表现为手足心热，口燥咽干，口渴喜冷饮，舌红少津，大便干燥，或面色潮红，两目干涩，皮肤干燥，眩晕耳鸣，睡眠差。对外界环境适应能力和发病倾向为不耐热邪，不耐燥邪，发病多为阴亏燥热。

（五）痰湿质

1. 定义　痰湿质是指由于人体脏腑功能失调，导致水湿停聚，聚湿成痰而成痰湿内蕴，以黏滞重浊为主要特征的体质状态。

2. 成因　痰湿质常由素体胃热、饮食不节、寒湿侵袭、缺乏运动、年老久病等因素造成。

3. 体质特征　形体特征为形体多肥胖，腹部肥胖松软，肌肉松弛。心理特征为性情偏温和，谦让豁达，处事稳重，善于忍耐。常见表现为汗出而黏，痰多胸闷，或眼睑微浮，面色少华，容易困倦，舌体胖大，舌苔白腻，身重不爽，喜食肥甘厚味。对外界环境适应能力和发病倾向为不适应湿热环境，易患消渴、胸痹、脑卒中。

（六）湿热质

1. 定义　湿热质是指由于人体遭受湿热侵袭，造成脏腑功能失调，或体内水湿内停，从湿化热，机体表现为面部油光，多生痤疮粉刺，口苦、口臭的体质状态。

2. 成因　湿热质常由先天禀赋、嗜烟酒、常熬夜、情绪压抑、肝气郁结、滋补不当、生活环境等因素造成。

3. 体质特征　形体特征为形体偏胖。心理特征为性格急躁，易怒。常见表现为面垢油光，多发痤疮粉刺，目赤心烦，身重困倦，舌质偏红，苔黄腻，脉滑数，便燥结或黏滞，小便短黄，男子易阴囊潮湿，女子易带下增多。对外界环境适应能力和发病倾向为不适应气温偏高的湿热环境，易患火热、黄疸、疮痈疔毒。

（七）血瘀质

1. 定义　血瘀质是指体内有血液运行不畅的潜在倾向或瘀血内阻的病理基础，以血瘀表现为主要特征的体质状态。

2. 成因　血瘀质常由脏腑功能失调、寒冷侵袭、七情不畅、久病未愈、年老体弱等因素造成。

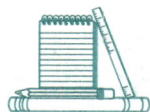

3. 体质特征 形体特征为形体偏瘦。心理特征为内向、抑郁，心烦急躁。常见表现为皮肤晦暗、粗糙、干燥、无光泽，色素沉着，口唇暗淡，脱发，身体疼痛，舌暗或有瘀点，舌下络脉紫暗或增粗，脉涩，女性常有痛经。对外界环境适应能力和发病倾向为不耐受寒邪、风邪，易患脑卒中、出血、癥瘕、胸痹等疾病。

（八）气郁质

1. 定义 气郁质是指人体长期忧郁烦闷、心情不畅而形成的以神情抑郁、忧虑脆弱、敏感多疑为主的体质状态。

2. 成因 气郁质常因长期忧郁烦闷、情志不畅所致。长期气郁会导致血循环不畅，严重影响健康。

3. 体质特征 形体特征为形体多消瘦、忧郁面貌。心理特征为性格内向，敏感脆弱，多疑。常见表现为忧郁面貌，神情烦闷，面色苍暗或萎黄，胸胁胀痛，善太息、多嗳气，睡眠不好，食欲减退，舌淡红，苔薄白，脉弦。对外界环境适应能力和发病倾向为不喜阴雨天气，对精神刺激耐受能力差，易患不寐、郁证、梅核气、脏躁、百合病等疾病。

（九）特禀质

1. 定义 特禀质是指由于先天禀赋不足和禀赋遗传等因素造成的一种特殊体质。

2. 成因 特禀质的原因，包括先天性、遗传性的生理缺陷与疾病，或过敏反应等。

3. 体质特征 形体特征为无特殊形体异常，或有先天缺陷或畸形。心理特征为因禀质不同而不同。常见表现为特禀体质的人因其特殊禀赋而表现各异，如过敏体质者对过敏季节适应能力差等。

三、不同体质人群的保健

体质不是一成不变的，通过相应的保健手段可以调整和改变人的体质，最终达到身心康健的目的。

（一）平和质的调护

对于平和质的人，养生保健宜饮食调理而不宜药补。平和质的人体内阴阳平和，不需要药物纠正阴阳之盛衰，滥用药物补益反而容易破坏阴阳平衡。

1. 精神调摄 注意调摄精神，及时宣泄不良情绪，愉悦身心，保持情绪稳定。

2. 饮食调养 平和质人的饮食调理，要"谨和五味"。饮食应清淡，不宜有偏嗜。如五味偏嗜，会破坏身体的平衡状态。平和质的人还可酌量选用具有缓补阴阳作用的食物，以增强体质。

3. 生活起居调护 平和质者应注意起居规律，不妄作劳，顺应四时，调摄起居，以增进健康、延年益寿。平和质的人可通过运动保持和加强现有的良好状态，应养成良好的运动习惯，可每日进行半小时至1小时的有氧运动。

4. 穴位保健 选取足三里、气海，各点按5～10分钟，每日2次。

（二）气虚质的调护

气虚质之人养生保健应重补气、养气，益气培元，补气时宜注重补养脾、肺、肾三脏，起居勿过劳。

1. 精神调摄 日常培养豁达乐观的生活态度，不可过度紧张、过度劳神，保持平和稳定的心态，不过度忧思、悲伤。

2. 饮食调养 气虚质的人应多吃具有益气健脾作用的食物，如黄芪、党参、粳米、小米、黄米、大麦、黄豆、蚕豆、红薯、山药、胡萝卜、鲫鱼、鹌鹑、栗子等；少吃耗气的食物，如

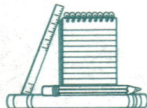

槟榔、萝卜等。

3. 运动健身 气虚质的人应避免做剧烈的体育运动，可以练习太极拳或八段锦。

4. 生活起居调护 气虚质者起居应有规律，夏季应午休，保证充足睡眠，平时注意保暖，避免激烈运动或劳作时汗出当风，居处应避虚邪贼风，不宜剧烈运动，可采用一些温和的保健运动如太极拳、八段锦、瑜伽等，采用多次数、低强度的方式循序渐进来改变体质。

5. 穴位保健 选取足三里、关元、气海、肾俞，各点按或艾灸10分钟，每日1次。

（三）阳虚质的调护

阳虚质之人的养生保健关键在补阳，尤重肾阳，起居宜保暖。

1. 精神调摄 阳虚质的人性格多内向、沉静，可增加户外运动，多见阳光，常听欢快、兴奋的音乐，保持心情愉悦。

2. 饮食调养 阳虚质的人应多吃甘温益气的食物，如牛肉、羊肉、葱、姜、蒜、鳝鱼、韭菜、花椒、辣椒、胡椒等；少食生冷寒凉食物，如黄瓜、藕、梨、西瓜等，少饮绿茶。

3. 生活起居调护 阳虚质者秋冬应注意保暖，夏季避免长时间处于空调环境下，保证居住环境空气流通，平日注意背部、下腹、关节、足底的保暖，不能在阴暗潮湿的环境下长时间居住和工作，运动中应注意避风寒，不宜大汗，适合做一些温和的有氧运动，如慢走、太极拳、广播体操等。阳虚质的人适应气候的能力差，多畏寒喜暖，耐春夏不耐秋冬，秋冬季节锻炼时要注意身体保暖，尤其是腰部及下肢的保暖。夏天不宜做过分剧烈的运动，冬天避免在大风、大寒、大雪及空气污染的环境中锻炼。

4. 穴位保健 选取足三里、命门、肾俞，各艾灸10～15分钟，每日1次。

（四）阴虚质的调护

阴虚质之人养生保健的关键在于滋阴，饮食应以滋阴为主，起居切忌熬夜，运动不能大汗。

1. 精神调摄 阴虚质的人性情多急躁，外向好动，应学会调节自己的情绪，舒缓情志、安神定志，正确对待喜与忧、顺与逆、苦与乐，保持稳定的心态。

2. 饮食调养 阴虚质的人应多吃甘凉滋润的食物，比如冬瓜、鸭肉、百合、豆腐、甲鱼、银耳、木耳、时令水果等。少吃牛肉、羊肉、葱、辣椒、蒜等性温燥烈辛辣之物。

3. 生活起居调护 阴虚质者起居要有规律，居住环境要求安静，少熬夜，避免剧烈运动和在高温酷暑下工作、生活，不宜做剧烈运动，可保持每天30分钟至1小时的有氧运动，如慢走、游泳、太极拳等，因阴虚质之人多皮肤干燥，游泳是很适合的锻炼方式，锻炼时要控制出汗量，及时补充水分。

4. 穴位保健 选取三阴交、太溪，各点按10～15分钟，每日2次。

（五）痰湿质的调护

痰湿质之人多数形体肥胖，喜食肥甘厚味且食量大，应着重饮食控制，食宜清淡，忌暴饮暴食或进食速度过快，起居忌潮湿。

1. 精神调摄 适当参加社交活动，培养广泛的兴趣爱好，开阔眼界，合理安排休闲、度假，以调畅气机，舒畅情志。

2. 饮食调养 痰湿质的人饮食应以清淡为原则，多吃具有健脾、化痰、祛湿功用的食物，如薏苡仁、菌类、紫菜、山药、竹笋、冬瓜、海带、萝卜、金橘、柠檬等；少吃肥肉、甜及油腻的食物。

3. 生活起居调护 痰湿质者居住环境宜干燥不宜潮湿，平日多进行户外活动，衣着应透气散湿，多晒太阳，尽量避免在湿冷的环境下工作、生活。痰湿质者多形体肥胖，易于困倦，故

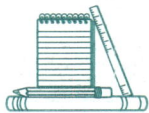

应根据自己的具体情况，循序渐进、长期坚持运动锻炼，如散步、慢跑、游泳，以及打羽毛球、乒乓球、网球等，运动时间不宜过短，切忌不运动。

4. 穴位保健   选取足三里、丰隆、水道，各点按 10～15 分钟，每日 2 次。

（六）湿热质的调护

湿热质之人易生疮疡，饮食宜清淡，保持二便通畅，防止湿热郁聚，切忌熬夜、过度疲劳，居住环境宜干燥通风。

1. 精神调摄   湿热质的人应静养心神，及时疏泄不良情绪，多听舒缓的音乐，保持内心的平稳。

2. 饮食调养   湿热质的人应提倡饮食清淡，多吃甘寒、甘平、清利湿热的食物，如薏苡仁、莲子、茯苓、绿豆、西瓜、黄瓜、冬瓜、苦瓜、白菜、芹菜、莲藕、空心菜等；少吃鹅肉、羊肉、牛肉、香菜、辣椒、花椒、酒、饴糖、胡椒、蜂蜜等辛热甘酸滋腻之物及火锅、烹炸、烧烤等辛温助热食品。

3. 生活起居调护   湿热质者居住环境应干燥、通风，避免在低洼潮湿的地方工作、生活，不能熬夜，避免过劳，保持充足而有规律的睡眠，戒烟限酒。湿热质的人适合做大强度、大运动量的锻炼，如游泳、爬山、中长跑、各种球类运动等。由于夏天气温高、湿度大，最好选择凉爽时进行锻炼。

4. 穴位保健   选取阴陵泉、阳陵泉，两穴同时点按 10～15 分钟，每日 2 次。

（七）血瘀质的调护

血瘀质与气血瘀滞有关，养生之根本在于活血化瘀，饮食应注重活血类型的食物，多做促进气血运行的运动，调整自身心理状态，保持身体和心理的健康。

1. 精神调摄   增加兴趣爱好，多交朋友，培养乐观、平和、开朗的性格。

2. 饮食调养   血瘀质的人建议多吃如海带、萝卜、胡萝卜、木瓜、山楂、醋、绿茶、玫瑰花、酒类等具有活血、散结、行气、疏肝解郁作用的食物；少吃肥肉等滋腻之品。应戒烟限酒。

3. 生活起居调护   血瘀质者平日应避免寒冷刺激，日常生活中要动静结合，要多做运动，可进行一些有助于促进气血运行的运动项目，如步行、各种舞蹈、徒手健身操等。运动时注意保暖，避免寒冷刺激。不可贪图安逸而不进行体育锻炼，这样会加重气血瘀滞。

4. 穴位保健   选取血海、内关，各点按 5～10 分钟，每日 2 次。

（八）气郁质的调护

气郁质之人气郁在先，瘀滞为本，故养生保健应疏通气机，行气解郁。起居宜动不宜静，衣着以宽松为宜，多参加社会群体活动。

1. 精神调摄   培养乐观向上的情绪、积极进取的拼搏精神，丰富和培养生活情趣，多参加社交活动，学会发泄，及时疏泄不良情绪，多听、多看正能量的音乐、影视剧作品。

2. 饮食调养   气郁质之人建议多吃佛手瓜、高粱、小麦、香菜、葱、蒜、洋葱、萝卜、苦瓜、海带、橘子、山楂、槟榔、玫瑰花等行气、解郁、消食、醒神之物；少食乌梅、酸枣、柠檬、石榴、李子等阻滞气机之物，亦不可多食冰冷食物。睡前避免饮茶、咖啡等提神醒脑的饮料。

3. 生活起居调护   气郁质者应增加户外运动，居住环境应宽敞明亮，温度适宜，安静，衣着应宽松，保持有规律的睡眠，避免睡前饮茶、咖啡等刺激性饮料。不要静坐不动，应尽量增加户外活动，可以坚持较大运动量的体育锻炼，多参加群体性运动项目，如爬山、球类、打牌、下棋等运动，加强人际交流，培养兴趣爱好，理顺气机。

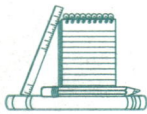

4. 穴位保健　选取太冲、膻中，各点按 5 ~ 10 分钟，每日 2 次。

（九）特禀质的调护

特禀质是一类特殊体质人群，对外界环境适应能力差。其中过敏体质的人，起居应避免过敏源，注意季节变化，同时要加强体育锻炼，增强体质。

1. 精神调摄　由于特禀质发生原因不同，心理特征也存在诸多差异，但多数特禀质者对外界环境适应能力较弱，会出现不同程度的焦虑、抑郁、敏感、内向等心理反应，应及时采取适当措施疏泄不良情绪，保持内心平稳。

2. 饮食调养　特禀质的人饮食宜清淡、均衡，荤素配伍合理，粗细搭配适当。少吃羊肉、鹅肉、牛肉、海鲜、酒、辣椒、浓茶、咖啡等辛辣、腥发及含致敏物质的食品。

3. 生活起居调护　特禀质者应根据自身情况选择起居环境，如避免接触过敏原，避免水土不服，及时增减衣被，增强身体对环境的适应能力，应积极参加各种运动，以增强体质，提升身体抗敏能力。外出锻炼时应注意环境，避免过敏源刺激引发过敏反应。

4. 穴位保健　选取足三里、关元、神阙、肾俞，各温和灸 10 分钟，隔日 1 次。

中医九种体质分类是对生活中常见体质的总结，体质偏颇不代表疾病，只是某种体质更容易导致某些疾病，所以中医的体质保健只是针对体质而言，当属于某种体质而不进行相关调节导致疾病发生时，应及早就医，及早治疗。

第二节　传统功法

传统健身法是指人体通过自身的姿势调整、呼吸锻炼、意念控制，使身心融为一体，达到增强人体各部分功能，诱导和启发人体内在潜力，起到防病、治病、益智、延年的作用。传统健身法种类多，内容丰富，动作简单，易学易练，得到人们普遍认可。比较有代表性的有五禽戏、八段锦、太极拳等。

一、五禽戏

五禽戏通过模仿动物的动作和神态达到强身防病的目的。五禽是指虎、鹿、熊、猿、鸟五种动物。戏，即游戏、戏耍之意。所谓五禽戏，就是模仿虎、鹿、熊、猿、鸟五种动物的动作，组编而成的一套健身法。它是我国传统健身法之一，由我国后汉著名医家华佗创编。五禽戏具有防病治病、强壮筋骨、延年益寿的功效，备受后世推崇。

（一）作用

五禽戏每一戏都各具特色，连起来又浑然一体。经常练习可起到调气血、益脏腑、通经络、活筋骨、利关节的作用，也可以舒缓紧张情绪，有助于保持心理健康。西医学研究发现，五禽戏不仅使人体的肌肉和关节得以舒展，而且有益于提高肺与心脏功能，改善心肌供氧量，促进组织器官的正常发育。

（二）动作要点

五禽戏是一种外动内静，动中求静的功法，锻炼时要注意全身放松，意守丹田，呼吸均匀，做到外形和神气都要像五禽，达到有刚有柔、刚柔并济、练内练外、内外兼备的效果。

1. 动作象形　练习五禽戏要根据动作的名称含义，做出与之相适应的动作造型，尽量使动作到位，努力做到"演虎像虎""学熊像熊"。动作灵活柔和、连贯流畅。

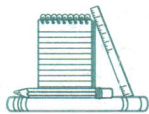

2. 形神兼备　练习五禽戏时，要注意揣摩虎、鹿、熊、猿、鸟的习性和神态。意想"五禽"之神态，进入"五禽"的意境之中。如练习虎戏时，意想自己是深山中的猛虎，伸展肢体，抓捕食物，有威猛之气势；练鹿戏时，要意想自己是原野上的梅花鹿，众鹿抵戏，伸足迈步，轻捷舒展；练熊戏时，要意想自己是山林中的黑熊，转腰运腹，步履沉稳，憨态可掬；练猿戏时，要意想自己置身于山野灵猴之中，轻松活泼，机灵敏捷；练鸟戏时，要意想自己是湖边仙鹤，轻盈潇洒，展翅翱翔。

3. 气息相随　练习时注意呼吸和动作的协调配合，遵循起吸落呼、开吸合呼、先吸后呼、蓄吸发呼的原则。

二、八段锦

八段锦是一套独立而完整的健身功法，适于老、中、青、少各种年龄段的人练习，也是国家体育总局推荐的气功功法之一，其历史悠久，简单易学，功效显著，流传广泛，深受人们喜爱。八段锦是古代上等丝织品，用多种不同颜色编织而成。古人把这套动作视为祛病保健效果极好而又编排精练、动作完美的一套导引功法。八段锦由八节组成，体势动作古朴高雅，故取其名。八段锦的体势有坐势和站势两种。坐势练法恬静，运动量小，适于起床前或睡觉前穿内衣锻炼。站势运动量大，适于各种年龄、各种身体状况的人锻炼。本书主要介绍的是站式八段锦。

（一）作用

八段锦可以柔筋健骨、通筋活络，具有行气活血、调和阴阳、协调脏腑之功能。长期坚持练习可增强体质，防病保健，对人体有较好的养生保健作用。八段锦的每一段都有锻炼的重点，综合起来则是对机体的全面调养。例如"两手托天理三焦"法可吐故纳新，有助于三焦气机运化，对全身脏腑亦有调节作用，能消除疲劳、滑利关节（尤其对上肢和腰背），起到通经脉、调气血、养脏腑的效果。"背后七颠百病消"可疏通背部经脉，调整脏腑功能，保津益气，补肾强筋骨。"攒拳怒目增气力"法可激发经气，加强血运，增强肌力。"两手攀足固肾腰"法可增强腰部及下腹部的力量，亦可强体增智、醒脑宁神。

现代研究已证实，这套功法能改善神经体液调节功能和加强血液循环，对腹腔脏器有柔和的按摩作用，对神经系统、心血管系统、消化系统、呼吸系统及运动器官都有良好的调节作用。

（二）动作要点

八段锦包括八段连贯的动作，具体内容如下：两手托天理三焦，左右开弓似射雕，调理脾胃须单举，五劳七伤往后瞧，摇头摆尾去心火，背后七颠百病消，攒拳怒目增气力，两手攀足固肾腰。练习八段锦应精神安定，意守丹田，头似顶悬，闭口，舌抵上腭，双目平视，全身放松，呼吸自然。

1. 呼吸均匀，意守丹田　练习八段锦时呼吸要自然、平稳，做到呼吸深、长、匀、静。同时呼吸、意念与每个动作的要领相配合，利用意识引导练功。八段锦的运动要求"用意念引导动作"。意动形随，神形兼备，动作不僵不局。保持心情愉悦，神安心定，意识与动作配合，融合一体，促进真气在体内的运行，以达强身健体的功效。

2. 刚柔相济，圆活连贯　练习八段锦时要求全身肌肉、精神放松而不松懈，身体重心平稳，虚实分明，轻飘徐缓。练习时始终注意松紧结合，动静相兼，松力时要轻松自如、舒展大方，用力时均匀有力。力求动作准确熟练、连贯，动作的虚实变化和姿势的转换衔接，无停顿断续，如行云流水，连绵不断。逐步做到动作、呼吸、意念的有机结合，达到形、气、神三位

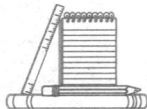

一体的境界和状态。

三、太极拳

太极拳是一种身心兼修的健身法，其动作舒缓柔和，注重外柔内刚、动静结合、意识相随，通过调身、调心、调息以疏通经络、调和气血、平衡阴阳。长期练习不仅能锻炼身体，也能防病保健。

（一）作用

太极拳是练身、练气、练脑的高度和谐的身心整体运动，是在大脑的精微控制下，形体、呼吸、意识三者密切配合的全身运动，既练内，又练外，对人体的循环系统、神经系统和呼吸系统功能都有促进作用。

1. **调节心血管系统功能** 太极拳动作包括各肌肉、关节的活动，其动作自然舒展，在放松肌肉的同时舒张了血管，有效促进了人体血液、淋巴的循环。经常练习太极拳，可以提高心肌功能、降低血管阻力，对心血管疾病起到良好的防治作用。

2. **调节神经系统功能** 练习太极拳要求做到心平气和、心无杂念、全神贯注，用意念引导动作，使人的意念集中在动作上，提高神经系统自我意念控制能力，从而改善神经系统的功能，有利于大脑充分休息，消除机体疲劳。

3. **调节呼吸系统功能** 练太极拳时要求气沉丹田，呼吸匀、细、深、长、缓，运用腹式呼吸，加大呼吸深度，有效锻炼人的膈肌和腹肌，利于改善呼吸功能。

（二）动作要点

1. **静心用意，呼吸自然** 练拳时要求思想安静集中，专心引导动作，呼吸平稳，深匀自然，不可勉强憋气。

2. **中正安舒，柔和缓慢** 身体保持舒松自然，不偏不倚，动作如行云流水，轻柔匀缓。

3. **动作弧形，圆活完整** 动作要呈弧形式螺旋形，转换圆活不滞，同时以腰作轴，上下相随，周身组成一个整体。

4. **连贯协调，虚实分明** 动作要连绵不断，衔接和顺，处处分清虚实，重心保持稳定。

5. **轻灵沉着，刚柔相济** 每一动作都要轻灵沉着，不浮不僵，外柔内刚，发劲要完整，富有弹性，不可使用拙力。

第三节 饮食调护

饮食是维持人体生命活动的重要因素，合理的饮食是人体五脏六腑、四肢百骸得以濡养的源泉，饮食不当则可使人体正气虚弱，抵抗力下降，导致多种疾病的发生。《黄帝内经》说："谷盛气盛，谷虚气虚，此其常也。反此者，病。"饮食调护是指在中医药理论的指导下，根据辨证施护的原则，利用食物自身的特性，合理选择和调和食物，从而达到补精益气、维护健康、延年益寿、预防疾病的目的。

一、饮食调护的意义

中医学十分重视饮食与人体健康的关系，认为科学的食谱和良好的饮食习惯，是健康长寿的关键之一。而对于患病之人，饮食的调护更是疾病治疗中必不可少的辅助措施。

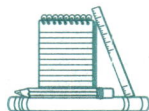

食物与中药同源，且同中药一样，也具有四气五味和升降沉浮的特性，因而许多食物具有治病、补体的作用。利用饮食调护配合治疗，是中医学的一大特色。饮食护理得当可以缩短疗程，提高疗效，反之则可以导致病情加重，病程延长，疾病反复，甚至产生后遗症。尤其是慢性疾病和重病恢复期的饮食调护，对于疾病的康复更是有举足轻重的作用，许多疾病的后期，只要饮食护理得当，不必投药，其病便能自愈。对于正常人而言，正确和科学的饮食是保持健康的延年益寿的重要手段。

二、食物的性味与功效

食物同药物一样，具有寒、凉、温、热四性，辛、甘、酸、苦、咸五味和升、降、浮、沉的作用趋向，只是其性能不如药物强烈。在饮食调护中，应按病证的性质，选择相宜的食品。

（一）食物的性味

1. 四性　是指食物具有寒、凉、温、热四种属性，又称"四气"，加上不寒不热的平性，又可称为"五性"。食物的属性一般可以通过其功效来反映，如具有清热作用的食物其性寒凉，具有散寒作用的食物其性温热；反之，具有寒凉特性的食物多有清热、润燥、生津等作用，具有温热特性的食物多有温里、散寒、助阳等作用。平性食物一般表现为作用缓和，无明显偏性作用。

（1）热性食物　热性食物具有温里祛寒、益火助阳的功用，适用于阴寒内盛的实寒证。热性食物多辛香燥烈容易助火伤津。凡热证及阴虚者应忌用。如狗肉、鸡肉、白酒、姜、蒜、花椒、辣椒等。

（2）温性食物　温性食物具有温中、补气、通阳、散寒、暖胃等功用，适用于阳气虚弱的虚寒证或实寒证较轻者，这类食物比热性食物平和，但仍有一定的助火、伤津、耗液倾向，凡热证及阴虚有火者应慎用或忌用。如羊肉、牛肉、桂圆肉、榴莲、荔枝、李子等。

（3）寒性食物　寒性食物具有清热、泻火、解毒等功用，适用于发热较高、热毒深重的里实热证，寒性食物易损伤阳气，故阳气不足，脾胃虚弱者慎用。如苦瓜、绿豆、茶叶、莴苣等。

（4）凉性食物　凉性食物具有清热、养阴功效，适用于发热、痢疾及目赤肿痛、咽喉肿痛等里热证。凉性食物较寒性食物平和，但久服亦能损伤阳气，故阳虚、脾气虚弱者慎用，如鸭蛋、豆腐、莲子、海带、菠菜、白菜、梨、柠檬、西瓜等。

（5）平性食物　平性食物没有明显的寒凉或温热偏性，因而不致积热或生寒，故为人们日常所食用，也是患者饮食调养的基本食物，但因其味有辛、甘、酸、苦、咸之别，因而其功效也有不同，应根据患者的病情和体质灵活选用。如大豆、玉米、豆浆、猪肉、鸡蛋、花生、山药、牛奶、胡萝卜等。

2. 五味　食物"五味"，是指食物具有辛、甘、酸、苦、咸五种味道。食物的五味不同，具有的功效也不相同。《素问·脏气法时论》中指出："辛、甘、酸、苦、咸，各有所利，或散，或收，或缓，或急，或坚，或软，四时五脏，病随五味所宜也。"

（1）辛味　具有发散、行气、活血的功效。常见食物有姜、葱、大蒜、胡椒、辣椒、韭菜、酒等。

（2）酸味　具有收敛、固涩的功效。常见食物有乌梅、番茄、木瓜、醋、柠檬等。

（3）苦味　具有清热、泻下、通泄、燥湿的功效。常见食物有苦瓜、白果、桃仁、荷叶、茶叶等。

（4）甘味　具有温中补虚、缓急止痛、和中润燥的功效。常见食物有红枣、甘草、山药、

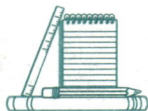

红糖、蜂蜜、葡萄及动物的肉和内脏。

（5）咸味　具有软坚散结、补肾益精的功效。常见食物有盐、海产品、动物肾脏等。

食物性味不同，对五脏的功效也不一样。《素问》中指出："五味所入：酸入肝，辛入肺，苦入心，咸入肾，甘入脾，是谓五入。"说明辛、甘、酸、苦、咸五味分别对五脏产生特定的联系和功效。

（二）食物的功效

1. 滋养功效　食物进入人体，通过胃的消化、脾的运化，然后输布全身，成为水谷精微而滋养人体。临床上常用的滋养食补方法有平补法、清补法、温补法、峻补法四种。

（1）平补法　应用性质平和、不热不寒的食物进行补益的方法，适用于各类患者，尤其常用于疾病的恢复期，也适用于正常人的补益。可选用的食物包括大多数的谷类豆类食物、蔬菜水果及部分禽、蛋、肉、鱼、乳类食物，如粳米、玉米、小麦、大豆、扁豆、白菜、胡萝卜、马铃薯、山药、花生、苹果、葡萄、菠萝、鸡蛋、猪肉、鲫鱼、牛奶等。

（2）清补法　应用性质平和或偏凉的食物进行补益的方法，适用于阴虚证或热性病需进行补养和调护者，寒证和素体阳虚者应慎用。常选用的食物有鸭肉、兔肉、莲子、银耳、香菇、绿豆、百合、苦瓜等。

（3）温补法　应用温热食物进行补益的方法，适用于阳虚证、寒证或久病体弱、禀赋不足者，也常用于普通人的冬令进补。热证和阴虚火旺者慎用或禁用。如牛肉、鸡肉、羊乳、虾、鳝鱼、南瓜、韭菜、生姜、大蒜、大枣、栗子、核桃、桂圆等。

（4）峻补法　应用补益作用强、显效快的食物进行补益的方法，适用于体虚而急需进补的人，但应注意体质、季节、病情等条件适当进补。常选用的食物有羊肉、狗肉、鹿肉、鹿胎、鹿肾、甲鱼、海参、龟肉等。

2. 预防功效　食物对人体的滋养功效，本身就是一项重要的保健预防措施。许多食物由脾胃运化，归属五脏六腑、十二经络，不仅能补充和维持正气，且具有宣散清泻、抵御邪气、预防疾病的作用。合理安排饮食可保证机体的营养，使五脏功能旺盛、气血充实，通过食物的全面配合，或有针对性地增加某些食物可以预防和治疗某些疾病。中医学早在两千多年以前，就有用动物肝脏预防夜盲症，用海带预防甲状腺肿大，用谷皮、麦麸预防脚气病，用水果和蔬菜预防坏血病等记载。

3. 延缓衰老功效　饮食调理进行抗衰防老多从补益肺、脾、肾入手。肺、脾、肾三脏的实质性亏损及其功能的衰退，常导致老年性疾患的发生。在日常生活中注重饮食养生保健，及时消除病因，使机体功能协调，能够起到延缓衰老、延年益寿的作用。

4. 治疗功效　食物与药物都有治疗疾病的功效。但食物与人们的关系更为密切，所以历代医家都主张"药疗"不如"食疗"。

（1）补益脏腑　中医学认为米、面、水果、蔬菜等有改善人体机能、补益脏腑气血的功效，主张体质虚弱或慢性虚证患者可用血肉有情之品来滋补。如鸡汤可用于虚劳，当归羊肉汤可用于产后血虚。

（2）泻实祛邪　某些食物具有祛邪的功效，如大蒜治痢疾、山楂消食积、鳗鱼治肺痨、薏苡仁祛湿、藕汁治咯血、蜂蜜润燥等。

（3）调整阴阳　饮食得当可起到维持阴阳平衡的功效，阳虚患者可选牛肉、羊肉等甘温、辛热类食品；阴虚患者可选用百合、甲鱼等甘凉、咸寒类食品养阴生津。

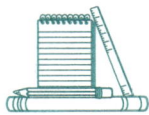

三、饮食调护的基本原则

（一）饮食有节，适时定量

饮食要有节制，不可过饥过饱，过饥可使气血来源不足，过饱则易伤脾胃之气，进食要有规律，应养成良好的饮食习惯，三餐应定时定量，遵循"早吃好，午吃饱，晚吃少"的原则。切忌暴饮暴食以免伤脾胃。

（二）合理膳食，不可偏嗜

饮食应多样化，合理搭配，不可偏食。《素问·脏气法时论》说："五谷为养，五果为助，五畜为益，五菜为充，气味合而服之，以补精益气。"这就是说人体的营养应来源于粮、肉、菜、果等各类食品，所需的营养成分应多样化，只有做到饮食的多样化及合理搭配，才能摄取到人体必需的各种营养，维持气血阴阳的平衡。若对饮食有所偏嗜或偏废，导致体内营养比例失调，从而影响健康发生疾病。

（三）饮食清洁，习惯良好

饮食不洁可导致胃肠或加重原有的病情，食物要新鲜、干净，禁食腐烂、变质、污染的食物及病死的家禽和牲畜；食物应软硬恰当，冷热适宜，进食时细嚼慢咽，不可进食过快或没有嚼烂就下咽，不要一边进食一边干其他事情，食后不可立即睡卧，应做散步等轻微活动，以帮助脾胃的运化，晚上临睡前不要进食。

（四）辨证施食，相因相宜

饮食调护应注意患者的体质、年龄、证候的不同和季节、气候、地域的差异，把人与自然有机地结合起来进行全面分析，做到因证施食、因时施食、因地施食和因人施食。如体胖者多痰湿，饮食宜清淡，多食蔬菜、瓜果，忌食肥甘厚腻、助湿生痰之品；老年人脾胃功能虚弱，运化无力，宜食清淡、温热熟软之品，忌食生冷黏硬、不易消化之品。

四、饮食调护的种类

食物的品种很多，除某些干鲜果品和蔬菜可以直接食用外，大部分食品需经过加工和烹调后才能食用，从而形成了种类繁多的食品制作方法和丰富多彩的饮食种类。

（一）汤羹

汤羹是由水和食物一同煎煮或蒸炖而成，可根据食物的滋味和性能加入适当的佐料。食用时除饮汤外，同时吃其中的食物。汤羹有汤和羹之分，较稠厚的为羹，较稀的为汤。所用食物主要是有滋补作用的肉、蛋、鱼、海鲜、蔬菜、水果等，以补益为主要用途。

（二）粥食

粥食是以米、麦、豆等粮食单独或同时加入其他食物煮成，为半流质食品。粥食是常用的饮食之一，尤其适用于脾胃虚弱者，常见有山药小米粥、百合莲子粥。

（三）主食

主食是以米、面等富含淀粉的食物为主要原料做成的各种米饭、糕点、小吃等食物。

（四）膏滋

膏滋是以补益性食物加水煎煮，待汁液浓缩至一定稠度，然后加入蜂蜜、白糖或冰糖制成半固体状的食物，一般以补益为主要用途，常见有秋梨膏、桑椹膏。

（五）散剂

将干果、谷物等食物晒干或烘干，研磨成细粉末，用时以沸水调食或用开水送服，常见有

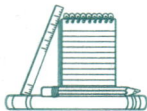

荷叶散、金樱莲子散。

（六）菜肴

菜肴指各类荤素菜品的总称，种类繁多，制法各异，有蒸煮、煎炒、炸、烩、烧、炖、煨、腌、凉拌等多种方法。因其性味和制法的差别，各有不同的功效。

（七）饮料

饮料指酒、乳、茶、果汁等，因饮料的性味和调制方法的不同，亦有不同的作用。

五、饮食调护的基本方法

（一）汗法

汗法即解表法，是一种通过发汗以疏散外邪，解除表证的方法，主要适用于外感初起，病邪侵犯肌表而表现出的一系列病症，症如恶寒发热、头身疼痛等，常用食物有葱、姜等。

（二）下法

下法即泻下法，是用具有通便作用的食物通泻大便或祛除肠内积滞的方法。主要适用于病后、产后和老年体虚、气血不足、肠燥便秘者。常用食物有蜂蜜、桑椹、香蕉、植物果仁、菜泥等。

（三）温法

温法即温里法，是用温热食物振奋阳气、祛除里寒的一种方法。多用于寒证或素体阳虚之人。症如肢体倦怠、四肢不温、腹痛吐泻等。常用食物有辣椒、酒、花椒、姜、羊肉、狗肉等。

（四）清法

清法即清热法，是用寒凉性食物清除内热，泻火解毒的一种方法，多用于实热证或素体阳盛之人。症如发热、烦渴、口舌生疮、小便短赤等。常用食物有西瓜、梨、藕、黄瓜、苦瓜、绿豆、茶等。

（五）消食法

消食法也称消导法，是用具有消食健胃作用的食物开胃消食的一种方法，适用于脾胃升降失调、饮食不化之证。症如嗳腐吞酸、脘痞腹胀、厌食呕恶等。常用食物如山楂、萝卜、大蒜、醋等。

（六）补法

补法即补益法，是用具有补益作用的食物以补气益血、滋阴助阳、强身健体的一种方法，适用于气虚、血虚、阴虚和阳虚等证。根据病情的不同，分为适用于阳虚、气虚的温补，适用于阴虚的清补，以及适用于各类虚证和正常人进补的平补三类。常用食物有羊肉、桂圆肉、甲鱼、鸡、鸭、海参、木耳等。

六、饮食宜忌

疾病有寒热虚实之分，阴阳表里之别，食物也多偏性，正如《金匮要略》所云："所食之味，有与病相宜，有与身相害。若得宜则益体，害则成疾，以此致危，例皆难疗。"所以，护理疾病强调饮食宜忌是十分重要的。中医在饮食调护中十分重视饮食宜忌，认为饮食宜忌是养生防病的重要环节。特别是在疾病治疗过程中选择食物，更是既要知其宜，也要知其所忌。应根据患者的病情、体质、服药情况、季节、气候、饮食习惯等诸方面的因素，合理选择饮食，只有把握住饮食宜和忌这两个方面，才能使饮食与治疗相配合，达到治疗和康复目的。

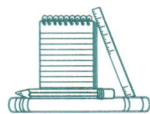

1. 饮食宜忌与疾病的关系 病证的饮食宜忌是根据病证的寒热虚实、阴阳偏盛，结合食物的四气、五味、升降浮沉及归经等特性来确定的。食物的性味、功效等应与疾病的属性相适应，否则会影响治疗效果。如热证患者忌辛辣、炙烤等热性食物；虚证患者以清淡而富有营养的食物为宜，不宜吃耗气损津、腻滞难化的食物。另外，能引起旧病复发、新病加重的食物称为"发物"。如腥、膻、辛辣等食物，为风热证、痰热证、斑疹、疮疡患者所忌。

2. 不同年龄和人群的饮食宜忌 根据不同年龄和不同人群特点，饮食宜忌是不同的。

（1）老年人饮食宜忌 老年人随着年龄的增长出现了不同程度的脏腑功能减退和气血津液不足，且多伴虚实夹杂，此时饮食应以补养为主，且应长期坚持。选择清淡、熟软、易消化吸收的食物，多服用具有健脾开胃、补肾填精、益气养血、活血通脉、润肠通便及延年益寿的药粥、汤等。老年人饮食特点是低热量，低脂肪，低糖类，充足的蛋白质和维生素及适当的盐。老年人饮食调护的原则为饮食宜多样化，不宜过于精细，多种食物混吃和轮流吃；勿过食荤，以素食为主，忌大肉大荤，尤其要限制富含高胆固醇之动物内脏、蛋黄等，宜多食各种蔬菜与水果，并适当食用鱼类和乳类食品；饮食宜少食多餐，晚餐不宜过饱，老年人消化功能减退，切忌贪味伤食，偏嗜成性，应根据体质、活动量大小，实施少而精、少食多餐的原则；食品宜新鲜、忌变质，宜温软、慎冷硬。新鲜食物营养丰富，味道鲜美，促进食欲，宜消化吸收。食物以松软、温热为主，忌坚硬、生冷之物，尤其冷饮不可过食；饮食宜清淡，不宜过甜过咸。食物应以蒸、炖、烩为主，忌煎、炸、烤等。

（2）儿童饮食宜忌 小儿生机蓬勃，发育迅速，对营养物质的要求高，而其脏腑娇嫩，若饮食不当，会影响脾胃功能而致病。小儿饮食调护原则为少温补，小儿不宜随便进补，否则易引起性早熟或小儿肥胖症等；富营养，小儿的饮食中要有充足的优质蛋白、适量的脂肪与糖类及足量矿物质和维生素，这些能满足儿童生长发育的需要；多样化，各种营养素的质量和数量要分配合理，比例恰当，不专吃一种食物，荤素搭配合理；易消化，食物烹调合理，做到细、软、温，忌辛辣、过酸、过咸、生冷食物。

（3）孕妇饮食宜忌 妇女怀孕后，整个孕期的饮食调护十分重要。由于孕妇体内一部分血液需供给胎儿，故机体的阴血相对不足，饮食上应给予补血养血的食物，还应多食清热偏凉的食物，少吃或不吃如狗肉、辣椒、大蒜等热性食物，孕妇的饮食应以"清热养血"为原则。宜食用牛奶、豆类、蛋类、蔬菜、水果、鱼、虾、肉、动物肝脏等。忌辛辣、酒、腌制食品等。

3. 不同体质人的饮食宜忌 针对不同体质人群实施辨体质的饮食宜忌。

（1）气虚体质 气虚一般是指体质素虚或久病之后的患者。宜食具有补气作用，性平味甘或甘温之物，忌食破气耗气、生冷性凉、油腻厚味之食物。常用食物有粳米、小米、糯米、粟米、大麦、栗子、花生、刀豆、山药、蘑菇、大枣、猪肚、牛肉、鸡肉、乳鸽、鲫鱼、带鱼、红糖等。忌食或少食荞麦、山楂、柚子、柑、大蒜、生萝卜、荠菜、砂仁、紫苏、荷叶、菊花、茶叶及酒。常用食疗方为黄芪炖鸡、薏苡仁粥、大枣粥、白茯苓粉粥等。

（2）阳虚体质 阳虚是指人体内的阳气不足，常见有脾阳虚和肾阳虚，大多数人表现出畏寒肢冷、手足发凉、大便稀薄溏泄、小便清长等症状。宜食性温热具有温阳散寒作用的食品，忌食寒凉生冷食物。常用食物有肉桂、花椒、虾、胡桃肉、狗肉、羊肉、鹿肉、韭菜、牛鞭、辣椒、黄鳝等。忌食或少食鸭肉、鸭血、鸭蛋、兔肉、阿胶、牛奶等。常用食疗方为羊肉粥、韭菜炒鲜虾仁、核桃粥、桂圆蛋汤等。

（3）阴虚体质 阴虚患者多因久病阴伤，或房事不节，或过食温热香燥之物，或因七情内

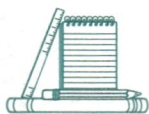

伤，暗耗津液所致。宜食甘凉滋润、生津养阴的食物，忌吃辛辣、温热香燥、煎炸炒爆、食性热灼上火、高脂肪、高碳水化合物的食品。常用食物有鸭肉、黑木耳、莲藕、莲子、芝麻、黑豆、桑椹、鸭蛋、牛奶、豆浆、香蕉、梨、西红柿等。忌食或少食狗肉、羊肉、锅巴、荔枝、龙眼肉、炒瓜子、花椒、小茴香、生姜、丁香、红参等。常用食疗方为秋梨白藕汁饮、黑芝麻粥、莲子粥、甜浆粥等。

（4）血虚体质　血虚的患者，常因失血过多或者脾胃消化吸收能力低下，营养不足，或因七情过度，暗耗阴血等原因所引起。多食常食补血的食物，如高铁、高蛋白、高维生素C食品及补气、补肾、健脾作用的食物。忌食生冷性凉食品。常用食物有龙眼肉、荔枝、红糖、菠菜、鸡肉、大枣、动物肝脏、木耳、海带、芝麻酱、黑豆、乌贼、黄鱼、牛肉、羊肉、花生等。忌食或少食大蒜、海藻、荷叶、白酒、薄荷、菊花、槟榔、生萝卜等。常用食疗方为桂圆桑椹汤、枸杞粥、糯米阿胶粥、枸杞五味茶等。

（5）气郁体质　气郁的常见原因有病邪内阻，或七情郁结，或阳气虚弱、温运无力等。宜多食健脾理气、疏肝解郁之品。常用食物有佛手瓜、柑橘、玫瑰花、菊花、豆豉、萝卜、洋葱、丝瓜等。常用食疗方为三花茶、佛手陈皮茶、大蒜炒丝瓜等。

（6）湿热体质　湿热的常见原因有先天遗传，或因长期居住在低洼潮湿之处，或嗜食油腻、甜食或常年饮酒导致湿热内蕴。宜食清热化湿的食物，忌辛辣燥烈、大热大补的食物，戒烟、酒等。常用食物有薏苡仁、赤小豆、冬瓜、苦瓜、丝瓜、西瓜、黄瓜、鸭肉、莲藕、白菜、卷心菜等。常用食疗方为丝瓜鲫鱼汤、苦瓜排骨汤、薏苡仁二豆粥等。

（7）血瘀体质　引起血瘀的常见原因有寒凝、气滞、气虚、外伤等。宜食活血祛瘀、疏利通络的食物。常用食物有桃仁、当归、山楂、黑豆、芒果、红糖、洋葱、黄酒、葡萄酒等。常用食疗方为山楂粥、当归红花酒等。

（8）痰湿体质　肥胖、好酒、喜甜食者多为此种体质类型。痰湿质饮食调护原则以健脾利湿、化痰泻浊为主。饮食上宜用低脂低糖、清淡少盐、性质平和、热量较低、营养丰富、容易消化的食物。常用食物有薏苡仁、黄花菜、黄瓜、海带、海藻、紫菜、玉米、赤小豆、绿豆、豆浆、豆腐、鲫鱼、蛤蜊、茯苓、荷叶、山楂、冬瓜、菊花等。忌食或少食面食类、甜食、冷饮、酒等。常用食疗方为白果山楂炖鸡、山楂茶、荷叶米粉肉等。

4. 不同季节的饮食宜忌　四时季节的变化，对人体的生理功能产生不同的影响。因此，饮食宜忌也有所不同。

（1）春季　春季气候由寒转暖，阳气生发，应顺应季节变化食温补和生发食物，如羊肉、牛肉、菠菜、豆芽、竹笋、莴笋、芹菜、香椿芽等。忌食或少食寒冷之品，如苦瓜、绿豆、芥菜等。

（2）夏季　夏季阳气亢盛，天气炎热，夏季宜食养阳，如羊肉、牛肉、龙眼肉、荔枝及姜、葱、蒜等之品。少吃寒凉之品。脾胃虚弱者，忌暴饮暴食生冷食物。长夏常用食物有西瓜、苦瓜、黄瓜、绿茶、莲子、百合等。同时因夏季心旺肾衰，虽大热，患者应忌食生冷食物。

（3）秋季　秋季气候干燥，宜食甘润滋阴之品，以防秋燥伤肺，如鸭肉、萝卜、银耳、雪梨、藕、百合、糯米、核桃仁、花生、芝麻、豆浆、蜂蜜、苹果、柚子等。少食生姜、大蒜、花椒等辛辣之物。

（4）冬季　冬季气候寒冷，同时也是机体进补的最好时节，适宜用一些温补之品，如牛肉、羊肉、狗肉、鹿肉、南瓜、大枣、栗子、核桃仁、桂圆等。适量少食咸味的食物，如海带、紫菜、海蜇，还可以吃一些苦味的食物，以防过食温热之品而生内热。

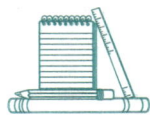

5.特殊宜忌　某些疾病和药物有特殊的饮食禁忌，此类禁忌在各科病证护理和服药护理中将有专门介绍。

知识链接

食疗方

1.羊肉粥

原料：鲜羊肉100g，粳米100g，盐、姜、葱适量。

制法：鲜羊肉洗净，切薄片，葱、姜切成颗粒。粳米洗净，与羊肉、葱、姜、盐同放锅内，加水适量，先用武火煮沸，再用文火煮成粥即可。

应用：佐餐食用。

功效：益气暖胃，温阳补虚。

2.桂圆蛋汤

原料：鲜桂圆肉50g（干桂圆肉25g），鸡蛋2个，干红枣15个，红糖适量。

制法：红枣、桂圆肉洗净，加水适量煮至红枣烂熟，将鸡蛋打散，冲入汤内稍煮，加糖。

应用：可作点心服用。

功效：温阳补气养血。

3.秋梨白藕汁饮

原料：梨500g，藕500g，白砂糖适量。

制法：取鲜藕、梨洗净，压榨取汁，加白砂糖少许即可。

应用：经常饮服。

功效：清热止渴，凉血止血。

4.甜浆粥

原料：鲜豆浆300～500g，粳米100g，冰糖少许。

制法：粳米洗净与鲜豆浆同放入锅内，加水适量，先用武火煮沸，再用文火煮成粥后加入冰糖，再煮沸1～2次。

应用：佐餐食用。

功效：健脾养胃，养阴润肺。

5.黄芪炖鸡

原料：生黄芪30g，母鸡1只，佐料适量。

制法：将母鸡处理干净，再将黄芪放入母鸡腹中缝合，置锅中加水及葱、姜、盐等佐料，炖至鸡肉熟烂。

应用：佐餐食用。

功效：补肺益气，健脾养胃。

6.枸杞五味茶

原料：枸杞子5g，五味子5g。

制法：将枸杞子和五味子粉碎为粗末，每次各用5g，加水250mL煎煮，或用沸水冲泡饮用。

应用：代茶饮。

功效：滋阴养肝，养血明目。

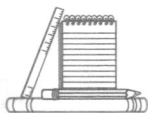

7.佛手茶

原料：鲜佛手15g（或干品6g）。

制法：开水冲泡。

应用：代茶饮。

功效：行气和中，开郁化痰。

8.当归红花酒

原料：当归20g，红花50g，葡萄酒500mL。

制法：将当归切片，与红花一起放入葡萄酒中浸泡10天即可。

应用：每日1次，每次50mL。

功效：养血活血，祛瘀通络。

9.丝瓜鲫鱼汤

原料：鲫鱼1条，丝瓜250g。

制法：丝瓜去皮切段备用，鲫鱼宰杀洗净，入油锅将两面略煎，去剩油，加盐和适量水，小火炖至汤成奶白色，入丝瓜段，煮至丝瓜熟即可。

应用：佐餐食用。

功效：健脾开胃，清热化痰。

附：

表 11-1　临床常用食品的功能与作用

	名称	性味归经	功效
辛温解表	紫苏叶	辛，温。入肺、脾经	发表散寒，理气和中，行气安胎，解鱼蟹毒
	生姜	辛，温。入脾、胃、肺经	发表散寒，温中止呕，解鱼蟹毒
	葱白	辛，温。入肺、胃经	发汗解表，散寒通阳
	香菜	辛，温。入肺、脾经	发汗透疹，消食下气，醒脾和中
辛凉解表	桑叶	甘、苦，寒。入肺、肝经	疏风清热，清肝明目
	菊花	辛、甘、苦，微寒。入肺、肝经	疏风清热，平肝息风，清肝明目，清热解毒
	薄荷	辛，凉。入肺、肝经	疏散风热，清利头目，利咽止痛，宣散透疹
	淡豆豉	苦，寒。入肺、胃经	解表除烦宣郁，解毒
清热泻火	茭白	甘，寒。入肺、脾经	清热除烦，催乳
	香椿	苦、辛，平。入肺、胃、大肠经	清热解毒，健胃理气涩肠，燥湿杀虫
	香蕉	甘，寒。入脾、胃经	清热润肠，解毒止痛
	茶叶	苦、甘，凉。入心、肺、胃经	生津止渴，清热解毒，祛湿利尿，清心提神

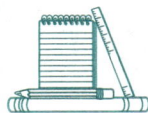

续表

名称		性味归经	功效
清热凉血	水芹	甘、辛,凉。入肺、胃经	清热利水,凉血止血,平肝安神
	茄子	甘,凉。入脾、胃、大肠经	清热,消肿利尿,健脾和胃
	莲藕	甘,寒。入心、脾、胃经	清热润肺,凉血行瘀,健脾开胃,止泻固精
	木耳	甘,平。入胃、大肠经	凉血止血,滋阴养胃,益气和血
	西红柿	甘、酸,微寒。入肝、脾、胃经	生津止渴,凉血平肝
	西瓜	甘,寒。入心、胃、膀胱经	清热解暑,除烦止渴,利小便
	甘蔗	甘,寒。入肺、胃经	清热生津,下气润燥,和胃降逆
	橄榄	甘、涩、酸,平。入肺、胃经	清肺利咽,生津,解毒,止咳
	豆腐	甘,凉。入脾、胃、大肠经	生津润燥,清热解毒,催乳
清热解毒	绿豆	甘,凉。入心、胃经	清热解毒,清暑利水
	苦瓜	苦,寒。入心、脾、胃经	清暑涤热,明目,解毒
	苋菜	甘,凉。入大、小肠经	清热利尿,透疹
	黄瓜	甘,寒。入胃、小肠经	清热止渴,利水解毒
	豆腐	甘,凉。入脾、胃、大肠经	清热解毒,益气生津,催乳
	马齿苋	酸,寒。入大肠、肝、脾经	清热祛湿,散血消肿,利尿通淋
化痰止咳平喘	荸荠	甘,寒。入肺、胃经	清热,化痰,消积,利湿
	竹笋	甘,寒。入胃、大肠经	清热消痰,利膈下气
	丝瓜	甘,凉。入肝、胃经	清热化痰,止咳平喘,通络
	梨	甘、微酸,凉。入肺、胃经	生津润燥,清热化痰
	紫菜	甘、咸,寒。入肺经	化痰软坚,清热利水,止咳
	甜杏仁	甘,平。入肺、大肠经	润肺平喘
	罗汉果	甘,凉。无毒。入肺、脾经	清肺,润肠,止咳
	枇杷	甘、酸,凉。入脾、肺、肝经	润肺止渴,下气止咳,化痰
消食导滞	白萝卜	辛、甘,凉。入肺、胃经	消食化痰,下气宽中
	山楂	酸、甘,微温。入脾、胃、肝经	消食积,散瘀血,利尿止泻
	鸡内金	甘,平。入脾胃、小肠、膀胱经	健脾消食,止遗溺,化结石
	麦芽	甘,微温。入脾、胃经	消食和中,下气回乳

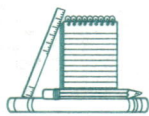

续表

	名称	性味归经	功效
健脾养胃	南瓜	甘，温。入脾、胃经	温中平喘，杀虫解毒
	大枣	甘，温。入脾、胃经	补脾和胃，益气生津，调和营卫
	板栗	甘，温。入脾、胃、肾经	养胃健脾，补肾强筋，活血止血消肿
	糯米	甘，温。入脾、胃、肺经	补中益气，健脾止泻
	山药	甘，平。入肺、脾、肾经	健脾益气，补肺益肾
健脾化湿	薏苡仁	甘、淡，凉。入脾、肺、肾经	健脾利水，舒筋除痹，清热排脓
	扁豆	甘，平。入脾、胃经	健脾和中，化湿
	蚕豆	甘，平。入脾、胃经	健脾利湿
利水消肿	玉米	甘，平。入大肠胃经	调中和胃，利尿排石，降脂，降压，降血糖
	赤小豆	甘、酸，平。入心、小肠经	利水除湿，消肿解毒
	冬瓜	甘、淡，凉。入肺大肠、膀胱经	清热利水，消肿解毒，生津除烦
	鱼	甘，微温。入脾、肾经	利水消肿，健脾开胃
	莴笋	甘、苦，凉。入大肠、胃经	清热利水，通乳
活血化瘀	油菜	辛、甘，凉。入肺、肝、脾经	行瘀散血，消肿解毒
	螃蟹	咸，寒。入肝、胃经	益阴补髓，清热，散血，利湿
	醋	酸、苦，温。入肝、胃经	活血散瘀，消食化积，消肿软坚，解毒疗疮
补气食物	马铃薯	甘，平。入胃、大肠经	益气健脾，调中和胃
	香菇	甘，平。入胃经	益胃气，托痘疹，止血
	黄鳝	甘，温。入肝、脾、肾经	祛虚损，除风湿，强筋骨，止痔血
	泥鳅	甘，平。入脾、肺经	补中气，祛湿邪，清热，壮阳
	鲦鱼	甘，温。入脾、胃经	补气活血，泻火解毒，健脾开胃
	鳜鱼	甘，平。入脾、胃经	补气血，益脾胃，化骨刺
	粳米	甘，平。入脾、胃经	补中益气，健脾和胃，除烦渴
	鸡肉	甘，温。入脾、胃经	健脾补虚，益气养血
	鹅肉	甘，平。入脾、肺经	益气补虚，和胃止渴
	鹌鹑	甘，平。入肝、脾、肾经	健脾消积，滋补肝肾

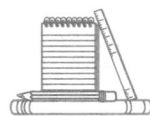

名称		性味归经	功效
补血食物	胡萝卜	甘，平。入肺、脾经	健脾化滞，润燥明目
	葡萄	甘、酸，平。入肺、脾、肾经	补气血，强筋骨，利小便，安胎，除烦止渴
	桂圆肉	甘，温。入心、脾经	益心脾，补气血，安神，健脾止泻，利尿
	荔枝	甘、酸，温。入脾、肝经	生津益血，健脾止泻，温中理气，降逆
	花生	甘，平。入脾、肺经	润肺，和胃，止咳，利尿下乳
	带鱼	甘，温。入胃经	养肝补血，和中开胃，消瘿瘤
	红糖	甘，温。入脾、胃、肝经	补血，活血，散寒
	牛肉	甘，平。入脾、胃经	补脾胃，益气血，强筋骨
	墨鱼	咸，平。入肝、肾经	养血滋阴，通经，制酸
补阳食物	核桃仁	甘，温。入肾、肺经	补肾固精，温肺定喘，润肠，排石
	刀豆	甘，温。入肺、脾、肾经	温中下气，益肾补元
	韭菜	辛，温。入肝、胃、肾经	温阳下气，宣痹止痛，降脂
	羊肉	甘，温。入脾、肾经	益气补虚，温中暖下
	狗肉	咸，热。入脾、胃、肾经	补中益气，温肾助阳，理气利水
滋阴食物	银耳	甘、淡，平。入肺、胃、肾经	滋阴润肺
	牛奶	甘，平。入心、肺经	补虚损，益肺胃，生津润肠
	鸡蛋	蛋清甘凉、蛋黄甘平。入心、肾经	滋阴润燥，养心安神
	百合	甘，微寒。入肺、心经	润肺止咳，清心安神
	甲鱼	甘，平。入肝经	滋阴，补虚，止泻，截疟
	乌龟	咸、甘，平。入肝、肾经	滋阴，补血，补肾，健骨，降火，止泻
	鸭肉	甘、咸，平。入脾胃、肺、肾经	滋阴养胃，利水消肿，健脾补虚
	猪肉	甘、咸，微寒。入脾、胃、肾经	补肾滋阴，养血润燥，益气消肿
	银耳	甘、淡，平。入肺、胃、肾经	滋阴润肺
驱虫食物	槟榔	苦、辛，温。入脾、胃、大肠经	杀虫，破积，下气，行水
	南瓜子	甘，平。入脾、胃经	驱虫
	大蒜	辛，温。入脾、胃、肺经	解毒，健胃，杀虫

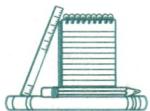

续表

	名称	性味归经	功效
养心安神食物	酸枣仁	甘、酸，平。入心、肝、胆经	养心安神，收敛止汗
	小麦	甘，凉。入心、脾、肾经	养心益肾，除热止渴，通淋止泻
	百合	甘，微寒。入肺、心经	润肺止咳，清心安神
	小米	甘、咸，凉。入脾、胃、肾经	健脾益气，除烦止渴

复习思考

1.中医学将人的体质分为哪九种类型，每种体质有何特点？

2.九种体质应该如何保分别进行健养生？

3.试论述饮食调护的基本原则和基本方法。

4.试分析自己属于哪种体质，日常生活中应该注意什么？

5.简述气虚体质的饮食宜忌。

扫一扫，知答案

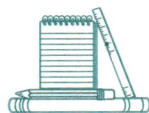

第十二章　常用中医护理技术

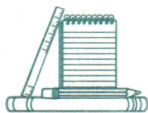

扫一扫，查阅
本模块 PPT、
视频等数字资源

【学习目标】

1. 掌握灸法、拔罐法、中药烫熨、穴位注射、刮痧法等的操作方法、目的和注意事项。

2. 熟悉常用中医护理技术的适应证及禁忌证。

3. 了解常用中医护理技术的应用。

案例导入

罗某，男，27 岁。患者以反复胃脘部隐痛 1 个月余为主诉就诊。患者平素饮食不规律，喜食冷饮。现症见：胃痛隐隐，绵绵不休，空腹痛甚，得食则缓，喜温喜按，四肢倦怠，手足不温，大便溏薄，舌淡，苔白边有齿痕，脉细弱。请问：

1. 该患者的中医诊断为胃脘痛，试分析其属于何种证型。

2. 请分析可以为该患者做哪些中医护理技术操作，以减轻病症。

中医护理技术是中医疾病治疗方法的重要组成部分，具有内病外治的独特疗效，历史悠久，是中华民族的瑰宝，具有适应范围广、操作简便、舒适度高、效果好、费用低、无不良反应等优点，深受群众欢迎。

第一节　灸　法

灸法，是以艾绒为主要原料制成艾条或艾炷，点燃后在人体一定的穴位或患处熏灸，通过艾条的热力和（或）药物作用刺激穴位或患处，达到温经通络、祛湿散寒、消瘀散结、调和气血、扶阳固脱、防病保健等目的的一种极为古老及重要的中医治疗方法。常用灸法有艾条灸、艾炷灸等。

一、艾条灸

艾条灸又称艾卷灸，是用纯净的艾绒（或加入中药）卷成圆柱形的艾条，点燃其一端，悬放于穴位或病变部位上进行熏灸。常用的方法有温和灸、雀啄灸、回旋灸等，主要用以治疗寒湿痹证，解除或缓解各种虚寒性疾病的临床症状。近年来，护理专家经过不断实践和研究，对传统灸法进行了改良和创新，如灸盒温和灸、恒温灸具温和灸等，使得灸法更简便、更安全。

（一）适应证与禁忌证

1. 适应证

（1）多用于各种虚寒证，如风湿、类风湿、骨性关节炎，颈肩腰腿痛，寒凝血滞引起的痛经、脾胃虚寒引起的胃脘痛等。

（2）中气不足、阳气下陷引起的脱肛、阴挺等。

（3）防病保健。

2. 禁忌证

（1）实热证或阴虚发热者；有出血倾向者。

（2）大血管部位、颜面部、乳头、外生殖器、孕妇腹部和腰骶部。

（二）操作准备

1. 用物准备　治疗盘、艾条、火柴或打火机，根据需要备艾灸盒（具）、弯盘（或烟灰缸）、灭火罐等。需要时备浴巾、屏风等。

2. 患者准备　协助患者取适宜体位，暴露施灸部位，注意保暖及保护隐私。

（三）操作方法

1. 温和灸　将点燃的艾条对准需灸的穴位或患处，施灸距离以患者感到温热、无灼痛为度（图 12-1）。一般距皮肤 2 ～ 3cm，每处灸 10 ～ 15 分钟，直至皮肤出现红晕为宜。

2. 雀啄灸　手持点燃艾条，对准需灸的穴位或患处，距施灸部位 2 ～ 3cm，一起一落（如鸟雀啄食般）反复熏灸，每处可灸 3 ～ 5 分钟，直至皮肤出现红晕为宜（图 12-2）。此法多用于小儿，以及晕厥急救、胎位不正、无乳等症。此法热感较强，注意防止灼伤皮肤。

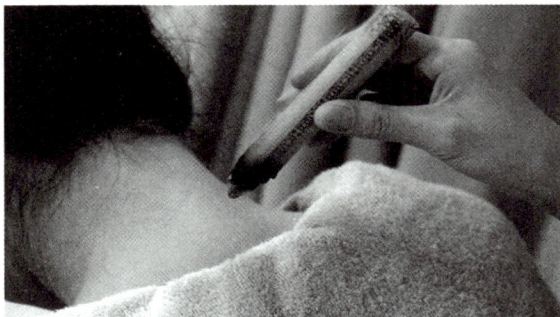
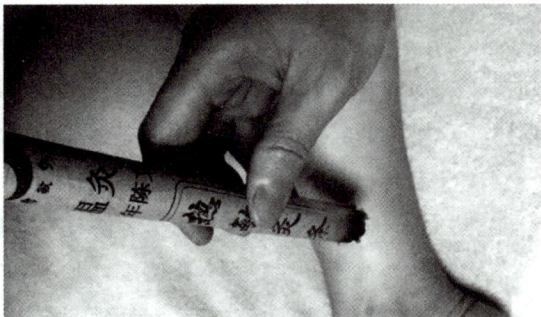

图 12-1　温和灸　　　　　　　　　　　　图 12-2　雀啄灸

3. 回旋灸　将点燃的艾条悬于皮肤上 2 ～ 3cm 并保持一定的距离，反复旋转施灸，施灸范围约 3cm，每处灸 10 ～ 15 分钟，直至皮肤出现红晕为宜。此法多用于面积较大的肢体麻木、皮肤病。

4. 传统灸盒温和灸　将点燃的艾条插入灸盒，距离以患者感到温热、无灼痛为度（图 12-3）。一般距皮肤 3 ～ 4cm，每次灸 15 ～ 30 分钟，直至皮肤出现红晕为宜。此法此灸法是目前最常用的一种灸法，需要定时刮灰以保持合适的温度。

5. 恒温灸具温和灸　将点燃的艾条插入恒温灸具（图 12-4），其距离以患者感到温热、无

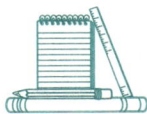

灼痛为度。一般距皮肤 3～4cm，每次灸 15～30 分钟，直至皮肤出现红晕为宜。此灸法是一种创新灸法，具有恒温舒适、无须刮灰、安全省力、节能减排及适合任何规格艾条等优势。

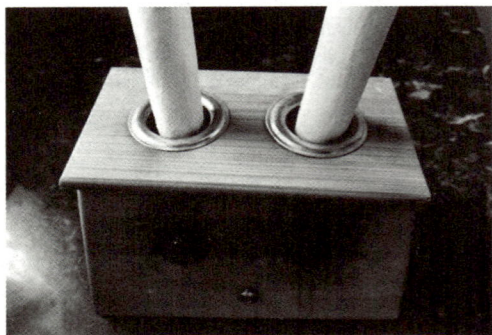

图 12-3　传统灸盒温和灸

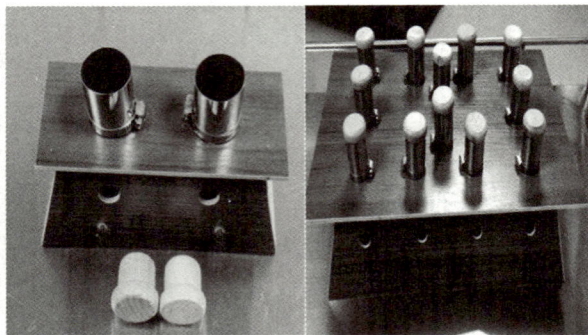

图 12-4　恒温灸具

（四）护理与注意事项

1. 施灸过程中注意刮灰，防止艾灰掉落烧伤皮肤或衣被。

2. 施灸顺序一般自上而下，先阳后阴，先灸头部、腰背部，后灸胸腹、四肢部。

3. 极度疲劳、过饥、过饱、醉酒、大汗淋漓、情绪不稳者，以及妇女经期慎灸。

4. 施灸过程中要密切观察患者的病情；观察皮肤情况防止烫伤，尤其是对糖尿病、肢体麻木、感觉迟钝的患者。

5. 灸后如出现小水疱，无须特殊处理，可自行吸收；大水疱局部消毒后用无菌注射器抽吸并用无菌纱布包扎，保持干燥，防止感染。

6. 一旦出现头晕、眼花、恶心、面色苍白、心慌、汗出等晕灸现象，要立即停灸。轻者躺下静卧休息片刻，或饮温开水后即可恢复；重者可掐水沟、内关、足三里，严重时按晕厥处理。

知识链接

专利技术——恒温灸具

（一）专利基本知识

1. 中国专利类型　发明专利、实用新型专利及外观设计专利。

（1）发明专利　是指对产品、方法或者其改进所提出的新的技术方案。

（2）实用新型专利　是指对产品的形状、构造或者其组合所提出的适于实用的新的技术方案。

（3）外观设计专利　是指对产品的形状、图案或者其结合，以及色彩与形状、图案的结合所提出的富有美感并适于工业应用的新设计。

2. 申请专利的条件　申请专利需具备新颖性、创造性、实用性。

（1）新颖性　不同于现有技术及抵触申请。现有技术是指申请日以前在国内外为公众所知的技术。特别要注意论文的发表时间。

（2）创造性　技术效果优于现有技术。相比于现有技术具有突出的实质性特点和显著的进步。

（3）实用性　能够在产业上制造或者使用，并且能够产生积极效果。

3. 专利申请流程　撰写专利申请书、提交国家知识产权局、获得专利受理通知书、获得专利证书（图 12-5）。

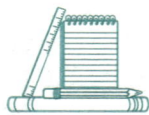

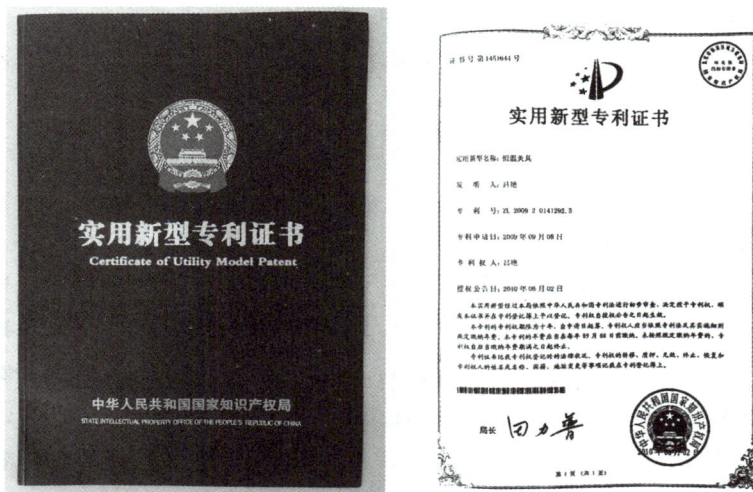

图 12-5　专利证书

（二）恒温灸具

1. 专利技术——恒温灸具的优势　恒温灸具有嵌在灸盖中的不锈钢空心筒，可上下移动而不下滑的灸筒，以及连接灸筒的固定网，用于固定灸筒内腔的灸条和更精密的不锈钢纱网。其设计关键在于设有一个灸筒及固定网。灸条因重力的作用始终固定在同一个水平位置上。点燃艾条后将其放在不锈钢筒及固定网上施灸，无须刮灰，能使艾条及雷火药条全部燃烧，同时因不锈钢筒有烟通的作用，采用大毛巾包裹，能达到恒温燃烧及减少烟雾排放的作用，符合环保的要求。它克服了传统灸疗在施灸过程中出现的灸条的灰污染和烧伤皮肤等问题，且不锈钢筒能始终保持筒外为温热感，不烫伤皮肤，灸筒内药条温度更恒定，其热量比等量的艾灸盒产生的热量大而舒适感增加。施灸不受艾条及雷火药条放置距离随燃烧后距离改变不易调节的影响，其施灸的温度能达到恒定，并可采用大毛巾的包裹使整个施灸的部位有一种温热感。采用不锈钢灸筒起到烟通的作用及大毛巾的包裹，能使艾条及雷火药条燃烧相对的缓慢，并起到节能减排的作用。灸盒设计为 1 孔、2 孔、3 孔、4 孔、6 孔、12 孔及 18 孔，能实现体表、穴位及经络一体化的温灸。

因此，专利技术——恒温灸具提供一种恒温舒适、操作简单、安全性好、解放劳动力、节能减排、妥善固定后可以加被保暖的多用温灸具，克服了因天气寒冷难于施灸的问题，增强治疗效果。恒温灸具能节省人力及药物 30% ～ 50%。

2. 专利技术——恒温灸具研究背景

专利技术——恒温灸具改革是基于现有艾盒灸、雷火盒灸临床应用存在诸多缺陷的背景。其缺陷包括以下几点。

（1）温度不易控制及纱网设计不合理，容易烫伤皮肤。

（2）灸盒与灸药缺乏规格化。

（3）雷火灸盒及艾灸盒的操作繁琐。

（4）浪费资源、排烟量大　艾盒灸及雷火盒灸设计及暴露灸燃烧快，造成艾条浪费及排烟量大。

（5）人体的舒适感不强　因灸药燃烧后距离改变不易调节致施灸温度不恒定，以及暴露灸药物渗透不够致局部温热感差。

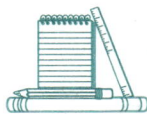

（6）冬天难于施灸　因人体在寒冷天气暴露，在冬天不易实施。

（7）灸盒外固定不牢　因年老、腰背疼痛不能俯卧者及不能合作者等存在固定难的问题。

（8）安全性差　艾条及雷火灸药条燃烧过程中，易烧衣物及被褥，存在一定的安全隐患。

3.与国内外同类技术比较

（1）本专利技术通过采用不锈钢灸筒、灸网和更精密纱网的设计来解决传统灸盒问题，是一种恒温、安全、操作简单、无须刮灰、解放劳动力、增加人体舒适感、节能减排、增强治疗效果的新型灸具，妥善固定后用大浴巾及被子保暖能实现艾条及雷火药条在一个全封闭状态的灸盒里燃烧，并可加被保暖，达到恒温，非常安全、高效的效果。

（2）恒温灸具为多功能、多结构的灸具，可用于雷火灸、艾灸（适合不同规格艾条）的操作，根据人体的体表、局部及解剖特点设计为可调节施灸距离的1孔、2孔、3孔、4孔、6孔、12孔和18孔的灸盒。单孔灸盒主要适用于四肢穴位；2孔、3孔、4孔、6孔灸盒适用于人体任何部位与穴位（头部、颈部、耳部、面部、背部、腹部、四肢及足部）；12孔和18孔适用于背部、腹部及膝关节灸。

（3）传统的灸盒存在温度不恒定、容易烫伤及操作繁琐等诸多的不足。专利技术——恒温灸具由于灸筒与灸网连接能起到很好的固定并利用灸药自身重力的作用，使灸药始终固定在同一个水平位置上燃烧，进行施灸，灸疗时采用大浴巾妥善固定、用被子保暖，能实现艾条或雷火灸药物在一个全封闭状态里低温燃烧并能达到恒温舒适、火力均匀、操作简单、安全性好（减少烫伤及烧坏衣物）、无须刮灰、节能减排（实现无烟灸疗）的效果，使雷火灸、艾灸的操作更简单、科学及人性化。

二、艾炷灸

艾炷灸是将艾绒搓捏成圆锥形的艾炷（如麦粒样大小），直接或间接置于施灸部位，点燃后进行烧灼的一种治疗方法（图12-6）。艾炷灸施灸时，每燃一个艾炷称为一壮。本法临床运用广泛，既可保健，亦可治病，尤其适用于虚寒证，如哮喘、胃脘痛、痛经、久泻等。

每灸一次，少则3～5壮，多则可灸数十壮、数百壮。至于施灸的时间长短应根据病情而定，慢性病必须长期施灸方能见效。

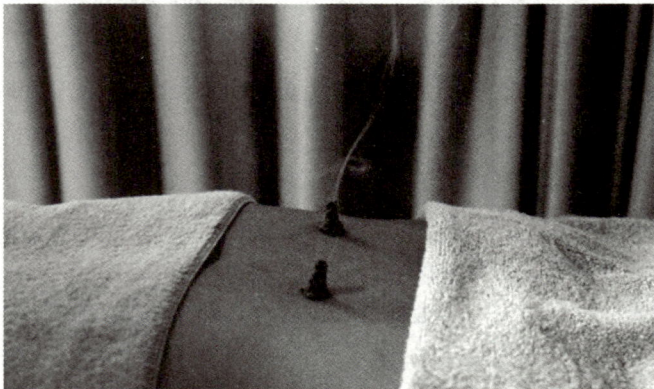

图12-6　艾炷灸

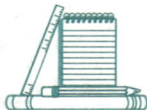

（一）适应证与禁忌证

同艾条灸。

（二）操作准备

1. 用物准备　治疗盘、艾炷、火柴或打火机、灭火罐、凡士林、纱布、镊子等。按需要可备姜、蒜、盐、浴巾、屏风等。

2. 患者准备　协助患者取适宜体位，暴露施灸部位，注意保暖。

（三）操作方法

1. 直接灸　是将大小适宜的艾炷直接放在皮肤上施灸，即将艾炷直接放在穴位皮肤上燃烧的一种方法。根据刺激量的大小和瘢痕形成与否，分为瘢痕灸和无瘢痕灸。若施灸时需将皮肤烧伤化脓，愈后留有瘢痕者，称为瘢痕灸；若不使皮肤烧伤化脓，不留瘢痕者，称为无瘢痕灸。

（1）瘢痕灸　又名化脓灸。施灸时先将所灸腧穴部位涂以少量的大蒜汁，以增加黏附和刺激作用，然后将大小适宜的艾炷置于腧穴上，用火点燃艾炷施灸。每壮艾炷必须燃尽，除去灰烬后，方可换炷继续再灸，一般灸 7～9 壮。施灸时由于火烧灼皮肤，可能产生剧痛，此时可用手在施灸腧穴周围轻轻拍打，借以缓解疼痛。在正常情况下，灸后 1 周左右，施灸部位化脓形成灸疮，5～6 周灸疮自行痊愈，结痂脱落后留下瘢痕。临床上常用于治疗哮喘、肺结核、瘰疬、慢性胃肠炎等慢性疾病。

（2）无瘢痕灸　施灸时先在所灸腧穴部位涂以少量的凡士林，以使艾炷便于黏附，然后将大小适宜的艾炷置于腧穴上点燃施灸，当灸炷燃剩 1/2 或 2/5 而患者感到微有灼痛时，施术者用镊子将艾炷夹去，易炷再灸。一般灸 3～7 壮，以灸至局部皮肤红晕而不起疱为度。因其皮肤无灼伤，故灸后不化脓、不留瘢痕。一般虚寒性疾患，如哮喘、风寒湿痹、慢性腹泻等均可应用此法。

2. 间接灸　是用药物或某种物品将艾炷与皮肤隔开进行施灸的方法，如隔姜灸、隔蒜灸、隔盐灸、隔附子饼灸等。

（1）隔姜灸　传统的隔姜灸是用鲜姜切成直径 2～3cm、厚 0.2～0.3cm 的薄片，中间以针刺数孔，然后将姜片置于应灸的腧穴部位或患处，再将艾炷放在姜片上点燃施灸（图 12-7）。当艾炷燃尽，再易炷施灸。一般灸 5～10 壮，以皮肤红润而不起疱为度。常用于因寒而致的呕吐、腹痛、腹泻及风寒痹痛等。创新隔姜灸有艾绒隔姜灸和艾盒（恒温灸具）隔姜灸。

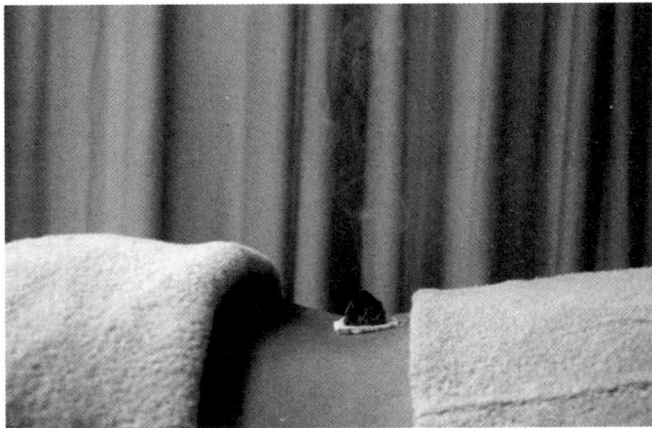

图 12-7　传统的隔姜灸

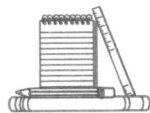

①艾绒隔姜灸的方法（图12-8）　患者俯卧于治疗床上裸露背部，四肢做好保暖，在背部做常规清洁，垫上大纱布，覆盖至整个膀胱经，将新鲜的生姜捣烂成泥，沿两侧膀胱经和督脉的走向铺上姜泥，然后在姜泥上铺上艾绒。点燃艾绒的"头、身、尾"三点，让其自然燃烧，燃尽后可继续铺艾绒，温度高时使用棉签垫高纱布。一般艾绒燃3次为宜，治疗时间30分钟左右。灸毕移去姜泥，用温热纱布轻轻揩干。施灸过程中应注意观察局部皮肤及病情，随时询问患者有无灼痛感，及时调整。

②艾盒（恒温灸具）隔姜灸的方法（图12-9）　基本与艾绒隔姜灸相同，只是用艾条代替艾绒，并放入灸盒。可以给艾盒盖上毛毯或被子保暖，使其更简便、更安全、更舒适、更环保。

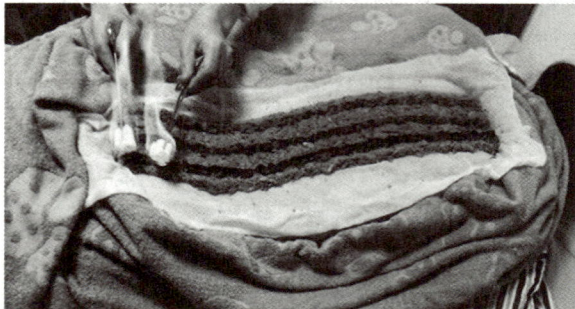

図 12-8　艾绒隔姜灸

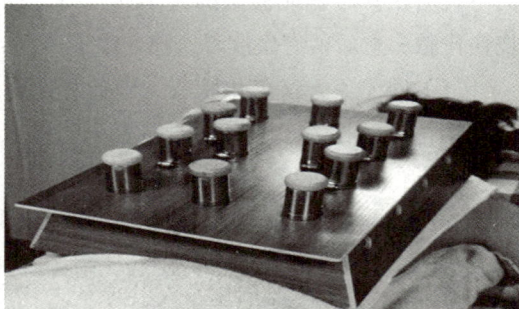

图 12-9　艾盒隔姜灸

（2）隔蒜灸　用鲜大蒜头，切成厚0.2～0.3cm的薄片，中间以针刺数孔，然后置于应灸腧穴或患处，然后将艾炷放在蒜片上，点燃施灸。待艾炷燃尽，易炷再灸，一般灸5～7壮。多用于治疗瘰疬、肺结核及初起的肿疡等病症。

（3）隔盐灸　本法只用于脐部，又称神阙灸。用纯净干燥的食盐填敷于脐部，或于盐上再置一薄姜片，上置艾炷施灸，一般灸5～9壮。多用于治疗伤寒阴证或吐泻并作、小便不利、中风脱证等。

（4）隔附子饼灸　将附子研成粉末，用酒调和，做成直径约3cm、厚约0.8cm的附子饼，中间以针刺数孔，放在应灸腧穴或患处，上面再放艾炷施灸，直到灸完所规定的壮数为止。多用于治疗命门火衰而致的阳痿、早泄、宫寒不孕或疮疡久溃不敛等病症。

（四）护理与注意事项

1.瘢痕灸在其化脓期间，要加强营养，注意适当休息，戒辛辣食物，注意保护痂皮，防止感染。

2.间接灸时，由于姜或蒜容易刺激皮肤起疱，可在患者有灼痛感时用镊子将姜片或蒜片提起，稍等片刻后继续施灸，余同艾条灸。

三、雷火灸

（一）雷火灸概况

1.雷火灸的命名及药物组成　自古中医中就有雷火神针，之后经赵时碧继承和发扬，成为现代雷火灸。雷火神针灸药的主要成分是由麝香、乳香、没药、全蝎、红花等多种名贵中药组成，做成如圆柱状（直径约3cm）。

2.雷火灸的作用与原理　雷火灸是以经络学说为原理，采用纯中药配方，在古代雷火神针实按灸的基础上，改变其用法与配方，创新发展而成的治疗方法。雷火灸燃烧时产生的辐射能量是红外线，通过对人体面（病灶周围）、位（病灶位）、穴形成高浓药区，在热力的作用下，

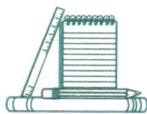

渗透到组织深部以调节人体各项功能。雷火灸与其他灸法一样，均讲究治疗的手法，灸法与针法一样有得气、补法与泻法的区分。

3.**雷火灸优势**　与传统灸法相比较，雷火灸在操作手法上改雷火神针的实按灸法为明火的悬灸法，使其使用起来更安全；雷火灸灸条燃烧时具有热力和红外线辐射的作用，最高温度可达240℃左右；雷火灸药物在燃烧时，由于药力峻猛、渗透力强，部分药物成分因未被破坏，迅速吸附在人体表层，通过一定时间的熏烤，在皮肤周围形成高浓度药区，渗透到腧穴内，通过人体经络传导，增强疗效，也扩大了中药火热灸法的治疗范围。

（二）雷火灸治疗目的

雷火灸具有温通经络、祛风散寒、活血化瘀、消肿止痛、扶正祛邪、改善微循环等作用，可促进组织修复，以达到防病保健、治病强身的目的。

（三）适应证与禁忌证

1.**适应证**　各种痛症、鼻炎、眼疾、耳鸣、耳聋、胸腹胀满、慢性胃肠疾病、肥胖、妇科疾病等。

2.**禁忌证**　青光眼、眼底出血、心脏病、呼吸衰竭、哮喘、高血压并发症等病及孕妇禁灸。

（四）操作前准备

1.**患者准备**　同艾条灸。

2.**用物准备**　雷火灸药条2根，灸具2个，大头针1盒，治疗碗（盛少量清水），酒精灯，打火机，刮灰板，止血钳。

3.**环境准备**　环境应光线充足、清洁、干燥、安静，无吸氧装置及易燃物品。

4.**操作者准备**　操作者应仪表整洁，洗手，戴口罩。

（五）操作步骤

1.施术者应核对医嘱，备齐用物，根据患者的实际情况做好解释工作。

2.患者取合理舒适体位，暴露施灸部位，冬季注意保暖，必要时用屏风遮挡。

3.拧开灸具顶部，揭开灸具底部，拿起雷火灸药条，从底部向前推至露出约5cm，取大头针在灸具两边针孔插入，固定药条。

4.撕开药条前端包装纸，点燃药条顶端，将药条对准施灸部位，距离皮肤2～3cm施灸。注意随时用刮灰板刮掉药灰，保持药条温度（保持红火）。常用手法有以下几种。

（1）雀啄法　雷火灸火头对准应施灸处，采用像鸡啄米、雀啄食似的上下移动的方法。多用于泻邪气时，在患部和腧穴上使用。

（2）小回旋法　火头对准应灸的部位或穴位，做固定的小回旋。此种方法可采用顺时针方向旋转，多用于泻法；若采用逆时针方向，多用于补法。

（3）螺旋形灸法　火头对准应灸部位中心点，范围逐渐由小而大，可旋至碗口大，反复操作。按顺时针螺旋形反复旋转，多用于泻法；若按逆时针方向进行螺旋形反复旋转，多用于补法。

（4）横行灸法　超越病灶部位，灸时移动方向左右摆动。距离皮肤1～2cm，多用于泻法；距离皮肤3～5cm，多用于补法。

（5）纵行灸法　超越病灶部位，灸时上下移动火头。距离皮肤1～2cm，多用于泻法；距离皮肤3～5cm，多用于补法。

5.操作中随时观察病情，询问患者感觉，灸至局部皮肤发红，深部组织发热为度。火燃至盒口，取出大头针，拉开底盖，用拇指推出药棒，再用大头针固定，继续使用。

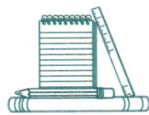

6.灸毕，取出大头针，盖好盒盖，火自动熄灭。清洁局部皮肤。

7.操作结束后应再次核对，协助患者整理衣着，选取舒适卧位，整理床单位。整理用物，洗手，观察并记录签名。

（六）注意事项

1.护士需要注意的事项

（1）施灸时，火头应与皮肤保持适当距离，切忌火头接触皮肤，以免烫伤。

（2）对体质虚弱、神经衰弱的患者，治疗时火力宜小；对精神紧张的患者应先消除其思想顾虑，饥饿的患者应先进食或喝些糖水。随时注意患者表情，以患者能忍受为度。注意对患者其他暴露部位进行保暖。

（3）灸毕，注意将药艾彻底熄灭。

2.患者需要注意的事项　精神紧张、疲劳、饥饿的患者应暂缓施灸。治疗后1小时内不碰冷水、不吹风，以免影响治疗效果。

第二节　拔罐法

拔罐法是以罐为工具，利用燃烧或抽吸等方法使罐内形成负压，使之吸附在腧穴或相应的体表部位，使局部皮肤充血或瘀血，从而达到疏通经络、祛风除湿、吸毒排脓等目的的中医外治技术。

一、适应证与禁忌证

（一）适应证

1.风寒湿痹所致的各种头痛、腰背酸痛、颈肩痛。

2.风寒型的咳喘等症状。

3.丹毒、疮疡、毒蛇咬伤的急救排毒等。

（二）禁忌证

1.各种出血性疾病及凝血障碍者。

2.高热抽搐、呼吸衰竭、严重心脏病者。

3.严重消瘦、重度水肿、皮肤溃疡及大血管部位。

4.孕妇腹部、腰骶部。

二、操作准备

（一）用物准备

治疗盘、罐具、纱布、95%乙醇棉球、止血钳、打火机或火柴、定时器、灭火罐等。必要时备甘油、屏风、浴巾。

罐具的种类很多，有玻璃罐、抽气罐、竹罐和陶罐等，目前临床最常用的是玻璃罐、抽气罐。

1.**玻璃罐**　是在陶制罐的基础上，改用耐热硬质玻璃烧制而成，其形如球状，罐口平滑吸拔力好，根据大小分不同型号（图12-10）。其优点是罐体透明，使用时便于观察局部皮肤情况，临床应用较普遍；缺点是容易碎裂。

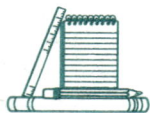

2. 抽气罐　用透明塑料制成，上置活塞，便于抽气（图 12-11）。具有使用方便、吸附力强、不易破碎等优点，但不具热力效应。

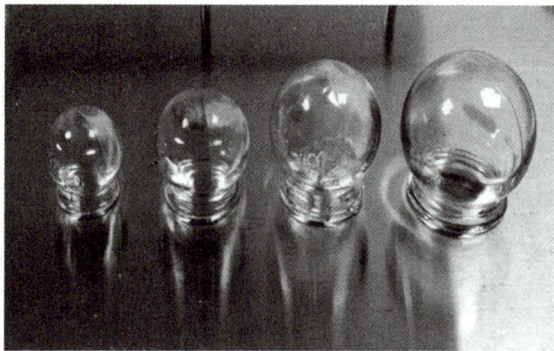

图 12-10　玻璃罐

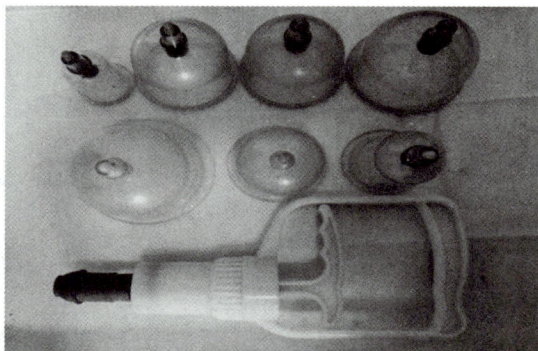

图 12-11　抽气罐

3. 竹罐　用坚实的竹筒，制成一头开口、一头留节作底的罐，罐口直径分别为 3cm、4cm、5cm，长短 8 ～ 10cm。口径大的，用于面积较大的腰背及臀部；口径小的，用于四肢关节部位。竹罐的优点为轻巧，不易摔碎；缺点是干燥容易裂而漏气。

4. 陶罐　使用陶土烧制而成，口圆肚大，再涂上黑釉或黄釉，吸力大，也有不同型号，但质地较重，容易摔碎损坏，现已不常用。

（二）患者准备

协助患者取合理、舒适体位，松开衣物，充分暴露拔罐部位。

三、操作方法

（一）拔罐方法

拔罐可分为火罐法、水罐法、抽气罐法等。

1. 火罐法　通过燃烧加热罐内空气，利用罐内空气冷却时形成的负压，将罐吸在皮肤上。常用的操作方法有以下两种。

（1）闪火法　操作者手持止血钳夹 95% 的乙醇棉球，点燃后在罐内绕 1 ～ 3 圈再抽出，并迅速将罐扣在相应的皮肤上。这种方法比较安全，是最常用的拔罐方法。但须注意的是，操作时不要烧灼罐口，以免烫伤皮肤。

（2）投火法　将 95% 乙醇棉球点燃后投入罐内，趁火最旺时迅速将罐扣在相应的皮肤上。这种方法吸附力强，但由于罐内有燃烧物质，容易掉落烫伤皮肤，故宜在侧面横拔。

2. 水罐法　将完好的竹罐放置在沸水或药液中，煮沸 1 ～ 2 分钟，然后用镊子夹住罐底，倒提出水面，甩出水液，迅速用凉毛巾紧扣罐口，待罐口温度冷却至人体能够接受的程度时，将罐扣在应拔部位，即能吸附在皮肤上。煮罐时放入适量的祛风活血药物，如羌活、独活、当归、红花、麻黄、艾叶、川椒、木瓜、川乌、草乌等，即称药罐，多用于治疗风寒湿痹等病证。

3. 抽气罐法　此法是将罐紧扣在穴位上，用抽气筒套在塑料罐活塞上，抽出空气而形成负压，使其吸在选定的部位上。

上述方法，一般留罐 10 ～ 15 分钟将罐取下。年老体弱者可适当缩短留罐时间，一般为 5 ～ 8 分钟，以免起水疱。

（二）拔罐法的应用

临床可根据不同病情和治疗目的，选用适宜的拔罐方法。

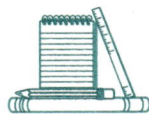

1. 留罐   又称坐罐，即拔罐后留罐 10 ~ 15 分钟（图 12-12）。此法一般疾病均可应用，单罐、多罐皆可。

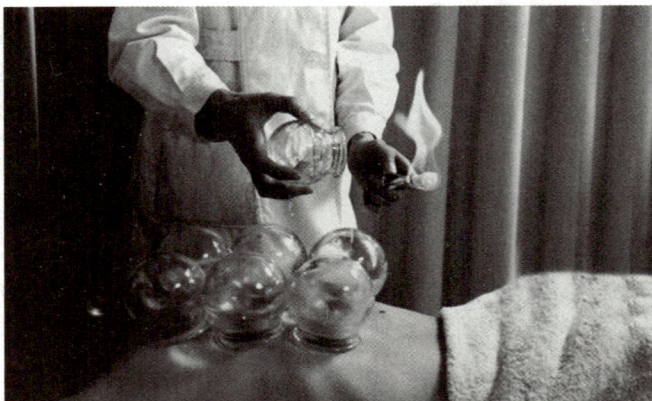

图 12-12   留罐

2. 走罐   又称推罐。先在拔罐部位涂上甘油等润滑剂，将罐拔住，然后上下或左右往返推动，也可做环形旋转运动，如此反复数次至所拔部位的皮肤出现潮红或瘀点为宜。此法一般用于面积较宽、肌肉厚的部位，如腰背部、大腿部等。

3. 闪罐   采用闪火法或抽气法将罐吸住后，又立即拔起，反复吸拔多次，直至皮肤潮红发热为宜。此法适用于肌肉比较松弛、吸拔不紧或骨骼凹凸不平部位，以及局部皮肤麻木、中风后遗症或功能减退的虚证患者。闪罐多采用火罐法，所用的罐不宜过大。

（三）起罐方法

起罐时，一手握住火罐，一手拇指或食指在罐口旁边按压一下，使空气进入罐内，即可将罐取下，不可强行上提或旋转提拔以免损伤皮肤。

四、护理与注意事项

1. 拔罐应选择合适的体位和肌肉较厚的部位，骨骼凹凸不平、毛发较多的部位不宜拔罐。拔罐前，根据拔罐部位选择大小合适的罐。

2. 操作前应检查罐口周围是否光滑，检查有无裂痕。

3. 拔罐时动作要稳、准、快，留罐过程中注意检查火罐的吸附及皮肤情况。

4. 棉球蘸乙醇不宜过多，以防乙醇滴下烧伤皮肤。

5. 拔罐应注意防止烫伤。起罐后，如局部出现小水疱可待其自然吸收，不必处理；如水疱较大，应消毒局部皮肤后用无菌注射器抽吸，并用无菌纱布包扎，保持干燥，防止感染。

6. 凡使用过的罐具均应用高效广谱消毒液浸泡消毒后清洗，擦干备用。

7. 拔罐后，4 小时内不宜洗澡，以免受凉或引起拔罐局部皮肤的破损。

第三节   穴位贴敷法

穴位贴敷法是将药物贴敷在患处或一定的穴位上，通过药物作用于肌表，传于经络、脏腑，从而达到防病治病的目的，是中医临床常用的外治方法（图 12-13）。该方法具有疏通经络、调和气血、活血化瘀、消肿止痛、清热解毒、行气消痞等作用。

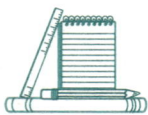

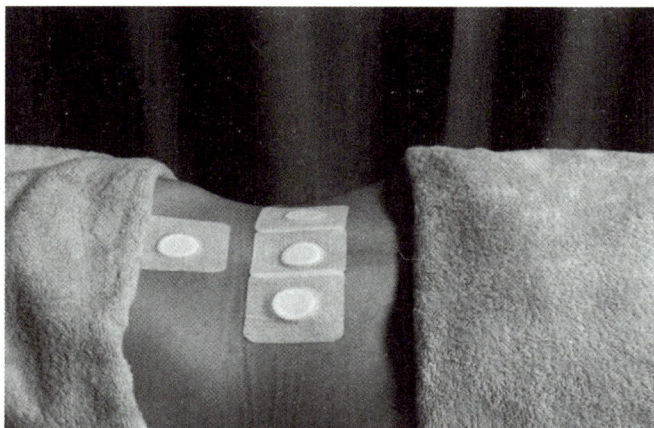

图 12-13　穴位贴敷

一、适应证与禁忌证

（一）适应证

1. 穴位贴敷法应用范围较广，可以治疗体表的病症，也可以治疗内脏的病症、某些慢性病及急性病症。如感冒、咳嗽、哮喘、自汗盗汗、胸痹、胃脘痛、泄泻、呕吐、便秘、食积、黄疸、胁痛、头痛、月经不调、痛经、乳痈、乳癖、疮疡肿毒、关节肿痛、跌打损伤所引起的红、肿、热、痛等。

2. 防病保健。

（二）禁忌证

1. 皮肤溃烂、皮肤过敏者慎用。

2. 孕妇的腹部、腰骶部及某些敏感穴位，如合谷、三阴交等穴位不宜贴敷。

二、用物准备

治疗盘、根据医嘱准备相应的贴敷药剂（中药粉、水或姜汁、醋、蜂蜜、鸡蛋清、蒜汁等）、换药碗、压舌板（调药用）、贴敷贴或保鲜膜、纱布、0.9% 生理盐水、胶布或绷带、一次性治疗巾。必要时备屏风。

三、操作方法

1. 评估患者，做好解释工作。

2. 协助患者取合适体位后，选定穴位或部位，铺治疗巾，注意保暖，必要时用屏风遮挡，清洁贴敷处皮肤。

3. 按穴位或病灶范围，调制合适的药膏或药丸，或饼状或糊状等。如贴于穴位，直接用穴位贴；如贴患处，可根据病灶范围取大小合适的保鲜膜，用压舌板将所需药物均匀平摊在保鲜膜上，将摊好药物的保鲜膜四周向内反折，以免药物溢出污染衣被，敷于患处或穴位上，后用胶布或绷带固定，松紧适宜。

4. 若为疮疡者，敷药面积应超出疮疡范围，既可防止毒邪扩散，又可通过药物作用达到拔毒排脓的目的。

5. 协助患者穿衣及取舒适体位，整理床单。

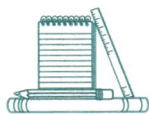

四、护理与注意事项

1. 所用药物需现调配现贴敷。

2. 对胶布过敏者，可改用肤疾宁膏或用绷带固定贴敷药物。

3. 贴敷时间一般 3 ～ 4 小时，小儿约 2 小时；对刺激性强、毒性大的药物，贴敷穴位不宜过多，贴敷面积不宜过大，贴敷时间不宜过长，以免发疱过大或发生药物中毒。

4. 对久病体弱消瘦及有严重心脏病、肝脏病的患者，使用药量不宜过大，贴敷时间不宜过久，并要在贴敷期间注意病情变化和有无不良反应。

5. 对于孕妇、幼儿，应避免贴敷刺激性强、毒性大的药物。

6. 注意观察局部皮肤及全身情况。敷药后，若出现皮肤瘙痒、辣痛、水疱等现象时，应立即摘除，并报告医生，配合处理。

第四节　中药烫熨法

中药烫熨法是将药物或其他物品（盐、白酒、食醋等）经过炒、蒸煮或微波炉加热后，置于人体的局部或一定穴位来回或回旋熨烫，借助温热之力，使药性通过体表毛窍透入经络、血脉，从而达到温经通络、散寒止痛、行气活血、祛瘀消肿作用的一种中医外治方法（图 12–14）。临床常用的烫熨法有药熨法、坎离砂熨法、葱熨法、盐熨法等。

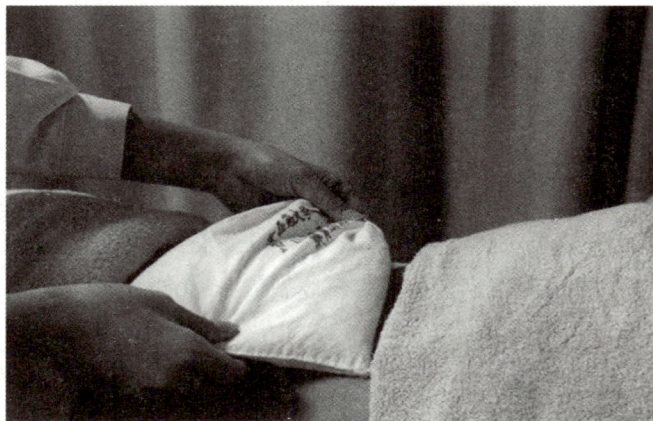

图 12–14　中药烫熨

一、适应证与禁忌证

（一）适应证

1. 风湿痹证引起的关节冷痛、腰背酸痛、肢体麻木、酸胀。

2. 跌打损伤引起的局部瘀血、肿胀、疼痛。

3. 扭伤引起的腰背不适、行动不便。

4. 胃脘疼痛、腹冷泄泻、呕吐等。

（二）禁忌证

1. 孕妇腹部、腰骶部等禁用。

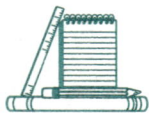

2.大血管部位、损伤早期、皮肤有破溃或炎症、局部无知觉或反应迟钝者禁用。

3.各种原因导致的热证等禁用。

二、用物准备

治疗盘、治疗巾、药物（遵医嘱准备药物）、棉布袋2个（或棉布袋1个，包布1张）、电磁炉及炒锅和竹铲或微波炉及微波炉专用容器、温度计、浴巾或毛毯、烫伤膏。必要时备屏风。

三、操作方法

1.核对医嘱，评估患者，做好解释，嘱患者排空二便。

2.加热烫熨药物。根据医嘱将药物加热至60～70℃，装入棉布袋后加热，用浴巾包裹保温备用。药袋的制作方法如下。

（1）坎离砂熨法　将坎离砂置于碗中，倒入适量食醋搅拌均匀，以坎离砂湿润为度，装入布袋，用力揉搓，待温度升高至45～50℃，即可使用。

（2）葱熨法　将葱白切成2～3cm长，用炒锅炒至半熟时再倒入白酒进行翻炒，待温度达到60～70℃时，装入布袋中备用。

（3）其他　可以先将药物装入棉布袋直接用微波炉加热或电磁炉蒸煮加热。

3.将备齐的用物携至床旁，协助患者取合适体位后，暴露烫熨部位或穴位，铺治疗巾，注意保暖。必要时用屏风遮挡。

4.将药袋置于药熨部位或相应穴位，来回或旋转烫熨，用力要均匀。开始时温度较高，用力要轻，速度稍快；温度降低后，用力稍大，速度减慢。药熨时间一般为15～30分钟，每日1～2次。

5.药熨过程中注意询问患者感受、观察局部皮肤颜色，防止烫伤。

6.操作结束后擦净局部皮肤，协助患者穿衣，取舒适体位，整理床单元。

四、护理与注意事项

1.药袋温度宜保持在50～60℃，一般不超过70℃，温度过低应及时更换或加热。对年老体弱者，婴幼儿，高血压、心脏病、感觉功能障碍者不超过50℃。

2.操作中注意观察局部皮肤，如出现烫伤应立即停止操作，局部皮肤可先涂上烫伤膏，再报告医生做相应处理。

3.布袋用后应清洗、消毒备用。

第五节　耳穴埋籽法

耳穴埋籽法又称耳穴压豆、耳穴贴压法，是用王不留行籽（图12-15）或药丸、药籽、谷类等物贴压于耳郭上一定穴位或反应点（图12-16），通过刺激穴位疏通经络、调节脏腑气血、调整机体，达到防治疾病的一种中医外治方法。

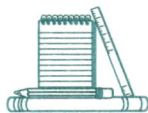

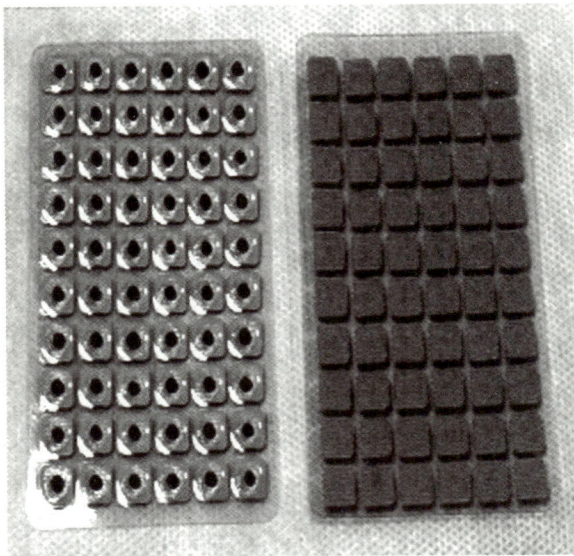

图 12-15　王不留行籽

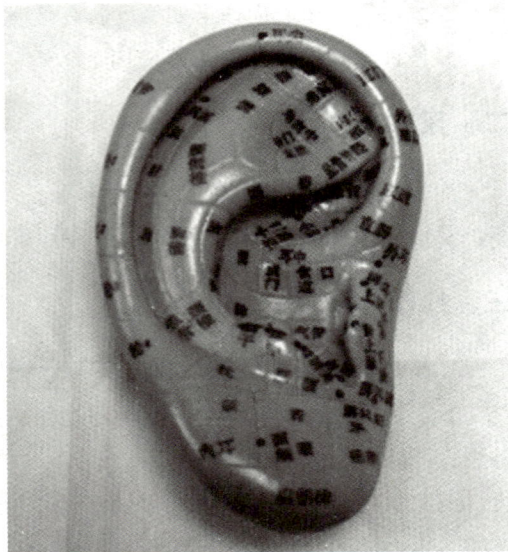

图 12-16　耳穴模型

一、适应证与禁忌证

（一）适应证

1.各种原因引起的疼痛、失眠、焦虑、神经衰弱、眩晕、呕吐、高血压、便秘、泄泻、哮喘等。

2.防病保健等。

（二）禁忌证

1.耳郭皮肤有炎症或冻伤者不宜采用。

2.妇女怀孕期，尤其是有习惯性流产史者不可用本法。

二、用物准备

王不留行籽（或遵医嘱）、探针、止血钳（镊子）、75% 乙醇、棉签，可备耳穴模型。

三、操作方法

1.核对医嘱，评估患者，做好解释。

2.备好用物，携至床旁。

3.协助患者取合理、舒适体位。

4.用 75% 乙醇自上而下、由内到外、从前到后消毒耳部皮肤，待干。

5.持探针由上而下选定穴位，用止血钳或镊子夹住药贴（王不留行籽等），压贴于选好的穴位上，粘牢贴紧；并加以按压使患者产生胀、痛或麻木感，即得气。

6.观察患者局部皮肤，询问有无不适感。

四、护理与注意事项

1.耳部应注意防水，以免脱落，如有潮湿、脱落及时更换。

2.对过度饥饿、疲劳、精神高度紧张、年老体弱者按压宜轻，急性疼痛性病症者宜重手法强刺激。

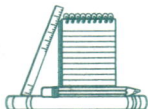

3.观察耳郭皮肤情况，并指导患者用手指按压，每日 3～5 次，每次 1～2 分钟。夏季贴敷 1 次持续 1～3 天，冬季 5～7 天，如患者感觉耳部不适可适当调整。

知识链接

耳穴埋籽相关理论知识

（一）耳郭的表面解析

1.耳轮　是耳郭最外缘的卷曲部位，其深入耳腔内的横行突起部分叫"耳轮脚"。

2.对耳轮　在耳轮的内侧，与耳轮相对的隆起部。其上方有两支分叉，向上的一支叫"对耳轮上脚"，向下的一支叫"对耳轮下脚"。

3.三角窝　对耳轮上脚与下脚之间的三角形凹窝。

4.耳周　耳轮与对耳轮之间的凹沟，又称舟状窝。

5.耳屏　指耳郭前面瓣状突起部。

6.屏上切迹　耳屏上缘与耳轮脚之间的凹陷。

7.对耳屏　对耳轮下方与耳屏相对的隆起部。

8.屏间切迹　耳屏与对耳屏之间的凹陷。

9.屏轮切迹　对耳屏与对耳轮之间的稍微凹陷处。

10.耳垂　耳郭最下部，无软骨的皮垂。

11.耳甲艇　耳轮脚以上的耳腔部分。

12.甲腔　耳轮脚以下的耳腔部分。

13.外耳道开口　在耳甲腔内的孔窍。

（二）耳穴在耳郭的分布规律

一般来说，耳郭像一个倒置的胎儿，头部朝下，臀部朝上。与头面部相应的穴位在耳垂或耳垂附近；与上肢相应的穴位在耳舟；与躯干和下肢相应的穴位在对耳轮和对耳轮的上下脚；与内脏相应的穴位多集中在耳甲艇和耳甲腔；消化道的穴位在耳轮脚周围环形排列。

（三）常用穴位

1.交感（下脚端）　对耳轮下脚端与耳轮内侧交界处。主治消化、循环系统功能失调，急惊风、哮喘、痛经等。

2.神门　三角窝的外 1/3 处，对耳轮上、下脚交叉之前。主治失眠、多梦、烦躁、炎症、哮喘、咳嗽、眩晕；镇静、镇痛。

3.子宫　三角窝耳轮内侧缘的中点。主治月经不调、痛经、白带、盆腔炎；阳痿、遗精。

4.下屏尖（肾上腺）　耳屏下部隆起的尖端。主治低血压、昏厥、咳嗽、哮喘、感冒、中暑、疟疾、乳腺炎。

5.脑（皮质下）　对耳屏的内侧面。主治失眠、多梦、疼痛性疾病、哮喘、眩晕、耳鸣。

6.内分泌（屏间）　屏间切迹内耳甲腔底部。主治生殖系统功能失调、更年期综合征、皮肤病等。

7.胃　耳轮脚消失处。主治胃痛、呃逆、呕吐、消化不良、胃溃疡、失眠。

8.小肠　耳轮脚上方中 1/3 处。主治消化不良、心悸。

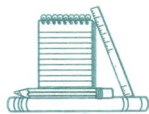

9. 大肠　耳轮脚上方内 1/3 处。主治消化不良、心悸。

10. 膀胱　对耳轮下脚的下缘，大肠穴的上方。主治膀胱炎、尿闭、遗尿。

11. 肾　对耳轮下脚的下缘，小肠穴的上方。主治泌尿、生殖、妇科疾病及腰痛、耳鸣、失眠、眩晕等。

12. 胰（胆）　在肝肾穴之间，左耳为胰、右耳为胆。主治胰腺炎、糖尿病、胆道疾病、偏头痛。

13. 肝　胃、十二指肠穴的后方。主治肝气瘀滞、眼病、疟疾、腹痛、月经不调、痛经。

14. 脾　肝穴的下方，耳甲腔的外上方。主治消化不良、腹胀、慢性腹泻、口腔炎、崩漏、血液病。

15. 心　在耳甲腔中心最凹陷处。主治心血管系统疾病、中暑、急惊风。

16. 肺　心穴的上、下、外三面。主治呼吸系统疾病、皮肤病、感冒。

17. 气管　在口与心穴之间。主治咳嗽、哮喘。

18. 三焦　在屏间穴的上下。主治便秘、水肿。

19. 耳尖　将耳轮向耳屏对折时，耳郭上尖端处。主治发热、高血压、目赤肿痛、麦粒肿。

20. 压痛点　耳垂 1 区的外下角。主治牙痛。

21. 平喘　对耳屏的尖端。主治哮喘、咳嗽、遗尿、急惊风。

22. 上颌　耳垂 3 区正中处。主治上牙痛。

23. 下颌　耳垂 3 区上部横线之中点。主治下牙痛。

24. 内耳　耳垂 6 区正中稍上方。主治耳鸣、听力减退、中耳炎、失眠、耳源性眩晕。

25. 扁桃体　在耳垂 8 区正中。主治高血压。

（四）常见症状选穴处方

1. 感冒　肺、内鼻、下屏尖（肾上腺）、气管。

2. 中暑　心、脑（皮质下）、下屏尖（肾上腺）。

3. 咳嗽　支气管、肺、神门、下屏尖。

4. 哮喘　平喘、肺、交感、下屏尖、肾。

5. 眩晕　肾、神门、内耳、三焦。

6. 胃痛（呕吐）　胃、脾、神门、交感、脑、肝。

7. 月经不调　子宫、卵巢、屏间。

8. 痛经　子宫、肾、内分泌（屏间）、交感、神门。

9. 急惊风　心、神门、交感。

10. 遗尿　肾、膀胱、脑。

11. 扭伤　相应部位、神门、脑。

12. 失眠　心、神门、脾、肾、交感、脑。

13. 牙痛　牙痛点、压痛点、上颌、下颌。

14. 恶心、呕吐　胃、神门、交感、皮质下、耳中。

15. 晕车　胃、内耳、肾上腺、神门。

16. 心律失常　心、交感、神门、皮质下。

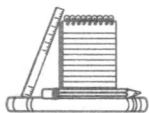

第六节　中药熏洗法

中药熏洗法是将药物煎汤后熏蒸皮肤或患处，待药液稍温后再淋洗的一种中医治疗方法。本法是借助中草药剂的药力或蒸汽通过皮肤、黏膜渗入人体皮肤毛窍、经络，以疏通腠理、温经通络、调畅气血、祛风除湿、清热解毒、消肿祛瘀等，从而达到预防和治疗疾病的目的。

一、适应证与禁忌证

（一）适应证

1. 风湿痹证所致的关节肿胀、疼痛；湿疹、疥癣等皮肤病。
2. 脑中风所致肢体麻木疼痛、肢体运动障碍、周围神经病变等。
3. 眼结膜红肿、疼痛等症状；妇女会阴瘙痒等。
4. 肛肠疾患 等。

（二）禁忌证

1. 妇女月经和妊娠期、盆腔器官急性炎症期不宜使用熏洗和坐浴。
2. 眼部出血性疾病，成脓的病灶禁用。
3. 伴有急性传染病、重症心脑血管疾病者禁用。

二、用物准备

治疗盘、药液、熏蒸容器（根据熏蒸部位的不同准备，也可备坐式便椅、有孔木盖浴盆或治疗碗等）、水温计、镊子、纱布、浴巾。必要时备屏风。

三、操作方法

1. 核对医嘱，评估患者，做好解释。
2. 遵医嘱配制药液，携准备好的用物至床旁，协助患者取安全、舒适体位，暴露熏洗部位，并注意保暖，必要时用屏风遮挡。
3. 将药液倒入熏蒸容器，测量药液温度适宜后（一般以 50～70℃为宜；熏洗眼部的药液温度不宜太高，以 50～60℃为宜），对准熏蒸部位进行熏蒸，待药液温时（38～40℃）再进行淋洗或泡洗。

（1）眼部熏洗　将药液倒入治疗碗，测量温度适宜后，将患眼对准碗口进行熏蒸。待药液温度适宜时，用镊子夹取纱布蘸药液洗患眼。熏洗完毕后，用纱布轻轻擦干眼部，然后闭目休息 5～10 分钟。

（2）四肢熏洗　将药液倒入盆内，测量温度适宜后，将患肢架于盆上，用浴巾围盖患肢和盆，熏蒸患部，药液温度降至患者可耐受程度，可泡洗患处。

（3）坐浴　将药液倒入盆内，测量温度适宜后，放于坐浴椅上，置有孔木盖，协助患者脱去内裤，坐在木盖上熏蒸，药液温度降至患者可耐受程度再坐入盆中泡洗。

4. 熏洗过程中注意观察患者病情及局部皮肤情况，询问患者感受，及时调整药液温度，如有不适应停止熏洗，报告医生及时处理。
5. 熏洗结束后，清洁并擦干局部皮肤，协助患者着衣，取舒适体位，整理床单元。

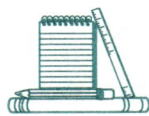

四、护理与注意事项

1. 冬季注意保暖，夏季宜避风寒，暴露部位尽量加盖衣被，以防着凉感冒。熏洗后应及时擦干皮肤，注意保暖，避免直接吹风。

2. 熏洗过程中一定要根据患者的耐受程度调节适宜的药液温度，以防烫伤，儿童、老人、感觉障碍者尤应注意。

3. 伤口部位熏蒸，注意无菌技术操作。包扎部位熏蒸时，应除去敷料，熏洗后更换敷料。

4. 所用物品需清洁消毒，用具每人 1 份，用后消毒，避免交叉感染。

5. 熏蒸一般每日 1 ～ 2 次，每次 15 ～ 30 分钟。餐前、餐后 30 分钟内不宜熏蒸，熏蒸前喝温开水 100 ～ 200mL，避免出汗过多引起虚脱。

第七节　穴位注射法

穴位注射，即水针，是在穴位中进行药物注射，通过针刺和药液对穴位的刺激及药理作用，达到疏通经路、调整脏腑气血功能、促进机体阴阳平衡的一种防病治病的方法。

一、适应证与禁忌证

（一）适应证
穴位注射的应用范围较广，凡是针灸的适应证大部分都可用本法。如腹胀、吐泻、呃逆、痹证（肩周炎、风湿性关节炎）、腰腿痛（腰肌劳损、骨质增生、椎间盘突出）、扭伤等。

（二）禁忌证
1. 疲乏、饥饿或精神高度紧张者慎用。
2. 孕妇的下腹、腰骶部和三阴交、合谷等穴禁用。
3. 局部皮肤感染、瘢痕，出血性疾病，重度水肿者禁用。

二、用物准备

治疗盘、治疗巾、药液（遵医嘱准备）、2 ～ 5mL 一次性注射器、砂轮、皮肤消毒液、75% 乙醇、纱布、棉签、手消毒液、污物碗、利器盒。必要时备屏风。

三、操作方法

1. 核对医嘱，评估患者主要症状、既往史、药物过敏史、是否妊娠、局部皮肤情况、对疼痛的耐受程度等，并做好解释。

2. 配制药液，备齐用物携至床旁，协助患者取合适体位，暴露穴位注射部位，注意保暖，必要时用屏风遮挡。

3. 遵医嘱选定穴位，再次核对注射单，常规消毒皮肤、排气。

4. 手持注射器，快速将针刺入皮下组织，然后上下提插，待患者有酸胀等"得气"感应后，回抽无回血，即可将药物缓慢推入。如需注入较多药液，可将注射针由深部逐步退出，边退边推药，或将注射针更换几个方向注射药液。

5. 注药完毕拔出针头，用棉签按压针孔至不出血。

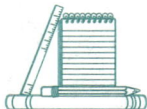

6. 观察用药后反应，协助取舒适体位，整理床单元。

四、护理与注意事项

1. 严格遵守无菌操作规程及"三查七对"制度。

2. 遵医嘱配备药物剂量，注意药物配伍禁忌。

3. 进针应注意角度和深度，观察有无回血。避开血管丰富部位，以免药液注入血管内；患者有触电感时往外退出少许再进行注射，避免刺伤神经和血管；避免将药物注入关节腔、血管内和脊髓腔内。

4. 切勿将针梗全部刺入，防止针梗从根部折断。

5. 注射后患者如出现不适症状，应立即停止注射并注意观察病情。

第八节 穴位按摩法

按摩又称推拿，穴位按摩是运用点法、按法、揉法、捏法、扣法、推法等手法作用于人体一定穴位，通过刺激穴位激发人的经络之气，以调和气血、平衡阴阳、调整机体及脏腑功能的一种传统中医外治方法。

一、适应证与禁忌证

（一）适应证
本法适用范围广泛。

1. 各类急慢性疾病引起的各种疼痛不适，如头痛、肩颈痛、腰腿痛、胸背痛、胃脘痛 等。

2. 胃肠功能紊乱、月经紊乱、中风后遗症、小儿疳积等。

（二）禁忌证

1. 患严重心血管疾病、各种出血疾病、急性传染病、骨折移位或关节脱位、内脏器质性病变等禁止按摩。

2. 妇女月经期、怀孕期的腹部、腰骶部，皮肤破损及瘢痕等部位禁止按摩。

二、用物准备

治疗巾，必要时备纱布、浴巾、屏风。

三、操作方法

1. 核对医嘱，评估患者的主要症状、既往史、是否妊娠、局部皮肤情况、对疼痛的耐受程度等，做好解释。

2. 携准备好的用物至床旁，协助患者取安全、舒适体位，暴露按摩部位，并注意保暖，必要时用屏风遮挡。

3. 根据患者的症状、发病部位、年龄及耐受性，选择适合的手法和力度。

4. 操作过程中，询问患者感受，观察按摩部位的皮肤情况，若有不适，应及时调整手法、力度或停止操作，以防发生意外。

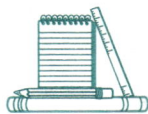

四、推拿手法

常用推拿手法有推、按、揉、摩、拿、捏等，临床应用中经常需要多种手法结合。

（一）推法

用拇指、手掌或肘部着力于人体某一部位或穴位上，做单方向的直线或弧形移动，称推法。

1. 方法　操作时指、掌或肘要紧贴体表，做单方向的缓慢直线或弧形移动，用力均匀，不可左右滑动，以免损伤皮肤。

2. 适用部位　全身各部位。

3. 功效　疏筋活络，行气活血等。

（二）按法

用手指或手掌面着力于体表一定部位或穴位上，逐渐用力下压，称为按法。用拇指指面或指端按压的手法，称为指按法；用掌根或全掌着力按压的手法，称为掌按法。如单手力气不足时，可叠加另一手按压。在临床上常与揉法结合使用。

1. 方法　按压时，用力方向与按压点方向垂直。用力要由轻到重，稳而持续，使刺激感觉充分达到机体深部组织，停留片刻后，缓慢松开，切忌突发暴力。

2. 适用部位　全身各部位经穴。

3. 功效　疏筋通络，解痉止痛，温经散寒，活血祛瘀。

（三）揉法

用大小鱼际、掌根或手指指腹贴附于一定部位，做轻柔缓和的环旋运动，并带动该部位的皮下组织，称为揉法。以大小鱼际为着力点，称鱼际揉法；以掌根为着力点，称掌根揉法；以手指掌面为着力点，称指揉法。揉法与摩法的动作相似，但摩法用力轻，不带动皮下组织；揉法用力略沉，手法操作时要带动皮下组织。

1. 方法　用大小鱼际、掌根或手指指腹贴附于一定部位，稍用力下压，拇指略内收，指间关节微屈，手腕放松，以腕关节和前臂协调的摆动运动，带动大小鱼际、掌根或手指指腹做环旋状揉动。手法轻重适宜，动作要有节律性，频率为每分钟 120 ～ 160 次。

2. 适用部位　全身各部位，以头面、胸腹和四肢关节最为常用。

3. 功效　疏筋通络，止痛，活血散瘀，健脾和胃，宽胸理气。

（四）摩法

以手指掌面或手掌贴附于患处做环形且有节律的抚摩，称为摩法。其中以指面抚摩的称指摩法，用掌面摩动的称掌摩法。

1. 方法　用手指掌面或手掌贴附于患处，手指自然伸直，用腕部和前臂的协调运动带动手部做环形抚摸。手法轻柔，压力均匀。指摩法宜稍轻快，频率为每分钟 100 ～ 120 次；掌摩宜稍重缓，每分钟摩动 80 ～ 100 次。

2. 适用部位　全身各部位，以胸腹和胁肋部最为常用。

3. 功效　理气和中，健脾和胃，活血散瘀。

（五）拿法

用拇指和食、中二指或其余四指相对用力，提捏或揉捏某一部位或穴位，称为拿法。

1. 方法　用大拇指与食指、中指，或大拇指与其余四指在一定部位或穴位上进行有节律的反复提捏。动作要柔和，不可突然用力。

2. 适用部位　颈项部、肩部、四肢部。

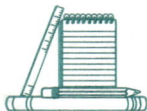

3. **功效** 疏通经络，行气活血，祛风散寒等。

（六）捏法

1. **方法** 用大拇指与食、中二指，或大拇指与其余四指夹住一定部位，相对用力压。

2. **适用部位** 多用于颈肩、四肢及背脊处。

3. **功效** 疏筋通络，行气活血，止痛等。

（七）点法

使用指端或屈曲的指间关节进行穴位点压，称为点法。分拇指点法和屈指点法两种。屈指点法又分为屈拇指点法和屈食指点法等。适用于全身各部位，尤其是四肢远端小关节的压痛点，具有疏松筋脉、温中散寒、活血祛瘀等功效。

1. **拇指点法** 手握空拳，拇指伸直紧靠食指，以拇指端着力于相应穴位或部位，前臂与拇指主动发力持续点按。

2. **屈拇指点法** 手握拳，拇指屈曲顶住食指中节的桡侧，以拇指指间关节桡侧点压相应穴位或部位，前臂与拇指主动发力持续点按。

3. **屈食指点法** 曲食指，其他手指相握，以突出食指点压相应穴位或部位，前臂与食指主动发力持续点按。

（八）击法

以双掌相合，五指自然微分，用小鱼际尺侧和小指尺侧为着力点去击打治疗部位，称合掌侧击法，常作为放松肌肉或结束手法。

1. **方法** 合掌后以前臂旋转力为动力，带动小鱼际尺侧和小指尺侧轻快而有节律地击打治疗部位，因为五指自然微分，操作时各指间相互碰撞，可发生有节奏的响声。

2. **适用部位** 头部、颈肩部、腰背部及四肢部等。

3. **功效** 疏通筋络，行气活血，消除疲劳等。

（九）拍法

五指自然并拢，掌指关节微曲，使掌心空虚，有节律地拍击治疗部位。

1. **方法** 腕关节放松，以前臂带动腕关节自由屈伸，指先落，腕后落，然后腕先抬，指后抬，用虚掌拍打体表。

2. **适用部位** 肩部、四肢、腰背部等。

3. **功效** 疏筋通络，行气活血，缓解疼痛，消除疲劳等。

五、推拿疗法在护理中的应用

（一）失眠

1. **取穴** 印堂、神庭、太阳、睛明、角孙、百会、安眠、攒竹、风池、肩井。

2. **操作手法** 患者取仰卧位，操作者以右手拇指指腹揉按印堂至神庭，往返 5～6 遍；再从印堂向两侧沿眉弓推至太阳，往返 5～6 遍；然后从印堂开始沿眼眶周围治疗，往返 3～4 遍。指按揉睛明、角孙、百会、攒竹、安眠、太阳，每穴 1 分钟，双手按揉头两侧胆经循行部位，每侧 10～20 次，拿风池、肩井各 2 分钟。

（二）头痛

1. **取穴** 印堂、头维、太阳、鱼腰、攒竹、角孙、百会等穴。

2. **操作手法** 患者取仰卧位，操作者以两手拇指指腹推印堂沿发际至头维、太阳，往返 5～6 遍。再用拇指分推印堂经鱼腰、太阳至耳前，反复分推 3～5 遍。然后以指按揉印堂、攒

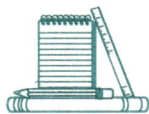

竹、鱼腰、太阳、百会、角孙，每穴 1 分钟。从前额部向后颈部以指尖反复叩击 1 ～ 2 分钟。从前额发际至后颈发际，以梳法反复操作 1 分钟。

（三）便秘、腹胀

1. 取穴　中脘、天枢、大横、下腹、足三里、合谷、肝俞、脾俞、胃俞、肾俞、大肠俞、八髎等。

2. 操作手法　患者取仰卧位，操作者以拇指指腹揉按中脘、天枢、大横，刺激量宜轻，每穴 1 分钟；顺时针摩腹，时间约 8 分钟。患者取俯卧位，两手拇指沿脊柱两侧从肝俞、脾俞、胃俞、肾俞、大肠俞到八髎往返按揉，手法宜轻，时间约 5 分钟。

（四）牙痛

1. 取穴　合谷、下关、颊车、内庭、太溪、行间、太冲。

2. 操作手法　操作者用点、按、揉手法在内庭、太溪、行间、太冲等穴位治疗，以重刺激为主，治疗时间约 3 分钟。面部的治疗则以按、揉手法在面部的下关、颊车等穴处操作，由轻到重，治疗时间约 5 分钟。合谷穴可用揉按手法，以患者有较强的酸胀感为度。

（五）纳差

1. 取穴　气海、天枢、足三里、脾俞、胃俞、肾俞穴。

2. 操作手法　患者取仰卧位，操作者先以拇指指腹轻推中脘穴，再以掌面摩法摩运上腹部、下腹部各 3 分钟；点按气海、天枢、足三里各 3 分钟。再让患者俯卧，沿第 1 胸椎至第 2 腰椎旁开 0.5 寸处做揉法，重点揉脾俞、胃俞、肾俞穴。

六、护理与注意事项

1. 饭后 30 分钟内、空腹均不宜进行穴位按摩。
2. 操作前要修整指甲，去除手、腕部首饰，洗净手，避免损伤患者皮肤。
3. 手法要轻重合适，使患者有舒服感，并随时询问患者感受、观察患者面色及表情。
4. 应根据病情变换手法，掌握力度，防止擦伤。
5. 室内空气要流通，温度要适宜，冬季注意保暖。

第九节　刮痧法

刮痧疗法是用边缘钝滑的器具如牛角刮痧板、陶瓷碗、银器、铜钱、硬币等，蘸清水、刮痧油或其他润滑剂在体表一定部位自上而下、由内到外反复刮动，使局部出现瘀点或瘀斑，达到疏通经络、行气活血、调整脏腑功能的一种防病治病的中医外治方法。

一、适应证与禁忌证

（一）适应证

1. 外感性疾病所致的各种不适，如头晕头痛、畏寒发热、恶心呕吐、腹痛腹泻等。
2. 各种关节痛、腰腿痛、肩颈痛等。

（二）禁忌证

1. 形体过于消瘦，局部皮肤有溃烂、损伤、炎症等，不宜刮痧。
2. 有严重心血管疾病、肝肾功能不全、有出血倾向、感染性疾病、重度水肿等不宜刮痧。

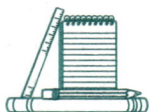

3. 餐前餐后 30 分钟内，不能配合操作者，极度虚弱者，不宜刮痧。

4. 孕妇的腹部、腰骶部，乳头、肚脐、前后二阴及大血管显现处，禁用刮痧。

二、用物准备

治疗盘、刮具、治疗碗（内放清水或刮痧油、甘油等其他润滑剂）、纱布，必要时备浴巾、屏风。

三、操作方法

1. 核对医嘱，确定刮痧部位，评估患者主要症状、既往史、是否妊娠、局部皮肤情况、对疼痛的耐受程度等，并做好解释，嘱其排空二便。

2. 检查刮痧器具边缘有无缺损，备齐用物，携至床旁。

3. 协助患者取合适体位，充分暴露其刮痧部位，清洁皮肤，注意保暖。必要时用屏风遮挡。

4. 操作者手持刮痧器具，蘸取清水（或其他润滑剂）涂抹于刮痧部位，轻轻自上向下顺刮，或从内向外反复刮动，力度逐渐加重，刮痧时要沿同一方向刮，一般刮 10 ～ 20 次，以出现紫红色斑点或斑块为度（图 12-17）。

5. 刮痧顺序一般是先头面后手足，先腰背后胸腹，先上肢后下肢，自上而下，由内向外。

6. 操作过程中，注意观察患者情况及局部皮肤颜色，询问患者感受，调节手法力度。

7. 刮痧时间一般为 5 ～ 10 分钟，或以患者能耐受为度。

8. 操作完毕后，清洁局部皮肤，协助患者着衣并取舒适体位，整理床单元。

四、护理与注意事项

1. 刮痧时手法要均匀，力度适中，边刮痧边询问患者的感受，以调整力度。

2. 刮痧过程中如患者出现头晕、心慌、胸闷、出冷汗、恶心欲吐、面色苍白等现象，应立即停止操作，令患者取平卧位，通知医生配合处理。

3. 刮痧后最好饮用一杯温开水，卧床休息，避风寒，3 小时内不宜洗澡，饮食宜清淡易消化，忌食生冷油腻之品。

4. 使用过的用具消毒后备用。

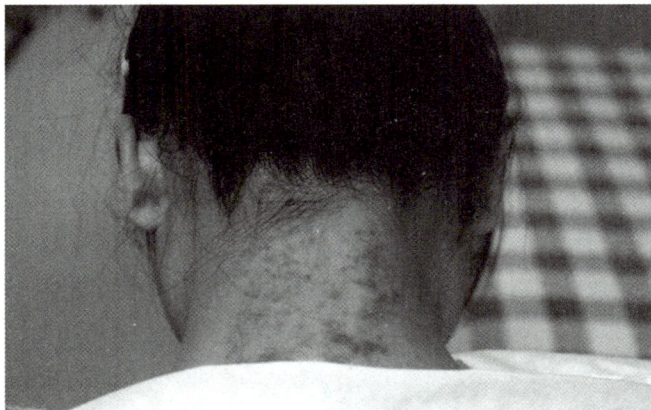

图 12-17 刮痧后斑点

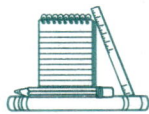

复习思考

1. 常用的灸法有哪些?

2. 艾灸后出现水疱该如何处理?

3. 穴位注射的注意事项有哪些?

4. 拔罐的禁忌证有哪些?

5. 穴位按摩时需要注意些什么?

扫一扫, 知答案

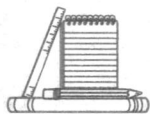

第十三章　中医常见病症及护理

扫一扫，查阅
本模块 PPT、
视频等数字资源

【学习目标】

1. 掌握中医常见病症的辨证施护方法。

2. 熟悉中医常见病症的健康指导。

3. 了解中医常见病症的中医分型及证候表现和护治法则。

第一节　感　冒

　　感冒是因感受风邪，引起肺卫功能失调，出现鼻塞、流涕、打喷嚏、头痛、恶寒、发热、全身不适、脉浮等临床表现的常见外感病症。西医学的上呼吸道感染、流行性感冒等疾病均可参照本病辨证施护。

　　感冒是由于六淫、时行病毒侵袭人体而致病。风邪为主因，常以风为先导。病程常为 3～7 日。四季均可发生，以冬春两季较多。不同季节，每与当令之气相合伤人，而表现为不同证候。

　　其病机为卫外功能减弱，外邪从皮毛、口鼻入侵肺卫，卫表不和而致病。病机重点为卫表不和。病位主要在肺卫。

　　临床上须辨风寒、风热和暑湿兼夹之证，还需注意区别体虚外感者邪正虚实的主次关系等进行治疗与护理。

一、辨证施护

1. 风寒束表证

　　（1）证候表现　恶寒重，发热轻，无汗，头痛，肢节酸痛，鼻塞，或打喷嚏，流清涕，咽痒，咳嗽，痰稀薄色白，口不渴或喜热饮，舌苔薄白而润，脉浮或浮紧。

　　（2）护治法则　祛风散寒，辛温解表。

　　（3）护理措施

　　生活起居：病室温度宜稍高，安静清洁，注意防寒保暖。

　　饮食护理：食辛味发散食物，以祛邪外出，忌油腻、生冷之品。可饮生姜葱白饮。生姜 10g，葱白 3 根，红糖适量，煎汤热服。多喝热粥、热水或香菜粥等以助散寒解表。

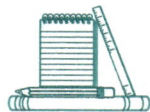

用药护理：荆防败毒散加减，汤药宜热服，服后应卧床休息，稍加衣被使微微汗出。汗后勿当风，以防复感外邪。

中医护理技术操作：①拔罐；②艾灸；③穴位按摩。拔罐主要用闪罐法以散寒，循督脉、膀胱经走罐，之后在大椎、肺俞穴留罐10分钟；艾条灸法，取大椎、风门、肺俞穴，每穴灸20分钟左右，每日2～3次；鼻塞、流涕者可按摩迎香穴。

穴位选择：大椎、肺俞、风门、风池、迎香等穴位。

2. 风热束表证

（1）证候表现　身热重，微恶风寒，或有汗出，头痛，鼻塞流浊涕，口干渴，咽喉肿痛，咳嗽痰稠，舌苔薄黄，脉浮数。

（2）护治法则　辛凉解表。

（3）护理措施

生活起居：病室宜通风、凉爽，但应避免直接吹风，汗出后及时用毛巾擦干汗液，以防风邪入侵。

饮食护理：饮食宜凉润，忌辛辣刺激之品，如葱、姜、蒜等。可多食蔬菜、瓜果等，多饮水及清凉饮料，可食绿豆粥等。口渴者，可用鲜芦根煎汤代茶饮。

用药护理：银翘散加减，汤药宜温服。咽喉肿痛者，可用金银花、桑叶、麦冬、甘草煎汤代茶饮。

中医护理技术操作：①拔罐；②刮痧；③穴位按摩；④耳穴埋籽。可根据患者情况选择1～3种护理技术。

穴位选择：印堂、太阳、迎香、风池、曲池、合谷、十宣等穴位。

3. 暑湿伤表证

（1）证候表现　身热微恶风，无汗或少汗，肢体酸重疼痛，头昏重胀痛，咳嗽痰黏，流浊涕，心烦，口渴，或口中黏腻，渴不多饮，胸闷，脘痞，泛恶，小便短赤，大便稀溏，舌苔薄黄而腻，脉濡数。

（2）护治法则　清暑祛湿解表。

（3）护理措施

生活起居：病室宜凉爽通风。

饮食护理：饮食宜清淡，易消化。忌生冷、甜、黏腻、油炸之品。可多食清热解暑之品，如绿豆粥、薏米粥、西瓜等。

用药护理：新加香薷饮加减，汤药宜温服。暑湿头痛者，可用藿香、佩兰、薄荷各10g，煎汤代茶饮，以清暑利湿。

中医护理技术操作：①刮痧；②拔罐。头身疼痛者，可选背部两侧膀胱经腧穴进行刮痧，项痛者可沿颈项三线进行刮痧或拔罐。

穴位选择：风池、秉风、曲垣及膀胱经上穴位。

二、健康指导

1. 科学作息，慎避外邪。劳逸适度，睡眠充足，注意随四时天气变化及时增减衣被，冬季防寒保暖，夏季不可贪凉露宿，切忌坐卧湿地，汗出勿当风。

2. 加强锻炼，增强体质。锻炼贵在坚持，循序渐进。也可选用太极拳、八段锦等传统功法进行练习，以促进气血流通、鼓舞正气、抗御外邪。

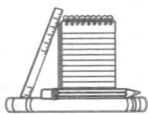

3. 感冒流行期间少去公共场所，勤洗手，室内定期消毒、通风。可服板蓝根冲剂等以预防感冒。

第二节　咳　嗽

咳嗽是指肺气上逆作声，或咳吐痰液的一种病症。有声无痰为咳，有痰无声为嗽，有痰有声为咳嗽，一般多为痰、声并见，故统称咳嗽。咳嗽既是肺系多种疾病的一个症状，又是独立的病症。西医学的急慢性支气管炎、急慢性咽炎、支气管扩张、肺炎等，以咳嗽为主要表现者，均可参照本病辨证施护。

本病多见于年老、体虚患者和寒冷地区人群。本病病因有外感六淫和内邪干肺两大类，总的病机为邪气犯肺，肺失宣降，肺气上逆。临床应根据病势、病程、咳嗽及痰液特点、舌脉等情况，来区别外感、内伤及证候虚实。

一、辨证施护

1. 风寒袭肺证

（1）证候表现　咽痒气急，咳嗽声重有力，痰稀色白，头痛，肢体酸楚，鼻塞流清涕，或见恶寒发热无汗，苔薄白，脉浮紧。

（2）护治法则　疏风散寒，宣肺止咳。

（3）护理措施

生活起居：保持室内清洁，安静及空气流通，注意保暖和避风寒。

饮食护理：饮食宜清淡、温热，忌生冷、油腻。可用葱白 3 根、生姜 3 片、炒杏仁 10g，水煎服。咳嗽剧烈时，亦可饮枇杷汁等以止咳化痰。

用药护理：止嗽散加减，汤药宜热服，服药后加盖衣被或同时进服热饮以助药力。

中医护理技术操作：①隔姜灸；②拔罐；③穴位贴敷；④中药烫熨。可根据患者情况选择 1～3 种护理技术。

穴位选择：大椎、肺俞、风门等穴位。

2. 风热犯肺证

（1）证候表现　咳嗽气粗，或咳声嘎哑，喉燥咽痛，咳痰不爽，痰黏色白或黄稠，口渴，鼻流黄涕，头痛，恶风身热，汗出，苔薄黄，脉浮数。

（2）护治法则　疏风清热，宣肺止咳。

（3）护理措施

生活起居：病室内应凉爽通风，保持空气清新，衣被适中，不宜过暖。

饮食护理：饮食宜清淡、易消化，忌烟酒。可食白萝卜、梨、枇杷、甘蔗等。痰少难咳者可用生梨 1 个（去皮心）、川贝母 10g，加适量冰糖蒸服，以润肺化痰。

用药护理：桑菊饮加减，汤药宜温服。

中医护理技术操作：①中药烫熨；②穴位按摩；③刮痧；④耳穴埋籽。可根据患者情况选择 1～3 种护理技术。

穴位选择：脾俞、太渊、尺泽、曲池、丰隆等穴。

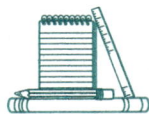

3. 风燥伤肺证

（1）证候表现　干咳，连声作呛。口鼻干燥，无痰或痰少而黏难咳，或痰中带血丝，初起或伴鼻塞、头痛、微寒、身热等症。舌质红干而少津，苔薄白或薄黄，脉浮数。

（2）护治法则　疏风清肺，润燥止咳。

（3）护理措施

生活起居：病室内湿度宜稍高，可使用加湿器，或常在地面洒水。

饮食护理：宜食清凉润肺之品，可多食藕或藕粉、梨、西瓜、蜂蜜等。食疗方可选冰糖梨粥。

用药护理：桑杏汤加减，汤药可少量多次频服。

中医护理技术操作：①穴位按摩；②穴位贴敷；③刮痧。

穴位选择：肺俞、脾俞、太渊、尺泽、曲池、丰隆等穴位。

4. 痰湿蕴肺证

（1）证候表现　咳嗽反复发作，咳声重浊，痰黏腻，或稠厚成块，量多易咳，早晨或进食后咳甚痰多，进肥甘食物加重，胸闷脘痞，呕恶，食少，体倦，大便时溏，苔白腻，脉濡滑。

（2）护治法则　健脾燥湿，化痰止咳。

（3）护理措施

生活起居：病室内湿度宜稍低，注意休息，调适情志，避免过度忧思，伤脾生痰。

饮食护理：饮食宜清淡，忌生冷、辛辣、肥腻等助湿生痰之物，戒烟酒。日常食薏苡仁、山药、赤小豆、白扁豆等健脾化痰之品。

用药护理：二陈汤合三子养亲汤加减，汤药宜温服。

中医护理技术操作：①闪罐；②穴位贴敷；③刮痧。可根据患者情况选择 1 ～ 3 种护理技术。

穴位选择：中脘、丰隆、肺俞、水分等穴位。

5. 痰热郁肺证

（1）证候表现　咳嗽气粗，或喉中有痰声，痰多质黏或稠黄，或有热腥味，难咳或咳血痰，胸胁胀满，面赤，或有身热，口干而黏欲饮，舌质红，苔薄黄腻，脉滑数。

（2）护治法则　清热化痰，肃肺止咳。

（3）护理措施

生活起居：病室内空气清新，温度宜稍低，汗多者应及时擦汗更衣。

饮食护理：饮食宜清淡，忌辛辣、肥腻、香燥之品，戒烟酒。可选用新鲜蔬菜水果，如梨、枇杷、冬瓜等以清热化痰止咳。

用药护理：清金化痰汤加减，汤药宜稍凉服。

中医护理技术操作：①中药烫熨；②拔罐；③刮痧；④穴位按摩。可根据患者情况选择 1 ～ 2 种护理技术。

穴位选择：大椎、尺泽、委中等穴位。

6. 肺阴亏耗证

（1）证候表现　干咳，咳声短促、痰少黏白，或痰中带血、口干咽燥或手足心热，午后潮热，颧红，盗汗，形瘦神疲，舌红少苔，脉细数。

（2）护治法则　养阴清热，润肺止咳。

（3）护理措施

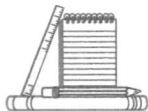

生活起居：病室内温度宜稍低、湿度可偏高，患者应注意休息，根据体质情况适当运动。

饮食护理：饮食宜清淡而富有营养，忌辛辣、肥腻、香燥之品，戒烟酒。可选用梨、枇杷、蜂蜜、甲鱼、木耳等；亦可用沙参、麦冬煎汤代茶饮。

用药护理：沙参麦冬汤加减，汤药可少量多次温服。

中医护理技术操作：①穴位按摩；②中药烫熨。

穴位选择：肺俞、太渊、膻中、膏肓俞、尺泽、复溜等穴位。

二、健康指导

1. 起居有常，顺应四时，随时增减衣被，防寒保暖，以防外邪侵袭。严寒季节可戴口罩出门，避免冷空气刺激呼吸道。

2. 饮食有节、富营养，忌辛辣、香燥、肥甘之品，戒烟酒。

3. 加强锻炼，增强体质以提高抗病能力。鼻炎患者可每日按摩迎香穴 20～40 次。

第三节　头　痛

头痛是由于外感或内伤，致使脉络挛急或失养，清窍不利所引起的，以患者自觉头部疼痛为特征的一种常见病症。它也是临床上常见的一个自觉症状，可以发生在许多急慢性疾病过程中。西医学中的偏头痛、三叉神经痛、高血压等凡以头痛为主症者，均可参照本病辨证施护。

本病病因包括外感和内伤两类，外感多因六淫邪气侵袭，内伤多与情志不遂、饮食劳倦、跌仆损伤、体虚久病、房劳过度、禀赋不足等有关。病机方面，外感多为外邪上扰清窍，壅滞经络，络脉不通而致；内伤多与肝、脾、肾三脏的功能失调有关。临床应根据发病、疼痛特点、兼症及舌脉等情况，来辨别外感、内伤。

一、辨证施护

（一）外感

1. 风寒头痛证

（1）证候表现　头痛时作，痛连项背，常有拘急收紧感，恶风畏寒，遇风尤剧，口不渴，苔薄白，脉浮紧。

（2）护治法则　疏风散寒。

（3）护理措施

生活起居：病室宜温暖，空气清新，防寒保暖，避免对流风，防止复感外邪。

饮食护理：饮食宜温热、清淡、易消化，忌辛辣、肥甘厚味、烟酒等。可常服姜糖饮、葱白萝卜汤等以助解表散寒。

用药护理：川芎茶调散加减，汤药宜温热服，服后可进热饮或热粥，以助药力；可用生姜片贴太阳穴处。

中医护理技术操作：①穴位按摩；②艾灸；③刮痧；④拔罐；⑤雷火灸；⑥穴位贴敷。可根据患者情况选择 1～3 种护理技术。

穴位选择：如痛在前额，属阳明经者，可选头临泣、头维、印堂、阳白、合谷、阳溪、内庭等穴；痛在两侧，属少阳经者，可选率谷、风池、太阳、外关、足临泣、侠溪等穴；痛在头

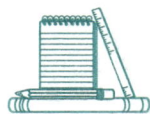

后，属太阳经者，可选天柱、脑户、后溪、少泽、昆仑、京骨、至阴等穴。

2. 风热头痛证

（1）证候表现　头痛而胀，甚则头胀如裂，畏风发热，面红目赤，口渴喜饮，便秘溲黄，舌尖红，苔薄黄，脉浮数。

（2）护治法则　疏风清热。

（3）护理措施

生活起居：病室宜清爽，不宜过暖，避免对流风，发热者宜卧床休息。

饮食护理：饮食宜清淡、易消化，忌辛辣、肥甘厚味、烟酒及动风之品。可多食新鲜蔬菜和水果，如竹笋、萝卜、梨、西瓜、藕等，或用菊花泡水代茶饮。

用药护理：芎芷石膏汤加减，汤药宜偏温服。

中医护理技术操作：①刮痧；②中药烫熨；③穴位按摩。刮痧法根据疼痛部位轻刮或循经刮，如可以百会为中心向四周放射刮拭。

穴位选择：曲池、百会、合谷、大椎、脑户、少商等穴位。

3. 风湿头痛证

（1）证候表现　头痛如裹，肢体困重，胸闷纳呆，小便不利、大便或溏，苔白腻，脉濡。

（2）护治法则　祛风胜湿。

（3）护理措施

生活起居：病室宜清爽、干燥、整洁，通风良好。

饮食护理：饮食宜清淡、易消化，忌辛辣、肥甘厚味、烟酒及动风之品。可常可食茯苓饼、荷叶粥等化湿食物。

用药护理：羌活胜湿汤加减，汤药宜偏温服。

中医护理技术操作：①穴位按摩；②拔罐；③刮痧；④艾灸；⑤雷火灸；⑥中药烫熨。可根据患者情况选择1～3种护理技术。

穴位选择：风池、太阳、合谷、太冲、外关、三阳络、颅息等穴位。

（二）内伤

1. 肝阳头痛证

（1）证候表现　头昏胀痛，心烦易怒，失眠，面红口苦，或兼胁痛，舌红苔薄黄，脉弦数。

（2）护治法则　平肝潜阳。

（3）护理措施

生活起居：病室宜凉爽安静，避免强光线刺激。

饮食护理：饮食宜凉润、易消化，忌辛辣、肥甘厚味、烟酒及动风之品。日常可食海带、菠菜、紫菜、蚌肉、芹菜等，亦可用菊花、决明子泡水代茶饮。

用药护理：天麻钩藤饮加减，汤药宜温服。

情志护理：做好解释劝导工作，让患者明白情绪与病情的关系，避免不良情绪的刺激，保持心态平和。

中医护理技术操作：①穴位按摩；②中药烫熨。

穴位选择：百会、风池、太冲、三阴交等穴。

2. 痰浊头痛证

（1）证候表现　头痛昏蒙，胸脘满闷，呕恶痰涎，神疲懒言，舌胖腻，脉弦滑。

（2）护治法则　化痰降逆。

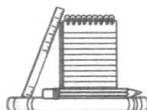

（3）护理措施

生活起居：病室宜干燥，避免潮湿。

饮食护理：饮食宜富营养、易消化，忌生冷、辛辣、肥甘、助火生痰之品。可多食山药、莲子、龙眼肉、海蜇皮、白萝卜、薏苡仁粥等健脾化痰之品。

用药护理：半夏白术天麻汤加减，汤药宜温服。

中医护理技术操作：①穴位按摩；②中药烫熨；③穴位贴敷；④耳穴埋籽。

穴位选择：太阳、风池、中脘、内关、丰隆、百会穴等穴位。

3. 瘀血头痛证

（1）证候表现　头痛经久不愈，痛处固定不移，痛如锥刺，或者有头部外伤史。舌紫暗，或有瘀斑、瘀点，苔薄白，脉细或细涩。

（2）护治法则　活血化瘀。

（3）护理措施

生活起居：病室宜温暖向阳，安静整洁，注意头部保暖。

饮食护理：饮食宜温热、易消化，忌辛辣、油腻之品。可多食桃仁粥、川芎酒等活血化瘀之品。

用药护理：通窍活血汤加减，汤药宜温服。

中医护理技术操作：①穴位按摩；②艾灸；③穴位贴敷；④耳穴埋籽。可根据患者情况选择1～3种护理技术。

穴位选择：风池、太阳、合谷、太冲、膈俞、血海、期门等穴位。

4. 血虚头痛证

（1）证候表现　头痛隐隐，时时昏晕，心悸失眠，面色苍白，神疲乏力，舌质淡，苔薄白，脉细弱。

（2）护治法则　滋阴养血。

（3）护理措施

生活起居：病室宜温暖向阳，安静整洁，注意休息，避免用脑过度。

饮食护理：饮食宜富营养、易消化，忌生冷、辛辣、发散之品。可多食桂圆肉、山药、大枣、猪肝、瘦肉等补益之品，亦可食黄芪粥、阿胶粥等。

用药护理：加味四物汤加减，汤药宜温服。

中医护理技术操作：①耳穴埋籽；②穴位按摩；③艾灸。

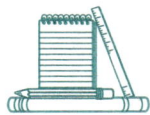

穴位选择：太阳、风池、百里、心俞、脾俞、足三里穴等穴位。

5. 肾虚头痛证

（1）证候表现　头痛且空，眩晕耳鸣，腰膝酸软，神疲乏力，遗精带下，失眠健忘，舌红少苔，脉细无力。

（2）护治法则　养阴补肾。

（3）护理措施

生活起居：病室宜安静整洁，温湿度适宜，避免劳累，节制房事，保证充足睡眠。

饮食护理：饮食宜多食补肾填精之品，忌辛辣、烟酒等。可多食桂圆、黑芝麻、桑椹、黑木耳、黑豆、核桃、甲鱼等。

用药护理：大补元煎加减，汤药宜温服。

中医护理技术操作：①耳穴埋籽；②穴位按摩。

穴位选择：肾俞、风池、太阳、合谷、太冲、复溜、太溪、涌泉等穴位。

二、健康指导

1. 起居有常，适寒温，劳逸结合，避免用脑过度，适当进行体育锻炼。调摄情志，避免七情刺激。

2. 保持良好的饮食习惯，饮食宜清淡、易消化，忌辛辣、肥甘之品。高血压患者宜低盐饮食。

3. 头痛发作时，可闭目，按摩常用的穴位，如四神聪、太阳、风池、风府、百会等。

第四节 胸痹

胸痹是以胸部闷痛，甚则胸痛彻背、喘息不得卧为主症的一种病症。轻者仅感胸闷如窒，呼吸欠畅，重者则有胸痛，严重者心痛彻背、背痛彻心，或发展为真心痛。西医学的冠状动脉粥样硬化性心脏病、心肌炎、心包炎等以膻中及左胸部发作性憋闷疼痛为主要表现者，均可参照本病辨证施护。

本病病因主要与年老体虚、饮食不当、情志失调、寒邪内侵等因素有关，总的病机为心脉痹阻。临床应根据诱因、胸痛发作特点、兼症及舌脉等情况，来区别证候的虚实寒热。

一、辨证施护

1. 阴寒凝滞证

（1）证候表现　突然胸痛彻背，背痛彻胸，感寒痛甚，胸闷气短，心悸，面色苍白，四肢厥冷，苔薄白，脉沉紧或沉细。

（2）护治法则　辛温通阳，开痹散寒。

（3）护理措施

生活起居：病室宜温暖向阳，安静整洁，多加衣被，畏寒甚者可用热水袋保暖。

饮食护理：饮食宜温热，忌生冷寒凉之品，忌烟酒。饮食可加入少量干姜、川椒等增加温热属性，可取姜糖水热饮以温阳散寒。

用药护理：瓜蒌薤白白酒汤加减，汤药宜热服，服药后观察疼痛缓解程度及患者的反应。

中医护理技术操作：①艾灸；②拔罐；③雷火灸；④刮痧；⑤穴位贴敷。可根据患者情况选择1～3种护理技术。

穴位选择：心俞、厥阴俞、膏肓俞、关元、气海等穴。

2. 心血瘀阻证

（1）证候表现　胸部刺痛，固定不移，入夜尤甚，时有心悸不宁，舌质紫暗，脉沉细涩。

（2）护治法则　活血化瘀，通脉止痛。

（3）护理措施

生活起居：病室宜安静，注意休息，加强巡视，密切观察病情变化。

饮食护理：饮食宜温热，可食瘦肉、鱼类、水果、蔬菜等，忌肥甘厚味、浓茶、咖啡等。可酌情少量饮用山楂酒、红花酒、丹参酒等，以助气血运行。

用药护理：血府逐瘀汤加减，汤药宜热服，密切观察服药后反应。

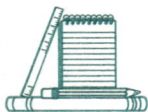

中医护理技术操作：①耳穴埋籽；②穴位贴敷；③穴位按摩；④拔罐。可根据患者情况选择 1 ～ 3 种护理技术。

穴位选择：心俞、大陵、神门、膈俞等穴。

3. 痰浊壅塞证

（1）证候表现　胸闷如窒而痛，或痛引肩背，气短喘促，肢体沉重，形体肥胖，痰多，苔浊腻，脉滑。

（2）护治法则　通阳泄浊，豁痰开结。

（3）护理措施

生活起居：病室宜凉爽通风，安静整洁。

饮食护理：宜食健脾化痰之品，忌肥甘，戒烟酒。可食竹笋、海蜇、山药、荸荠、白萝卜等。可常食荷叶粥（荷叶 1 张煎汤，再加粳米 100g 煮粥），早晚服用。

用药护理：瓜蒌薤白半夏汤加减，汤药宜温服。

中医护理技术操作：①穴位按摩；②拔罐；③穴位贴敷；④耳穴埋籽。可根据患者情况选择 1 ～ 3 种护理技术。

穴位选择：内关、神门、膻中、丰隆、太渊、心俞、中脘、脾俞等穴。

4. 气阴两虚证

（1）证候表现　胸闷隐痛，时作时止，心悸气短，倦怠乏力，面色少华，头晕目眩，遇劳则甚，舌偏红或有齿痕，脉细弱无力或结代。

（2）护治法则　益气养阴，活血通络。

（3）护理措施

生活起居：患者应注意休息，减少体力耗损，病情允许时可做适当锻炼。

饮食护理：宜食益气健脾养阴之品，忌生冷、油腻。可食用黄芪粥、百合粥、山药粥、木耳等食物，或以西洋参 9g 水煎代茶饮。

用药护理：生脉散合人参养荣汤加减，汤药宜温服。

中医护理技术操作：①耳穴埋籽；②穴位按摩；③穴位注射。耳穴埋籽法可用王不留行籽贴压耳穴的心、冠状动脉区、小肠、皮质下等穴，每天睡前揉按 3 ～ 5 分钟。

穴位选择：关元、气海、三阴交、足三里、合谷、百会、涌泉等穴。

5. 心肾阴虚证

（1）证候表现　胸闷且痛，心悸盗汗，心烦不寐，头晕耳鸣，腰膝酸软，潮热盗汗，舌红少津，少苔或剥苔，脉细数或结代。

（2）护治法则　滋阴补肾，养心安神。

（3）护理措施

生活起居：病室内温度不宜过高，光线宜稍暗。

饮食护理：饮食宜清淡、滋润之品，忌食辛辣、肥甘，戒烟酒。可食银耳粥、莲米粥、百合粥等。

用药护理：左归饮加减，汤药宜稍凉服。

中医护理技术操作：①耳穴埋籽；②穴位按摩；③穴位贴敷。耳穴埋籽可用王不留行籽耳穴贴压心、肾、神门、皮质下等穴，每天睡前揉按 3 ～ 5 分钟。

穴位选择：心俞、厥阴俞、膻中、内关、足三里等穴。

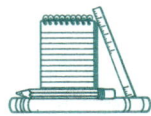

6.阳气虚衰证

（1）证候表现   胸闷气短，甚则胸痛彻背，心悸怔忡，畏寒肢冷，神疲乏力，舌质淡胖，苔白腻，脉沉细或沉微欲绝。

（2）护治法则   益气温阳，活血通络。

（3）护理措施

生活起居：病室宜温暖向阳，注意防寒保暖。

饮食护理：饮食宜温热，忌食生冷、寒凉之品。可食牛肉汤、羊肉汤、大蒜、韭菜、薤白等。

用药护理：参附汤合右归饮加减，汤药宜热服。

中医护理技术操作：①艾灸；②穴位按摩；③穴位贴敷；④耳穴埋籽。

穴位选择：心俞、厥阴俞、膏肓俞、关元、气海等穴位。

二、健康指导

1.起居有常，注意寒温变化，适时增减衣被，防止外邪入侵。劳逸适度，保持环境安静。

2.合理调整饮食，宜低盐、低脂、低胆固醇。多食蔬菜水果，忌烟酒；肥胖者应控制食量，适当减肥。保持大便通畅，避免因便秘诱发胸痛。

3.避免七情刺激，保持心情愉悦，避免情志过激引起胸痛。心痛发作时，若患者感觉紧张、恐惧要派专人守护并安抚。

4.指导患者及家属在病情发作时的简易应急措施，随身携带急救药如硝酸甘油、速效救心丸等，定时复诊。

第五节   不   寐

不寐又称失眠，是以经常不能获得正常睡眠为特征的一类病症。其主要表现为睡眠时间、深度的不足及不能消除疲劳、恢复体力与精力。轻者入睡困难，或寐而不酣，时寐时醒，或醒后不能再寐，重者彻夜不眠。不寐者醒后常见神疲乏力、头晕头痛、心悸健忘及心神不宁。西医学的神经官能症、更年期综合征等凡以失眠为主症者，均可参照本病辨证施护。

本病病因多与情志失调、饮食不节、劳逸失度、病后体虚等因素有关。总的病机为阳盛阴衰，阴阳失交，临床应根据诱因、失眠特点、兼症及舌脉等情况来区别证候的虚实寒热。

一、辨证施护

1.肝火扰心证

（1）证候表现   心烦不寐，多梦，急躁易怒，头晕头胀，目赤口苦，便秘溲赤，舌红苔黄，脉弦而数。

（2）护治法则   疏肝泻火，镇心安神。

（3）护理措施

生活起居：病室宜凉爽安静，避免强光、噪声，为患者创造良好的睡眠环境。

饮食护理：饮食宜清淡、易消化，忌辛辣、肥甘之品，忌烟酒。入睡前忌饮浓茶、咖啡等。可食芹菜、菊花、金橘等疏肝理气泻火之品。

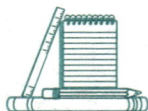

情志护理：保持心情愉悦。避免焦虑、郁怒等不良情绪的干扰，通过与患者聊天了解其心理状态，适时开导，鼓励其多参加一些文体活动。

用药护理：龙胆泻肝汤加减，汤药宜温服。大便秘结者可用番泻叶 10g，泡水代茶饮。

中医护理技术操作：①耳穴埋籽；②穴位按摩；③穴位贴敷。耳穴埋籽法可用王不留行籽贴压额、脑、肝、脾、神门、心、皮质下等穴，每次选 3～5 个穴，每日睡前揉按 3～5 分钟，以宁心安神，促进睡眠。

穴位选择：印堂、头维、神庭、百会、四神聪、角孙、风池、安眠等穴位。

2. 痰热内扰证

（1）证候表现　心烦不寐，胸闷泛恶，脘痞，嗳气，头重目眩，口苦，舌红苔黄腻，脉滑数。

（2）护治法则　清热化痰，和中安神。

（3）护理措施

生活起居：病室内应凉爽通风，安静整洁，光线柔和。

饮食护理：饮食宜清淡凉润，忌肥甘厚味助湿生痰之品。可多食海带、鲜竹笋、山药、薏苡仁等清热化痰健脾之品。

用药护理：黄连温胆汤加减，汤药可少量多次凉服。

中医护理技术操作：①耳穴埋籽；②刮痧；③拔罐；④穴位按摩。可根据患者情况选择 1～3 种护理技术。耳穴埋籽法可用王不留行籽贴压肝、脾、神门、心、皮质下等穴，每日睡前揉按 3～5 分钟。

穴位选择：心俞、百会、太溪、内关、气海、神门、隐白等穴位。

3. 阴虚火旺证

（1）证候表现　心烦不寐，心悸不安，头晕耳鸣，健忘，腰酸梦遗，潮热盗汗，五心烦热，口干津少，舌红少苔，脉细数。

（2）护治法则　滋阴降火，清心安神。

（3）护理措施

生活起居：病室宜凉爽通风，安静整洁，空气新鲜，作息规律。

饮食护理：宜食滋阴降火之品，忌辛温香燥、易耗津液之品。可服枸杞百合粥：枸杞子 30g、百合 30g、粳米 200g，加水煮粥，入冰糖适量，每次 1 碗，每日 1～2 次。

用药护理：六味地黄丸合黄连阿胶汤加减，汤药可稍凉服。

中医护理技术操作：①耳穴埋籽；②穴位按摩；③穴位贴敷。耳穴埋籽法可用王不留行籽贴压肝、肾、神门、皮质下等穴，每日睡前揉按 3～5 分钟。

穴位选择：印堂、失眠点、神庭、气海、关元、中脘等穴位。

4. 心脾两虚证

（1）证候表现　入睡困难，多梦易醒，心悸健忘，头晕目眩，神疲食少，四肢倦怠，腹胀便溏，面色少华，舌质淡，脉细无力。

（2）护治法则　补益心脾，养心安神。

（3）护理措施

生活起居：病室宜安静整洁、温暖向阳，作息规律，劳逸结合。

饮食护理：饮食宜易消化、富营养，忌辛辣、煎炸、黏腻及烟酒等，可食莲子粥、黄芪大枣粥、龙眼粥等健脾养心之品。亦可用龙眼肉 10g，泡水代茶饮。

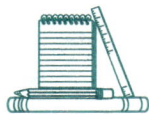

用药护理：归脾汤加减，汤药宜温服。

中医护理技术操作：①穴位按摩；②穴位敷贴；③艾灸。可根据患者情况选择 1～2 种护理技术。

穴位选择：心俞、脾俞、神门、三阴交等穴位。

5. 心胆气虚证

（1）证候表现　心烦不寐，多梦易醒，处事易惊，胆怯心悸，伴气短自汗、倦怠乏力，舌淡，脉弦细。

（2）护治法则　益气镇惊，安神定志。

（3）护理措施

生活起居：病室宜整洁清静，避免嘈杂。

饮食护理：饮食宜清淡，富营养，忌食辛辣、肥甘之品，戒烟酒。可食大枣粥、莲子粥、黄芪粥等。亦可用酸枣仁 10g，泡水代茶饮。

用药护理：安神定志丸合酸枣仁汤加减，汤药宜温服。

中医护理技术操作：①耳穴埋籽；②穴位按摩；③穴位贴敷；④艾灸。可根据患者情况选择 1～3 种护理技术。耳穴埋籽法可用王不留行籽贴压心、肾、神门、皮质下等穴，每日睡前揉按 3～5 分钟。

穴位选择：胆俞、神门、太冲、丘墟等穴。

二、健康指导

1. 起居有常，养成良好的生活习惯；适当参加体力活动及户外运动；睡前用热水泡脚。

2. 生活居住环境应保持舒适、安静。尽量用顺其自然的心态对待不寐。

3. 饮食有节，晚餐勿过饱，睡前避免饮用浓茶、咖啡等刺激性饮品。

4. 保持心情愉悦，避免七情过激。

5. 不易入睡时可听舒缓的音乐，闭目按揉太阳、失眠点或揉按双足涌泉穴 60 次，以促进睡眠。

第六节　中　风

中风又称"卒中"，是以突然昏仆、不省人事、口眼㖞斜、半身不遂、语言不利，或不经昏仆而仅见口眼㖞斜为主症的疾病，临床分为中经络、中脏腑。西医学中出血性及缺血性脑血管疾病可参照本病进行辨证施护。

中风发病以老年人居多，起病急，变化迅速。中风的病因病机是在气血内虚的基础上，因劳倦内伤、忧思恼怒、嗜食厚味及烟酒等诱因，引起阴阳失调、气血逆乱、直冲犯脑，导致脑脉痹阻或血溢脉外。病位在脑，与心、肝、肾有关。基本病机为阴阳失调，气血逆乱，上犯于脑。病理性质多属本虚标实，肝肾阴虚、气血衰弱为致病之本，风火相煽、痰湿壅盛、气逆血瘀为发病之标，二者可互为因果。

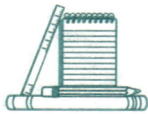

一、辨证施护

（一）中经络

1. 风痰入络证

（1）证候表现　头晕目眩，肌肤不仁，甚则突发半身不遂，口眼㖞斜，言语不利，舌暗淡、苔薄白或白腻，脉弦滑。

（2）护治法则　祛风化痰通络。

（3）护理措施

生活起居：病室应安静、整洁，冷暖适宜，定时开窗通风。卧床休息，注意患肢保暖。有痰时将其头偏向一侧，予翻身拍背，协助排痰。保持患侧肢体功能位，可用沙袋或枕头辅助。加强生活护理，保持口腔、皮肤、眼睛、会阴清洁，防止感染。密切观察患者意识、神志、瞳孔、体温、呼吸、血压、脉象、舌象、四肢活动等病情变化。若病情稳定，可进行功能锻炼；若发生头痛、颈项强直、呕吐、呕血等，应报告医师及时处理，并详细记录。

饮食护理：饮食应以清淡、低糖低脂、易消化、富营养的食品及新鲜蔬菜、水果为主，忌肥腻、辛辣等刺激之品，禁烟酒。少食多餐，进食不宜过快、防止误吸。宜食活血化瘀之品，如黑豆、藕、木耳、山楂等，忌食动风之品，如鸡肉、猪头肉、羊肉、狗肉等。

用药护理：真方白丸子加减，中药汤剂宜温服，服中药后避免受风寒，汗出后用毛巾擦干。

中医护理技术操作：①艾灸；②中药烫熨；③穴位注射；④穴位贴敷；⑤穴位按摩。可根据患者情况选择 1～3 种护理技术。

穴位选择：内关、人中、三阴交、极泉、尺泽、委中、丰隆、合谷等穴位。

2. 风阳上扰证

（1）证候表现　平素头晕头痛，目眩耳鸣，突发口眼㖞斜，舌强语謇，或手足重滞，甚则半身不遂等症，或面红目赤、口苦咽干，心烦易怒，尿赤便干，舌质红苔黄，脉弦。

（2）护治法则　平肝潜阳，息风通络。

（3）护理措施

生活起居：耐心对待患者，解除患者的恐惧、急躁、忧虑等情绪，避免刺激加重病情。余同风痰入络证。

饮食护理：饮食宜甘凉，如绿豆、芹菜、冬瓜、黄瓜、丝瓜、百合、梨。忌食羊肉、狗肉、韭菜、大蒜、葱等热性或辛香走窜之品。

用药护理：天麻钩藤饮加减，钩藤宜后下，石决明宜打碎先煎，中药宜稍凉服用。入睡困难、烦躁不安者，遵医嘱服镇静安眠药。

中医护理技术操作：①穴位贴敷；②穴位注射；③穴位按摩。失眠或烦躁不安者睡前按摩涌泉穴。可根据患者情况选择 1～3 种护理技术。

穴位选择：内关、人中、三阴交、极泉、尺泽、委中、太冲、太溪等穴位。

3. 阴虚风动证

（1）证候表现　平素头晕耳鸣，腰酸，突发口眼㖞斜，言语不利，手指𬸚动，甚或半身不遂，舌质红，苔腻，脉弦细数。

（2）护治法则　滋阴潜阳，息风通络。

（3）护理措施

生活起居：病室宜通风凉爽，但避免冷风直接吹向患者。避免惊恐、郁怒等情志刺激，防

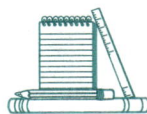

止复中。余同风痰入络证。

饮食护理：以养阴清热为主，如百合银耳莲子粥、甲鱼汤、黄瓜、芹菜、枸杞菊花茶等。

用药护理：镇肝息风汤加减。龙骨、牡蛎、赭石、龟甲均宜打碎先煎。汤药宜久煎、凉服。

中医护理技术操作：①穴位贴敷；②穴位注射；③穴位按摩。可根据患者情况选择 1～3 种护理技术。

穴位选择：内关、人中、三阴交、极泉、尺泽、委中、风池、太溪等穴位。

（二）中脏腑

1. 闭证

（1）阳闭

①证候表现　突然昏仆，不省人事，牙关紧闭，半身不遂，口噤不开，言语不利，两手握固，大小便闭，肢体强痉，面红目赤，鼻鼾痰鸣，躁扰不宁，舌质红绛，苔黄腻，脉弦滑数。

②护治法则　清热涤痰，醒神开窍。

③护理措施

起居护理：病室环境应安静，光线柔和，空气流通，温湿度适宜。患者可因痰涎壅盛而导致呼吸道阻塞，出现呼吸不顺或喉中痰鸣时，予吸痰器吸痰，保持呼吸道通畅。

饮食护理：宜予偏凉化痰之品，如白菜汤、绿豆汤、冬瓜瘦肉汤、梨汁、西瓜汁等鼻饲，忌食肥甘厚味。

用药护理：至宝丹或安宫牛黄丸合羚角钩藤汤加减。

中医护理技术操作：中药烫熨，穴位注射，艾灸，穴位按摩，耳穴埋籽，头针疗法。可根据患者情况选择 1～3 种护理技术。

穴位选择：内关、人中、三阴交、极泉、尺泽、委中、曲池、内庭、水道、支沟、丰隆等穴位。

（2）阴闭

①证候表现　突然昏仆，不省人事，牙关紧闭，口噤不开，两手握固，肢体强急，大小便闭，痰涎壅盛，面白唇暗，静卧不烦，四肢不温，舌质黯淡，苔白腻，脉沉滑缓。

②护治法则　燥湿化痰，宣郁开窍。

③护理措施

起居护理：急性期患者需卧床休息，减少探视，注意患肢保暖。有痰时应将头部偏向一侧，以利排痰。牙关紧闭者，应取下假牙，使用牙垫，防止舌损伤。卧床期间，加强生活护理及口腔、皮肤、眼睛、会阴护理，预防压疮，注意保持肢体功能位，用沙袋或软枕辅助，防止关节挛缩。

饮食护理：病情稳定后可给予清淡、易消化的流质饮食，饮食宜温化痰浊的食物，如南瓜、石花菜等，忌食生冷，以防助湿生痰。

用药护理：苏合香丸合涤痰汤加减。

中医护理技术操作：中药烫熨，穴位注射，艾灸，穴位按摩，耳穴埋籽。可根据患者情况选择 1～3 种护理技术。

穴位选择：内关、人中、三阴交、极泉、尺泽、委中、曲池、合谷、阳陵泉、阴陵泉、丰隆等穴位。

2. 脱证

（1）证候表现　突然昏仆，不省人事，手撒肢冷，肢体瘫软，目合口张，鼻鼾息微，汗出如珠，手撒肢冷，二便自遗，舌痿，苔白腻，脉微欲绝。

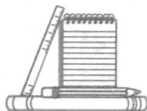

（2）护治法则　回阳救逆，益气固脱。

（3）护理措施

起居护理：病室环境应安静，光线柔和，空气流通，温湿度适宜。急性期患者需卧床休息，减少探视，注意患肢保暖。头部平放，下肢稍抬高15°～20°。卧床期间，加强生活护理及口腔、皮肤、眼睛、会阴护理，预防压疮，注意保持肢体功能位，用沙袋或软枕辅助，防止关节挛缩。

饮食护理：宜予益气之品，黄芪汤、西洋参瘦肉汤等鼻饲。

用药护理：参附汤合生脉散加减。

中医护理技术操作：艾灸，穴位注射，中药烫熨，穴位按摩，耳穴埋籽。可根据患者情况选择1～3种护理技术。

穴位选择：百会、关元、神阙、气海、膻中、内关、人中、三阴交、极泉、尺泽、委中、中极、曲骨等穴位。

二、健康指导

1. 起居有常，避免过劳，谨避四时虚邪贼风，尤其是寒邪，预防复中。

2. 平素饮食宜清淡、易消化，忌食肥甘厚味、动风、辛辣刺激之品，戒烟酒。多食瓜果蔬菜，保持大便通畅。

3. 保持心情舒畅，戒恼怒、忧思等不良情绪。保证睡眠，睡前可循经按摩督脉、心经，点按三阴交、百会、安眠穴等或按揉劳宫、涌泉穴以助眠。

4. 坚持康复训练，增强自理能力，早日回归社会。

5. 积极治疗原发病，原有高血压、高血脂、糖尿病、冠心病等的患者，应坚持遵医嘱服药治疗。每天定时监测血压变化，出现手指麻木、头痛眩晕频发时，提示中风先兆，应及早诊治。

第七节　胃脘痛

胃脘痛又称胃痛，是指上腹胃脘部近心窝处发生疼痛为主证的病症。西医学的急慢性胃炎、消化性溃疡、胃痉挛、胃下垂、胃黏膜脱垂症、胃神经官能症、胃癌等疾病可参照本病辨证施护。

发病以中青年居多，起病或急或缓，常有反复发作的病史，发病前多有明显诱因，如暴饮暴食、恼怒、劳累、饥饿、进食生冷或辛辣刺激食物、受寒等。多因外邪犯胃、饮食不节、情志不畅、脾胃虚弱导致脾胃受损气血不调所致。病位在脾、胃、肝等。其基本病机是胃气郁滞，失于和降，不通则痛。临床上须辨虚实、辨寒热、辨气滞及辨血瘀等进行治疗与护理。

一、辨证施护

1. 寒邪客胃证

（1）证候表现　胃痛暴作，恶寒喜暖，得温痛减，遇寒加重，口淡不渴或喜热饮，舌淡苔薄白，脉紧。

（2）护治法则　温胃散寒，行气止痛。

（3）护理措施

生活起居：天气变化时及春秋两季容易发作，因此，天气变化时应注意着衣，冬天注意防

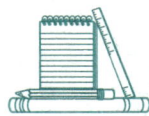

寒保暖，避免吹风及冷水浴。病室宜温暖向阳，经常参加户外活动，多晒太阳。

饮食护理：饮食宜温热，易消化，忌生冷油腻之品。可用姜、葱、蒜、胡椒、紫苏等作为佐料，增加食物温热的属性，以温中散寒。食疗方有紫苏生姜红糖水或生姜胡椒牛肉小米粥。

用药护理：香苏散合良附丸加减。中药汤剂宜热服，嘱患者喝热粥或热饮，以助药力。

中医护理技术操作：①艾灸；②雷火灸；③隔姜灸；④穴位贴敷；⑤拔罐；⑥中药烫熨。可根据患者情况选择1～3种护理技术，以温中散寒止痛。

穴位选择：中脘、神阙、关元、脾俞、胃俞、足三里、丰隆、涌泉等穴位。

2. 饮食伤胃证

（1）证候表现　胃脘疼痛，胀满拒按，嗳腐吞酸，或呕吐不消化食物，其味腐臭，吐后痛减，不思饮食，大便不爽，得矢气及便后稍舒，舌苔厚腻，脉滑。

（2）护治法则　消食导滞，和胃止痛。

（3）护理措施

生活起居：保持室内清洁，安静，空气流通。

饮食护理：剧痛时暂禁食，以软、烂及少食多餐为原则，节制饮食。多食理中和胃消食之品如萝卜、山楂、柑橘等。食疗方为山楂、萝卜、神曲煮水取汁，与100g粳米一起煮粥。

用药护理：保和丸加减。汤药宜温服。

中医护理技术操作：①艾灸；②雷火灸；③隔姜灸；④穴位贴敷；⑤穴位注射；⑥穴位按摩。可根据患者情况选择1～3种护理技术，以温中和胃止痛。呕吐时遵医嘱给予灭吐灵足三里或合谷穴位注射。可从上到下推腹，调脾胃升降之气机，或采用顺时针方法按摩腹部。

穴位选择：中脘、天枢、神阙、脾俞、胃俞、足三里、丰隆、合谷等穴位。

3. 肝气犯胃证

（1）证候表现　胃脘胀痛，痛连两胁，遇烦恼则痛作或痛甚，嗳气、矢气则痛舒，胸闷嗳气，太息，大便不畅，舌苔多薄白，脉弦。

（2）护治法则　疏肝解郁，理气止痛。

（3）护理措施

生活起居：患者宜在晚上23点（子时）前睡觉，保持室内清洁，安静，凉爽及空气流通。

饮食护理：饮食宜清淡，少食煎炸、油腻、生冷、辛辣刺激性食品。可食用萝卜、柑橘、佛手瓜等疏肝解郁、理气止痛之品。注意食后不可即怒，怒后不可即食，进餐前后保持心情愉快。食疗方有萝卜生姜小米粥。

用药护理：柴胡疏肝散加减。

中医护理技术操作：①艾灸；②雷火灸；③隔蒜灸；④穴位贴敷；⑤拔罐；⑥中药烫熨。可根据患者情况选择1～3种护理技术，以疏肝理气止痛。

穴位选择：膻中、中脘、气海、关元、肝俞、脾俞、胃俞、足三里、太冲等穴位。

4. 湿热中阻证

（1）证候表现　胃脘疼痛，痛势急迫，痛及胁肋，脘闷灼热，口干口苦，口渴而不欲饮，纳呆恶心，头身困重，小便色黄，大便不畅，舌红，苔黄腻，脉滑数。

（2）护治法则　清化湿热，理气和胃。

（3）护理措施

生活起居：保持室内清洁，安静，空气流通，避免潮湿，可适当晒太阳。

饮食护理：痛剧而频吐者应禁食及告知患者禁食的重要性，疼痛缓解后给予清淡全流或半

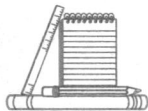

流饮食。宜食凉性食物如萝卜、冬瓜、绿豆、菊花、瓜果、菌类等。忌食辛辣刺激性、煎炸、油腻等食品。食疗方有绿豆小米粥。

用药护理：清中汤加减。

中医护理技术操作：①穴位贴敷；②中药烫熨；③拔罐；④穴位注射；⑤穴位按摩；⑥刮痧。可根据患者情况选择1～3种护理技术。呕吐时遵医嘱给予灭吐灵足三里或合谷穴位注射。

穴位选择：中脘、天枢、神阙、大椎、脾俞、胃俞、阳陵泉、合谷等穴位贴敷或拔罐治疗。

5. 脾胃虚寒证

（1）证候表现　胃痛隐隐，绵绵不休，喜温喜按，劳累或受凉后发作或加重，泛吐清水，神疲纳呆，四肢倦怠，手足不温，大便溏薄，舌淡苔白，脉虚弱。

（2）护治法则　温中健脾，和胃止痛。

（3）护理措施

生活起居：多休息，少劳累，劳逸适度。注意保暖及避风寒，注意防寒保暖，病室宜温暖向阳。经常参加户外活动，多晒太阳。

饮食护理：饮食宜温补，多食温中健脾食物，如牛肉、羊肉、鸡肉、桂圆、大枣等，可选用姜、葱、胡椒等作调料。忌冰冷及少食生冷寒凉的瓜果之品。食疗方有当归羊肉生姜汤、桂圆红枣糯米粥等。亦可用吴茱萸粥。

用药护理：黄芪建中汤加减。汤药宜热服，服药后可进食热粥、热汤以助药力。

中医护理技术操作：①艾灸；②雷火灸；③隔姜灸；④穴位贴敷；⑤拔罐；⑥中药烫熨。可根据患者情况选择1～3种护理技术，以温中健脾、和胃止痛。

穴位选择：百会、中脘、气海、关元、脾俞、胃俞、足三里、涌泉等穴位。

6. 胃阴亏虚证

（1）证候表现　胃脘灼热疼痛，胃中嘈杂，似饥而不欲食，口干舌燥，大便干结。舌红少津或有裂纹，苔少或无，脉细或数。

（2）护治法则　养阴益胃，和中止痛。

（3）护理措施

生活起居：保持室内清洁，安静，空气流通及湿润凉爽。

饮食护理：饮食宜偏凉食，多食润燥生津之品，如雪梨、甘蔗、黑木耳、莲藕、百合、枸杞子、甲鱼、鸭子、蜂蜜等，忌辛辣、煎炸、羊肉、狗肉、酒类等助火之品及浓茶、咖啡等。可多饮水及果汁，可用雪梨、甘蔗、麦冬等煎汤代茶饮。食疗方有山药百合大枣粥、山药枸杞薏米粥等。

用药护理：一贯煎合芍药甘草汤加减。

中医护理技术操作：①穴位贴敷；②中药烫熨；③拔罐；④耳穴埋籽；⑤穴位按摩；⑥中药足疗。可根据患者情况选择1～3种护理技术。

穴位选择：中脘、天枢、关元、大椎、脾俞、胃俞、阴陵泉、三阴交等穴位。

7. 胃络瘀阻证

（1）证候表现　胃脘痞满或痛有定处，胃痛拒按，黑便，面黄暗滞。舌质暗红或有瘀点、瘀斑，脉弦涩。

（2）护治法则　活血化瘀，理气止痛。

（3）护理措施

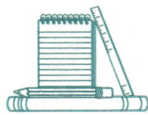

生活起居：保持室内清洁，安静及空气流通，避免劳累过度，注意休息，必要时应卧床休息。

饮食护理：进食活血祛瘀食物，如桃仁、山楂、大枣、生姜等，呕血者暂禁食。忌粗糙、坚硬、油炸、厚味之品，忌食生冷性寒之物。食疗方有大枣赤豆莲藕粥等。

用药护理：失笑散合丹参饮加减。汤药宜温服。

中医护理技术操作：①穴位贴敷；②中药足疗；③拔罐；④穴位注射；⑤穴位按摩；⑥耳穴埋籽。出血停止后可根据患者情况选择 1～3 种护理技术。

穴位选择：中脘、气海、关元、血海、脾俞、胃俞、足三里、隐白等穴位。

二、健康指导

1. 饮食有节，饮食定时，进食易消化食物，防止暴饮暴食，避免过饥过饱，忌肥腻、生冷、粗硬食物，禁烟酒。可进行适当的文体活动，如打太极拳、做体操，有利于疾病的康复。勿过劳。

2. 本病迁延反复，应避免外感寒邪。起居有常，劳逸适度、避免七情损伤脾胃，加重病情。胃痛持续不已者，应在一定时期内少食多餐，且以易消化食物为宜。

3. 胃痛反复发作的中年以上患者，应每半年检查 1 次胃镜，以防癌变。

4. 注意胃脘部保健，可用手掌自上脘到下脘按摩，每日数次，每次 5 分钟，以增强脾胃功能。

第八节　呕　吐

呕吐是指胃失和降，气逆于上，迫使胃内容物从口而出的病症。西医学的急性胃肠炎、幽门梗阻、急性胰腺炎、胆囊炎等疾病可参照本病辨证施护。

本病多因饮食不节、外感时邪、情志失调、素体脾胃虚弱所致。病位在脾、胃、肝等。其主要病机为胃失和降，胃气上逆。

一、辨证施护

1. 外邪犯胃证

（1）证候表现　突然呕吐，频频犯恶，胸脘满闷，伴恶寒发热，头胸疼痛，舌苔白腻，脉濡。

（2）护治法则　疏邪解表，化浊和中。

（3）护理措施

生活起居：保持室内清洁，安静及空气流通，注意保暖和避风寒。

饮食护理：宜食易消化之品如热粥，少量多餐，忌生冷瓜果和辛辣油腻之品。食疗方有紫苏薄荷生姜粳米粥。

用药护理：藿香正气散加减。汤药宜温服。

中医护理技术操作：①艾灸；②雷火灸；③隔姜灸；④穴位贴敷；⑤拔罐；⑥中药烫熨。可根据患者情况选择 1～3 种护理技术。

穴位选择：中脘、神阙、关元、脾俞、胃俞、足三里、丰隆等穴位。

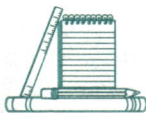

2. 饮食停滞证

（1）证候表现　呕吐酸腐量多或吐出带有未消化的食物，嗳气厌食，脘腹胀痛，大便秘结或溏泄，舌苔厚腻，脉滑实有力。

（2）护治法则　消食化滞，和胃降逆。

（3）护理措施

生活起居：保持病房环境舒适清洁，通风良好。

饮食护理：选择消食化滞的食品如萝卜、山楂、麦芽等。食疗方有山楂萝卜神曲粳米粥，取山楂、萝卜、神曲煮水去渣，再与粳米同煮。

用药护理：保和丸加减。汤药宜温服。

中医护理技术操作：①穴位贴敷；②中药烫熨；③拔罐；④穴位注射；⑤穴位按摩；⑥耳穴埋籽。可根据患者情况选择1～3种护理技术。

穴位选择：中脘、天枢、神阙、脾俞、胃俞、足三里、丰隆等穴位。

3. 痰饮内阻证

（1）证候表现　呕吐清水，或胃部如囊裹水，脘痞满闷，纳谷不佳，头眩，心悸，消瘦，舌苔白滑而腻，脉沉弦滑。

（2）护治法则　温化痰饮，和胃降逆。

（3）护理措施

生活起居：保持病房环境舒适清洁，通风良好。

饮食护理：饮食宜清淡易消化，忌生冷、油腻、甜腻之品。食疗方有神曲山楂陈皮粳米粥，取神曲、山楂、陈皮煮水去渣后与粳米同煮。

用药护理：小半夏汤合苓桂术甘汤加减。

中医护理技术操作：①艾灸；②雷火灸；③隔姜灸；④穴位贴敷；⑤拔罐；⑥中药烫熨。可根据患者情况选择1～3种护理技术。

穴位选择：膻中、中脘、神阙、脾俞、胃俞、足三里、内关等穴位。

4. 肝气犯胃证

（1）证候表现　呕吐吞酸，或干呕犯恶，脘胁胀痛，烦闷不舒，嗳气频频，每遇情志失调而发作或加重，舌边红，苔微黄，脉弦。

（2）护治法则　疏肝和胃，降逆止吐。

（3）护理措施

生活起居：保持病房环境舒适清洁，通风良好。患者宜在晚上23点（子时）前睡觉，保持心情舒畅。

饮食护理：饮食宜清淡易消化，忌辛辣煎炒油腻之品。宜吃疏肝理气之品，如佛手瓜、陈皮及柑橘等。食疗方有佛手瓜陈皮生姜粳米粥。

用药护理：四七汤加减。

中医护理技术操作：①穴位贴敷；②中药烫熨；③拔罐；④穴位注射；⑤穴位按摩；⑥中药足疗。可根据患者情况选择1～3种护理技术。

穴位选择：膻中、中脘、肝俞、脾俞、胃俞、足三里、内关、太冲等穴位贴敷或拔罐治疗。

5. 脾胃虚弱证

（1）证候表现　饮食稍多即欲呕吐，时发时止，食入难化，胸脘痞闷，不思饮食，倦怠乏力，四肢不温，口干不欲饮，大便溏薄，胃脘隐痛，或脘腹满闷，纳谷不振，神疲乏力，大便

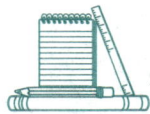

稀溏，舌质淡，脉濡弱。

（2）护治法则　温中健脾，和胃降逆。

（3）护理措施

生活起居：保持病房环境舒服清洁，通风良好。注意休息，避免劳累。注意保暖及避风寒，病室宜温暖向阳。经常参加户外活动，多晒太阳。

饮食护理：饮食宜定时定量，少食多餐。多食健脾益胃之品，如山药、桂圆、红枣、牛肉、羊肉，可选择姜、葱、蒜、胡椒等作为佐料。忌冰冷，少食生冷寒凉的瓜果之品。食疗方有当归羊肉生姜汤、桂圆红枣小米粥等。

用药护理：理中汤加减。汤药宜温服。

中医护理技术操作：①艾灸；②雷火灸；③隔姜灸；④穴位贴敷；⑤拔罐；⑥中药烫熨。可根据患者情况选择1～3种护理技术，以温中健脾、和胃止痛。

穴位选择：百会、中脘、气海、关元、脾俞、胃俞、足三里、涌泉等穴位。

6. 胃阴不足证

（1）证候表现　呕吐反复发作或时作干呕，恶心，似饥不能食，胃脘嘈杂，口干咽燥，舌红少津，苔少，脉细数。

（2）护治法则　滋阴养胃，降逆止吐。

（3）护理措施

生活起居：保持室内清洁，安静，空气流通及湿润凉爽。

饮食护理：饮食宜清淡甘凉、细软，多食润燥生津之品，如雪梨、甘蔗、黑木耳、莲藕、百合、枸杞子、甲鱼、鸭肉、蜂蜜等，忌辛辣、煎炸、羊肉、狗肉、酒类等助火之品及浓茶、咖啡等。可多饮水及果汁。可用雪梨、甘蔗、麦冬等煎汤代茶饮。食疗方有山药百合大枣粥、山药枸杞薏苡仁粥等。

用药护理：麦门冬汤加减。

中医护理技术操作：①穴位贴敷；②中药烫熨；③拔罐；④耳穴埋籽；⑤穴位按摩；⑥中药足疗。可根据患者情况选择1～3种护理技术。

穴位选择：中脘、天枢、气海、关元、大椎、脾俞、胃俞、阴陵泉、三阴交等穴位。

二、健康指导

1. 养成良好的饮食习惯，不暴饮暴食，不食变质腐秽食物。脾胃虚寒者不宜过食生冷、油腻之品。胃热者忌辛辣煎炒之品。

2. 保持心情舒畅，避免精神刺激。

3. 重症、昏迷及年老体弱的患者要侧卧，防止呕吐物进入气道，呕吐后及时清洁口腔，用温水漱口。

4. 对呕吐不止的患者，应卧床休息，密切观察病情变化；且服药时，应少量频服为宜，以减少对胃的刺激。

第九节　泄　泻

泄泻是以大便次数增多，每日3次以上，便质稀溏或呈水样，或完谷不化，证候持续1天

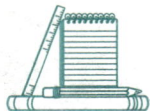

以上的病症。常兼有腹胀、腹痛、肠鸣、纳呆，起病或急或缓，常反复发作，多由寒热、饮食、情志等因素诱发。病位在脾、胃、肝、肾等。西医学的急慢性肠炎、炎症性肠病、肠结核等疾病可参照本病辨证施护。

本病的病因主要是感受外邪、饮食所损、情志失调、劳倦伤脾、久病年老、脾胃虚弱及肾阳虚衰等，主要病机是脾病湿盛，脾胃运化功能失调及传导功能失司。临床上根据病因、诱因、起病及泄泻的特点，临床症候及舌脉象情况，证候的寒热虚实，进行辨证护理。

一、辨证施护

1. 寒湿内盛证

（1）证候表现　泄泻清稀，甚则如水样，脘闷食少，腹痛肠鸣，或兼外感风寒则恶寒、发热、头痛、肢体酸痛，舌苔白或白腻，脉濡缓。

（2）护治法则　散寒化湿。

（3）护理措施

生活起居：病室宜温暖向阳，注意腹部防寒保暖，避免吹风及冷水浴。经常参加户外活动，多晒太阳。重症者卧床休息。

饮食护理：饮食宜温热易消化，可适当用姜、胡椒、韭菜作调料。宜进健脾散寒除湿的食物如山药、薏苡仁等，忌食煎炸、油腻、生冷、辛辣刺激性及生冷瓜果、凉拌菜等食品。食疗方有胡椒生姜芡实粳米粥，外感风寒者可食薄荷生姜粳米粥。

用药护理：藿香正气散加减。

中医护理技术操作：①艾灸；②雷火灸；③隔姜灸；④穴位贴敷；⑤拔罐；⑥中药烫熨。可根据患者情况选择 1 ～ 3 种护理技术，以温中散寒祛湿。

穴位选择：中脘、神阙、天枢、脾俞、胃俞、足三里、丰隆、涌泉等穴位。

2. 湿热伤中证

（1）证候表现　泄泻腹痛，泻下急迫，或泻而不爽，粪色黄褐，气味臭秽，肛门灼热，烦热口渴，小便短黄，舌质红，苔黄腻，脉滑数或濡数。

（2）护治法则　清热利湿。

（3）护理措施

生活起居：保持室内清洁，安静，空气流通凉爽。

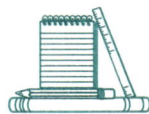

饮食护理：宜进健脾散寒除湿的食物如山药、薏苡仁等，可适当用葛根、黄芩、黄连、甘草泡水喝。忌食煎炸、油腻、生冷、辛辣刺激性食品。食疗方有荷叶薏苡仁粳米粥。

用药护理：葛根芩连汤加减。

中医护理技术操作：①穴位贴敷；②中药烫熨；③拔罐；④穴位注射；⑤穴位按摩；⑥刮痧。可根据患者情况选择 1 ～ 3 种护理技术。

穴位选择：中脘、神阙、天枢、脾俞、胃俞、足三里、合谷、阳陵泉等穴位。

3. 食滞肠胃证

（1）证候表现　腹痛肠鸣，泻下粪便臭如败卵，泻后痛减，脘腹胀满，嗳腐酸臭，不思饮食，舌苔垢浊或厚腻，脉滑。

（2）护治法则　消食导滞。

（3）护理措施

生活起居：保持室内清洁，安静，空气流通。

饮食护理：重者宜禁食，症状缓解后以软、烂、熟、清淡及少食多餐为原则，节制饮食。忌食辛辣刺激性、煎炸、油腻、生冷瓜果及凉拌菜等食品。食疗方有萝卜山楂粳米粥。

用药护理：保和丸加减。

中医护理技术操作：①穴位贴敷；②中药烫熨；③拔罐；④穴位注射；⑤穴位按摩；⑥耳穴埋籽。可根据患者情况选择 1 ～ 3 种护理技术。

穴位选择：中脘、神阙、天枢、脾俞、胃俞、足三里、合谷等穴位。

4.脾胃虚弱证

（1）证候表现　大便时溏时泻，迁延反复，食少，食后脘闷不舒，稍进油腻食物则大便次数明显增多，面色萎黄，神疲倦怠，舌质淡，苔白，脉细弱。

（2）护治法则　健脾益气，化湿止泻。

（3）护理措施

生活起居：多休息，少劳累，劳逸适度。室温宜暖，注意腹部保暖，天气变化时注意着衣及避风寒。经常参加户外活动，多晒太阳。

饮食护理：忌食煎炸、油腻、生冷、辛辣刺激性食品。宜温补，多食温中健脾食物，如羊肉、桂圆、莲子、大枣、牛奶、鳝鱼等，可选用姜、胡椒等作调料。忌食生冷寒凉的瓜果、饮料等。食疗方有牛肉生姜胡椒小米粥。

用药护理：参苓白术散加减。

中医护理技术操作：①艾灸；②雷火灸；③隔姜灸；④穴位贴敷；⑤拔罐；⑥耳穴埋籽；⑦中药烫熨。可根据患者情况选择 1 ～ 3 种护理技术。

穴位选择：中脘、神阙、天枢、脾俞、胃俞、足三里、涌泉等穴位。

5.肾阳虚衰证

（1）证候表现　黎明之前脐腹作痛，肠鸣即泻，完谷不化，腹部喜暖，泻后则安，形寒肢冷，腰膝酸软，舌淡苔白，脉沉细。

（2）护治法则　温肾健脾，固涩止泻。

（3）护理措施

生活起居：多休息，少劳累，劳逸适度。室温宜暖，注意腹部保暖，天气变化时注意着衣及避风寒。经常参加户外活动，多晒太阳。

饮食护理：宜温补，多食温中健脾补肾食物，如羊肉、桂圆、莲子、大枣、牛奶、鳝鱼等，可选用姜、胡椒等作调料。忌食煎炸、油腻、生冷、辛辣刺激性及生冷寒凉的瓜果、饮料等食品。食疗方有胡椒生姜小米牛肉粥。

用药护理：四神丸加减。

中医护理技术操作：①艾灸；②雷火灸；③隔姜灸；④穴位贴敷；⑤拔罐；⑥耳穴埋籽；⑦中药烫熨。可根据患者情况选择 1 ～ 3 种护理技术。

穴位选择：中脘、神阙、天枢、脾俞、胃俞、肾俞、足三里、涌泉等穴位。

6.肝气乘脾证

（1）证候表现　素有胸胁胀闷，嗳气食少，每因抑郁恼怒，或情绪紧张之时，发生腹痛泄泻，腹中雷鸣，攻窜作痛，矢气频作，舌淡红，苔白，脉弦。

（2）护治法则　抑肝扶脾。

（3）护理措施

生活起居：患者宜在晚上 23 点（子时）前睡觉。保持室内清洁，安静，空气流通。保持心

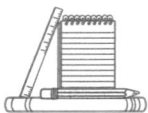

情舒畅。

饮食护理：可多进食疏肝理气及滋阴养肝的食物，如陈皮、佛手瓜、柑橘、莲子、黑木耳、莲藕、鸭肉等食品。忌食煎炸、油腻、生冷、辛辣刺激性食品。食疗有莲子黑木耳陈皮小米粥。

用药护理：痛泻要方加减。

中医护理技术操作：①穴位贴敷；②中药烫熨；③拔罐；④穴位注射；⑤穴位按摩；⑥耳穴埋籽。可根据患者情况选择 1～3 种护理技术。

穴位选择：中脘、神阙、天枢、脾俞、胃俞、肝俞、足三里、三阴交、太冲等穴位。

二、健康指导

1. 劳逸结合，避免过度劳累，适当参加体育活动，如慢跑、散步、打太极等，有利于机体气血运行、气机调畅。树立战胜疾病的信心，培养多种业余爱好，陶冶情操，情志怡悦，心情舒畅。

2. 饮食以清淡、易消化、富含营养的食品为宜。禁暴饮暴食，忌烟酒、辛辣、油腻等食品。

3. 不适时随诊。反复发作的中年以上患者，应每半年做 1 次肠镜检查，以防癌变。

第十节　消　渴

消渴是以口干多饮、多尿、多食、消瘦或尿有甜味为主要临床表现的一种病症。西医学中的糖尿病、尿崩症可参照本病辨证施护。

本病病因包括禀赋不足、饮食失节、情志失调、劳欲过度等，病机主要为阴虚燥热。口渴喜饮为上消，善食易饥为中消，饮一溲一为下消，统称为消渴病。

一、辨证施护

1. 肺热津伤证

（1）证候表现　口渴多饮，口干舌燥，尿频量多，舌边尖红，苔薄黄，脉洪数。

（2）护治法则　清热润肺，生津止渴。

（3）护理措施

生活起居：起居有常，劳逸适度，劳动量以不感到疲惫为度，规律运动，监测血糖变化，低血糖及时救治，保持皮肤清洁卫生，有伤口及时就诊治疗。

饮食护理：严格控制饮食总热量，定时定量进食，碳水化合物、脂肪、蛋白质合理分配，避免随意加餐，饮食清淡忌甜，少油腻，避免煎炸。主食可选择粗制米面和适量杂粮。青菜可食苦瓜、黄瓜、番茄、菠菜等。可口含乌梅、饮用菊花玉竹茶、苦丁茶以缓解口干口渴。

用药护理：消渴方加减，使用降糖药者需遵医嘱按时按量用药。口干烦渴者，可用鲜芦根、麦冬煮水代茶饮。

中医护理技术操作：①穴位贴敷；②耳穴埋籽；③穴位按摩；④中药沐足；⑤中药贴敷。可根据患者情况选择 1～3 种护理技术。

穴位选择：胃脘下俞、肺俞、脾俞、肾俞、三阴交、太溪、太渊、少府等穴位。

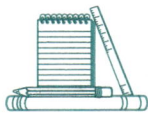

2. 胃热炽盛证

（1）证候表现　多食易饥，口渴多尿，形体消瘦，大便干燥，苔黄，脉滑实有力。

（2）护治法则　清胃泻火，养阴增液。

（3）护理措施

生活起居：起居有常，劳逸适度，劳动量以不感到疲惫为度，规律运动，监测血糖变化，低血糖及时救治，保持皮肤清洁卫生，有伤口及时就诊治疗。

饮食护理：严格控制饮食总热量，定时定量进食，碳水化合物、脂肪、蛋白质合理分配，避免随意加餐，饮食清淡忌甜，少油腻，避免煎炸。主食可选择粗制米面和适量杂粮。可食瘦肉、绿豆汤、苦瓜汤、番茄汤、石斛汤、萝卜汤等。

用药护理：玉女煎加减，使用降糖药者需遵医嘱按时按量用药。

中医护理技术操作：①穴位贴敷；②耳穴埋籽；③穴位按摩；④中药沐足；⑤中药贴敷。可根据患者情况选择1～3种护理技术。

穴位选择：胃脘下俞、肺俞、脾俞、肾俞、三阴交、太溪、内庭、地机等穴位。

3. 肾阴亏虚证

（1）证候表现　尿频量多、浑浊如膏脂，或尿甜，腰膝酸软，头晕耳鸣，心烦失眠，乏力，口干舌燥，皮肤干燥、瘙痒，舌红苔少，脉细数。

（2）护治法则　滋阴补肾，润燥止渴。

（3）护理措施

生活起居：起居有常，劳逸适度，避免过度劳累，节制房事，规律运动，监测血糖变化，低血糖及时救治，保持皮肤清洁卫生，有伤口及时就诊治疗。

饮食护理：严格控制饮食总热量，定时定量进食，碳水化合物、脂肪、蛋白质合理分配，避免随意加餐，饮食清淡忌甜，少油腻，避免煎炸。主食可选择粗制米面和适量杂粮。可食黑豆、桑椹、猪肾等。

用药护理：六味地黄丸加减，使用降糖药者需遵医嘱按时按量用药。

中医护理技术操作：①穴位贴敷；②耳穴埋籽；③穴位按摩；④中药沐足；⑤中药贴敷。可根据患者情况选择1～3种护理技术。

穴位选择：胃脘下俞、肺俞、脾俞、肾俞、三阴交、太溪、复溜、太冲等穴位。

4. 阴阳两虚证

（1）证候表现　小便频数，甚至饮一溲一，浑浊如膏，面色黧黑，耳轮干焦，腰膝酸软，形寒肢冷，阳痿早泄或月经不调，舌淡苔白而干，脉沉细无力。

（2）护治法则　温阳滋阴，补肾固摄。

（3）护理措施

生活起居：卧床休息，避免过度劳累，监测血糖变化，低血糖及时救治，保持皮肤清洁卫生，有伤口及时就诊治疗。

饮食护理：严格控制饮食总热量，定时定量进食，碳水化合物、脂肪、蛋白质合理分配，避免随意加餐，饮食清淡忌甜，少油腻，避免煎炸。可食牛肉、羊肉、虾仁、韭菜、猪胰、干姜、黑豆、黑芝麻、黑木耳、莲子、莲藕等。

用药护理：金匮肾气丸加减，使用降糖药者需遵医嘱按时按量用药。

中医护理技术操作：①穴位贴敷；②耳穴埋籽；③穴位按摩；④中药沐足；⑤中药贴敷；⑥中药灌肠。可根据患者情况选择1～3种护理技术。

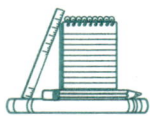

穴位选择：胃脘下俞、肺俞、脾俞、肾俞、三阴交、太溪、关元、命门等穴位。

二、健康指导

1. 向患者讲解饮食疗法，使患者合理安排每日膳食，避免精神创伤和过度劳累。

2. 讲解本病并发症的表现，如眼部病变、足部感染等，以便及时发现，及时处理。定期检查、识别是否存在糖尿病足的危险因素；教育患者及其家属重视足的保护；穿合适鞋袜，鞋底较厚而鞋内较柔软，透气良好；去除和纠正易引起溃疡的因素。

3. 教会患者识别低血糖，如有心慌、头晕、大汗、手抖、面色苍白、饥饿等低血糖症状，意识清楚者立即口服 15 ～ 20g 碳水化合物，随身携带糖尿病治疗保健卡，在发生低血糖时，可采取急救措施。外出时随身携带急救卡和糖果、饼干。

4. 根据患者具体情况选择运动方式，如运动量增加，应适当增加碳水化合物摄入量，定时监测血糖。以不感到疲劳为宜。

5. 指导患者正确自我监测方法：学会自我规范监测血糖、血压、体重、腰臀围等，养成良好的记录习惯。每 3 个月检查 1 次糖化血红蛋白，每 6 个月检查肝肾功能、血脂、尿微量蛋白等。每年至少筛查 1 次眼底及外周血管、周围神经病变等。

第十一节　水　肿

水肿是指体内水湿潴留，泛溢肌肤，引起眼睑、头面、四肢、腹背甚至全身浮肿为主症的一类病症。西医学中急慢性肾小球肾炎、肾病综合征、充血性心力衰竭、营养不良等凡以水肿为主要表现者，均可参照本病辨证施护。

本病病因主要与风邪袭表、疮毒内犯、外感水湿、饮食不节及禀赋不足、久病劳倦等因素有关。总的病机为肺失通调，脾失传输，肾失气化，三焦气化不利，水液潴留，泛溢肌肤。临床应根据病因、发病缓急、病程长短、水肿开始部位、兼证及舌脉等情况，来区别水肿的阴阳虚实，分阳水证和阴水证两大类。

一、辨证施护

（一）阳水

1. 风水泛滥证

（1）证候表现　眼睑及颜面浮肿，继而四肢及全身皆肿，来势迅速，多伴有恶寒发热、肢节酸楚、小便不利等症。偏于风热者，伴咽喉红肿疼痛，舌质红，脉浮滑数；偏于风寒者，兼恶寒、咳喘，舌苔薄白，脉浮滑或浮紧。

（2）护治法则　疏风解表，宣肺行水。

（3）护理措施

生活起居：病室宜温暖，避免对流风，预防外感，急性期宜卧床休息。对咳嗽、气促不能平卧者予以半坐卧位。

饮食护理：饮食宜低盐、易消化、富营养，忌辛辣、生冷之品。外感症状明显者给予半流质饮食，如马齿苋粥。热时宜增加饮水量，可选用冬瓜汤、葱白粥等。尿少者可频饮赤小豆粥、薏苡仁粥等，或可用白茅根、浮萍草、石韦各 60g，水煎代茶饮。

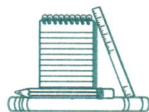

用药护理：越婢加术汤加减。汤药宜热服。药后予热饮，或加盖衣被。伴恶心呕吐者，中药汤剂可加姜汁兑服。观察汗出情况及尿量变化、肿势消退情况，以微汗出、热退、尿量增多为佳。

中医护理技术操作：①艾灸；②耳穴埋籽。耳穴埋籽可选三焦、肾、脾、肺、小肠、腹水点、膀胱。可灸肺俞、三焦俞、阴陵泉、水分等穴位。

2. 湿毒浸淫证

（1）证候表现　眼睑浮肿，延及全身，恶风发热，身发疮痍，甚则溃烂，尿少色黄，舌质红，苔薄黄，脉浮数或滑数。

（2）护治法则　宣肺解毒，利湿消肿。

（3）护理措施

生活起居：保持皮肤清洁干燥，预防肌肤疮痘。对已发疮痍，皮肤疮疡痈肿未破者可用金黄膏外敷，或用新鲜蒲公英、马齿苋、野菊花各等量，洗净外敷，亦可煎汤内服。脓肿自溃者，要注意引流排脓，可以太乙膏贴之。

饮食护理：饮食宜低盐、清淡，忌辛辣厚味及鱼、虾、蟹等腥发物，可多食瓜类、菠菜、香蕉等。

用药护理：麻黄连翘赤小豆汤合五味消毒饮加减。汤药宜稍凉服，恶心呕吐者可少量多次服。

中医护理技术操作：①穴位贴敷；②耳穴埋籽；③穴位按摩。可按摩气海、水分、水道、足三里、肺俞、脾俞、肾俞、三焦俞、膀胱俞等穴位。

3. 水湿浸渍证

（1）证候表现　起病缓慢，病程较长，全身水肿，下肢为甚，按之没指，不易恢复，伴胸闷腹胀，身重体倦，小便短少，胸闷，纳呆，呕恶，苔白腻，脉沉缓。

（2）护治法则　健脾化湿，通阳利水。

（3）护理措施

生活起居：病室向阳，勿潮湿阴冷。病情严重者取半坐卧位，适当抬高下肢，以减轻水肿。阴囊水肿明显者，可用吊带托起，以免磨破。或用布袋装芒硝直接外敷，以消肿止痛。

饮食护理：饮食清淡，宜健脾利水之品，忌食生冷瓜果，可食薏苡仁粥、鲤鱼赤小豆汤等。或用茯苓皮10g、花椒目6g，水煎代茶饮。适当进食大蒜、姜、川椒等温化通阳之品。

用药护理：五皮饮合胃苓汤加减。汤药宜饭前温服，服药后注意观察尿次及尿量。

中医护理技术操作：①艾灸；②耳穴埋籽；③穴位按摩。脘腹胀满者可用艾灸中脘、足三里等穴位。

4. 湿热壅盛证

（1）证候表现　浮肿较剧，肌肤绷急，腹大胀满，烦热口渴，胸脘痞闷，小便短赤或大便干结，舌红，苔黄腻，脉滑数或濡。

（2）护治法则　清热利湿。

（3）护理措施

生活起居：病室宜凉爽、通风。重者卧床休息，保持皮肤清洁，勿搔抓。便秘者可多食新鲜蔬菜、水果及含粗纤维的食物，或选用蜂蜜水口服，或口服润肠通便药如麻子仁丸，外用开塞露等，必要时用番泻叶泡茶饮，以通便泄热利水。

饮食护理：饮食宜清淡，宜食用利水消肿、清热解毒之品，可用白茅根、车前草、玉米须

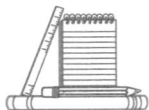

煎水代茶饮。

用药护理：疏凿饮子加减。汤药宜稍凉饭前服，服后记录尿量及大便情况。

中医护理技术操作：①耳穴埋籽；②穴位按摩。耳穴埋籽可选脾、腹、胃、三焦、内分泌、交感等穴位。

（二）阴水

1. 脾阳虚衰证

（1）证候表现　身肿日久，腰以下为甚，按之凹陷不易恢复，脘腹胀闷，纳少便溏，面色不华，神疲肢倦，小便短少，舌淡，苔白腻或白滑，脉沉缓或沉弱。

（2）护治法则　健脾温阳，利水祛湿。

（3）护理措施

生活起居：病室宜温暖向阳，注意防寒保暖。

饮食护理：饮食宜温热，低盐或无盐饮食，忌生冷、油腻之品。多食补中益气温阳之品，如龙眼、大枣、牛羊肉、鸡蛋等。脘腹胀满严重者忌食牛奶、豆类等产气食物。浮肿明显者，可予鲤鱼赤小豆汤，少量多次饮用，也可用桂枝、茯苓皮煎水饮之。

用药护理：实脾饮加减。汤药宜热服。

中医护理技术操作：①艾灸；②穴位按摩。腹胀甚者，可艾灸关元、气海、神阙等穴。对纳少、倦怠者可予捏脊疗法或按摩内关、足三里等穴位。

2. 肾阳衰微证

（1）证候表现　面浮身肿，腰以下尤甚，按之凹陷不起，心悸气促，腰部酸重，尿少，四肢厥冷，畏寒神疲，面色㿠白或灰滞，舌质淡胖，苔白，脉沉细或沉迟无力。

（2）护治法则　温肾助阳，化气利水。

（3）护理措施

生活起居：病室环境、饮食要求、中药汤剂服法同脾阳虚衰证，并可多食补肾利水食物，如动物的肾脏、紫河车、乳类、黑芝麻、核桃等。注意忌房事。长期卧床或重度水肿患者宜定时更换体位，加强病情观察，如出现尿闭、呕恶、神昏等水毒内闭之危候，或见心悸、喘促、汗出、唇绀等水凌心肺之危候，立即报告医生。

中医护理技术操作：①艾灸；②拔罐；③药物敷贴。可艾灸脾俞、肾俞、三阴交、命门、阳陵泉、委中等穴，或拔火罐、远红外线照射，以温补肾阳。腰部酸痛者，可用附子、干姜、川续断、大葱各等份，捣成泥，热敷局部。

二、健康指导

1. 适寒温，慎起居，防外感。

2. 注意卫生，保证休息，适当锻炼，以增强体质，节制房事，调节情志。

3. 饮食宜清淡、易消化。水肿患者应根据病情轻重给予低盐或无盐饮食，限制水钠摄入，每日记录入液量、尿量及体重。

4. 积极治疗心悸、鼓胀等原发病，早诊断、早治疗。

5. 水肿消退后，饮食仍应偏淡，且应继续服药调理，并定期复查，以防复发。

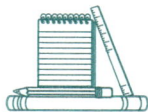

第十二节　痈

　　痈是气血为毒邪壅塞而不通之意。痈的种类繁多，临床上有"内痈"与"外痈"之分。内痈生于脏腑，外痈则发在体表，内痈如肺痈、肝痈、肠痈、喉痈等，外痈如乳痈、腋痈、脐痈等，本节以乳痈为例论述。

　　乳痈常发生于哺乳期女性，也可发生在妊娠期或非哺乳期及非妊娠期。西医学的急性化脓性乳腺炎可参照本病辨证施护。本病多因乳汁淤积，或肝郁胃热，或热毒入侵乳房所致，以乳房局部结块、红肿热痛、溃后脓出稠厚为主要表现。临床根据形成乳痈时间的长短、乳房的质地、红肿程度，分为初期、成脓期和溃后期三个阶段。依病理性质而言，初期多气滞热壅，成脓期热毒炽盛，溃后期多为正虚邪恋。

一、辨证施护

1. 气滞热壅证

　　（1）证候表现　常见乳头皲裂，乳房肿胀疼痛，乳汁淤积结块，乳汁排出不畅，皮肤不红或微红，伴发热、口渴、便秘，舌红，苔黄，脉数。

　　（2）护治法则　清热解毒，通乳消肿。

　　（3）护理措施

　　生活起居：指导正确的哺乳方法，增加哺乳次数，或用吸乳器及时排空乳房，着棉质宽松衣物。每日用淡盐温开水清洁乳头。发热者注意监测体温，多饮温水病室通风，温湿度适宜。肿胀、疼痛甚者暂停哺乳，以热毛巾湿敷乳房 20 ~ 30 分钟，然后自我按摩，由乳房四周轻轻向乳头方向按摩，手法为先以食中指划圈按揉，尤其是结块处，再以四指指腹轻轻拍打，然后尝试挤出乳汁，疏通乳腺管。

　　饮食护理：忌食膏粱厚味，宜食清热通乳之品，如白萝卜、白菜、黄瓜、罗汉果、番茄等。食疗方有薏苡仁赤小豆汤。

　　用药护理：瓜蒌牛蒡汤加减，微温服。外用 20% 芒硝溶液湿敷，或用仙人掌去刺，捣烂外敷，注意勿敷乳头。

　　中医护理技术操作：①穴位贴敷；②穴位按摩；③中药贴敷。

　　穴位选择：肩井、膻中、足三里、曲池等穴。

2. 热毒炽盛证

　　（1）证候表现　肿块增大，疼痛加重，焮红灼热，肿块变软，按之有波动感，伴壮热不退，口渴喜饮，舌红苔黄腻，脉洪数。

　　（2）护治法则　清热解毒，托里透脓。

　　（3）护理措施

　　生活起居：病室温度宜稍低，用棉质胸罩或三角巾托起乳房。高热不退可物理降温，汗多者及时擦干并更换衣被。健侧的乳汁如变黄，应停止喂乳，并及时用吸乳器吸出乳汁，待乳汁恢复白色，方可恢复哺乳。注意观察患乳肿胀范围、皮肤色泽、疼痛程度、是否破溃等情况，监测体温。

　　饮食护理：饮食宜清淡，少吃发奶的汤水，以减少乳汁的分泌。忌辛辣、肥腻及鱼腥发物。

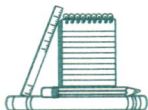

可食用清热解毒之品，如鱼腥草、马齿苋煎水饮，蒲公英米粥等。

用药护理：透脓散加味。予清热解毒、消肿止痛类中药外敷，如新鲜的野菊花、马齿苋、蒲公英、紫花地丁等。

中医护理技术操作：脓肿小而浅者，可穿刺排脓后，外敷金黄散。脓肿形成者，当切开引流。

3. 正虚邪恋证

（1）证候表现　溃脓后乳房肿痛减轻，热势渐退，但疮口脓水不断，脓汁清稀，愈合缓慢，甚至形成乳漏；全身乏力、面色少华；舌淡、苔薄，脉弱无力。

（2）护治法则　益气和营，托毒生肌。

（3）护理措施

生活起居：病室清洁卫生，温湿度适宜。以胸罩或三角巾托起患乳，以加速疮口愈合。注意观察溃后脓液的量、色、质、气味及疮口有无乳汁排出。

饮食护理：饮食宜清淡而有营养，如瘦肉、牛奶、猪肝等。可予益气之品托毒外出，如黄芪红枣煎水服。

用药护理：托里消毒散加减，温服。可外敷金黄散。

中医护理技术操作：可用八二丹、九一丹药线或凡士林纱条引流，外敷金黄散。若形成乳房部窦道，可用五五丹药捻，插入窦道至脓腔深处，以腐蚀管壁，至脓液减少后用九一丹药线。脓净者改用生肌散收口，直至愈合。

二、健康指导

1. 产后应尽早哺乳，注意哺乳时使小儿吸吮时含接乳头及大部分的乳晕，以有效喂养，及时排空乳房，每次哺乳应将乳汁吸空，必要时用吸奶器吸尽乳汁，防止乳汁淤积。

2. 不要让小儿养成含乳头睡眠的习惯。保持乳房清洁，防止细菌感染，切勿用肥皂或消毒剂清洁乳房。乳头已有皲裂者，可外搽麻油或蛋黄油。

3. 产妇可进行乳房的自我按摩，尤其局部肿痛、乳房出现乳汁淤积之肿块时，可先以热毛巾外敷后再按摩。

4. 断乳时应逐渐减少哺乳时间和次数，再行断乳。断乳前可用生麦芽煎汤代茶饮，并用芒硝装入纱布袋中外敷。

5. 产妇哺乳期应保持心情愉悦，忌食辛辣炙煿和肥甘厚味。

6. 乳头内陷的女性在妊娠期即应及时纠正，防止产后不能有效哺乳而形成乳痈。

第十三节　痛　经

妇女在经期或行经前后，出现小腹疼痛、坠胀或腰骶部疼痛，随月经周期发作，又称"经行腹痛"，常伴头痛、头晕、乏力、恶心等，影响生活和工作。西医学中的子宫发育不良、子宫内膜异位症、子宫腺肌病、盆腔炎等均可参照本病辨证施护。

本病多因外感六淫、情志失调、起居不慎或先天禀赋不足等，导致肝脾肾功能失常，使冲任胞脉瘀阻，"不通则痛"；或冲任胞宫失于濡养，"不荣则痛"。根据小腹疼痛发生时间，疼痛性质，月经的量、色、质及伴随的全身情况，分为气滞血瘀、寒湿血瘀、湿热蕴结、气血虚弱、

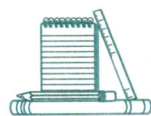

肝肾亏虚等常见证型。

一、辨证施护

1.气滞血瘀证

（1）证候表现　经前或经期小腹胀痛，或刺痛拒按，经行不畅，经色紫暗，或夹有血块，块下痛减，伴有胸胁乳房胀痛，舌质紫暗或有瘀点，苔薄，脉弦或弦涩有力。

（2）护治法则　理气活血，化瘀止痛。

（3）护理措施

生活起居：病室温度应适宜，环境安静，可听轻音乐舒缓情绪，保持心情舒畅，及时排解烦躁、抑郁等不良情绪。注意经期卫生，保证睡眠和休息，注意增减衣物。

饮食护理：宜多食行气活血的食物，宜食理气活血之品，如茴香、山楂、橘子等，可用陈皮泡茶饮。或用干山楂片 200g，加白酒 300mL，泡 1 周后饮用，每次 10 ～ 20mL，每日 2 次，经前 3 ～ 5 日开始服用。或用益母草 60g、当归 20g、川芎 20g、延胡索 20g、鸡蛋 3 个，加水同煮，去渣吃蛋喝汤，连用 7 日。

用药护理：血府逐瘀汤加减，餐后温服。或选用中成药血府逐瘀口服液、延胡索止痛片等。

中医护理技术操作：①艾灸；②按摩；③耳穴埋籽。艾灸取中极、气海、血海、三阴交、太冲、合谷等穴。按摩少腹，揉气海、关元，拿揉血海、三阴交、合谷，按揉肝俞、膈俞、肾俞、次髎，擦肾俞及八髎。耳穴埋籽选穴有神门、交感、子宫、皮质下、肝等穴位。

2.寒湿血瘀证

（1）证候表现　经前或经期小腹冷痛，得热痛减，经量少，色暗有块，或伴畏寒肢冷，舌质紫暗，苔白，脉沉紧。

（2）护治法则　温经散寒，祛瘀止痛。

（3）护理措施

生活起居：改善居住环境，勿居住在阴冷潮湿之所，室温宜稍高，经前、经期切勿涉水淋雨，注意保暖，坚持每天用生姜水泡脚。注意经期卫生，保证睡眠和休息，注意增减衣物。

饮食护理：勿贪凉饮冷，多食温经散寒之品，如羊肉、狗肉、龙眼、荔枝等。食疗可选用田七炖鸡、生姜红糖水；或用艾叶 10g、生姜 2 片、红糖适量，水煎服。也可在月经来潮前 3 ～ 5 日开始服用药膳，如当归 30g、肉桂 10g、小茴香 6g、川椒 10g、羊肉 250g、生姜 50g，加水同煮，食肉喝汤，连服 7 日。

用药护理：少腹逐瘀汤加减，温服。中成药选用艾附暖宫丸或温经丸或桂枝茯苓丸，温水或黄酒送服。

中医护理技术操作：①雷火灸；②艾灸；③耳穴埋籽；④穴位贴敷。疼痛时雷火灸小腹部、腰骶部，或药物敷贴次髎、关元、中极、神阙穴。艾灸中极、关元、次髎、地机、三阴交等穴。耳穴埋籽选穴有神门、交感、子宫、皮质下、脾、三焦等穴位。

3.湿热蕴结证

（1）证候表现　经前或经期小腹胀痛，灼热，拒按，或平时小腹痛，经前加重，经量多，或经期延长，经色紫红，质稠有块，带下黄稠，舌红苔黄腻，脉弦数或濡数。

（2）护治法则　清利湿热，调经止痛。

（3）护理措施

生活起居：病室温度适宜，凉爽通风，整洁卫生，注意经期卫生和产后调护。积极治疗盆

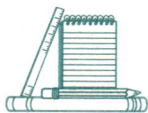

腔炎或是子宫内膜炎等疾病。

饮食护理：饮食宜清淡，忌油腻厚味及辛辣刺激之物，宜食清热之品，如藕片、苦瓜、冬瓜、绿豆等。可选用栀子仁粥（以水煮粳米50g，待粥将熟时，调入栀子仁粉末5g稍煮），或薏苡仁、赤小豆煮水代茶饮。

用药护理：清热调血汤加味。中成药用龙胆泻肝丸合调经活血片，温水送服。

中医护理技术操作：①穴位按摩；②耳穴埋籽。取气海、三阴交、行间、太冲等穴，用泻法。耳穴埋籽选穴有神门、交感、子宫、三焦、肾、耳尖等穴位。

4.气血虚弱证

（1）证候表现　经期或经后小腹绵绵作痛，按之痛减，月经量少，色淡质稀，神疲乏力，心悸失眠，舌淡苔薄，脉细弱。

（2）护治法则　补气养血，和血止痛。

（3）护理措施

生活起居：病室宜温暖舒适。注意经期卫生，保证睡眠和休息，注意经期保暖。劳逸结合，适当锻炼，增强体质。

饮食护理：宜食大枣、莲子、樱桃、怀山药、瘦肉等食物以补气养血。或于月经结束后1～2日选用阿胶甜酒汤服用（阿胶15g，甜酒200g，鸡蛋1个）。亦可在月经结束后服用四物膏以调养气血。

用药护理：选用人参养荣丸或十全大补丸，温水送服。

中医护理技术操作：①艾灸；②耳穴埋籽；③穴位按摩。取气海、关元、命门、肾俞、次髎、足三里、血海等穴艾灸，或用掌根揉法。耳穴埋籽选穴有神门、交感、子宫、皮质下、脾、肾等穴位。

5.肝肾亏虚证

（1）证候表现　经后小腹空坠作痛，喜按，月经量少，色黯淡，质稀，伴头晕耳鸣，腰膝酸软，舌淡苔薄，脉细弱。

（2）护治法则　滋补肝肾，调经止痛。

（3）护理措施

生活起居：病室宜温暖舒适。注意经期卫生，保证睡眠和休息，注意经期保暖。适当锻炼，增强体质。避免过度劳累，节制房事。

饮食护理：平时宜多食补肾养肝之品，如黑米、黑豆、黑木耳、枸杞子、山药、动物肝脏等。可用菟丝子粥（取菟丝子15g，水煎取汁，用药汁煮粳米粥）；或用鸡蛋2个、黑豆60g、当归20g、川芎20g、枸杞子10g、山药20g，水煎取汁，吃蛋、豆，喝汤。

用药护理：六味地黄汤合四物汤，温水送服。或选择其成药，温服。

中医护理技术操作：①雷火灸；②艾灸；③穴位按摩。取关元、肾俞、命门、肝俞、太溪、三阴交等穴位，雷火灸或艾灸，或用掌根揉法。

二、健康指导

1.注意经期卫生，保持外阴清洁，勤换卫生垫及内裤。劳逸结合，生活规律，睡眠充足，经期避免过度劳累及剧烈活动。平素适当锻炼，增强体质。

2.经前、经期勿贪凉饮冷，勿涉冷水，忌坐卧潮湿之地，注意下腹部保暖，避免寒冷刺激。

3.保持心情愉悦，避免紧张焦虑等不良刺激。

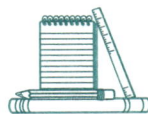

4.经期禁盆浴、房事。

复习思考

1.风寒束表证的护理措施包括什么?

2.胸痹的健康教育包括哪些内容?

3.如何护理脾胃虚寒证的胃脘痛患者?

4.请简述阴阳两虚证消渴的护理措施。

5.水肿的常见证型有哪些? 如何施护?

6.案例分析:陈某,男,30岁,7日前因过食生冷食物和劳累出现胃痛隐隐,绵绵不休,喜温喜按,受凉后加重,泛吐清水,神疲纳呆,四肢倦怠,手足不温,大便溏薄。舌淡苔白,脉虚弱。

(1)试分析该患者的诊断(病名、证型)。

(2)请为该患者制订护理原则和护理措施。

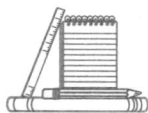

扫一扫,知答案

主要参考书目

[1] 孙广仁. 中医基础理论 [M].2 版. 北京：中国中医药出版社，2009.

[2] 刘琳. 中医护理学 [M].2 版. 北京：中国医药科技出版社，2013.

[3] 杨洪. 中医护理 [M].2 版. 北京：人民卫生出版社，2014.

[4] 宋传荣，何正显. 中医学基础概要 [M].3 版. 北京：人民卫生出版社，2014.

[5] 刘鸿慧. 中医护理 [M]. 北京：中国中医药出版社，2015.

[6] 张凤娥. 中医护理学 [M]. 北京：中国医药科技出版社，2009.

[7] 李德新. 中医基础理论 [M]. 北京：人民卫生出版社，2001.

[8] 何晓晖. 中医基础理论 [M]. 北京：学苑出版社，2002.

[9] 尚少梅. 中医护理 [M]. 北京：北京出版社，2014.

[10] 高学敏. 中药学 [M].2 版. 北京：中国中医药出版社，2017.

[11] 邓中甲. 方剂学 [M].2 版. 北京：中国中医药出版社，2017.

[12] 全国卫生专业技术资格考试专家委员会.2017 年全国卫生专业技术资格考试指导·护理学（执业护士含护士）[M]. 北京：人民卫生出版社，2016.

[13] 陈佩仪. 中医护理学基础 [M]. 北京：人民卫生出版社，2012.

[14] 刘革新. 中医护理学 [M]. 北京：人民卫生出版社，2002.

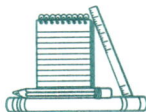

全国中医药行业职业教育"十四五"规划教材

教材目录

注：凡标☆者为"十四五"职业教育国家规划教材。

序号	书　名	主　编		主编所在单位	
1	医古文	刘庆林	江　琼	湖南中医药高等专科学校	江西中医药高等专科学校
2	中医药历史文化基础	金　虹		四川中医药高等专科学校	
3	医学心理学	范国正		娄底职业技术学院	
4	中医适宜技术	肖跃红		南阳医学高等专科学校	
5	中医基础理论	陈建章	王敏勇	江西中医药高等专科学校	邢台医学院
6	中医诊断学	王农银	徐宜兵	遵义医药高等专科学校	江西中医药高等专科学校
7	中药学	李春巧	林海燕	山东中医药高等专科学校	滨州医学院
8	方剂学	姬水英	张　尹	渭南职业技术学院	保山中医药高等专科学校
9	中医经典选读	许　海	姜　侠	毕节医学高等专科学校	滨州医学院
10	卫生法规	张琳琳	吕　慕	山东中医药高等专科学校	山东医学高等专科学校
11	人体解剖学	杨　岚	赵　永	成都中医药大学	毕节医学高等专科学校
12	生理学	李开明	李新爱	保山中医药高等专科学校	济南护理职业学院
13	病理学	鲜于丽	李小山	湖北中医药高等专科学校	重庆三峡医药高等专科学校
14	药理学	李全斌	卫　昊	湖北中医药高等专科学校	陕西中医药大学
15	诊断学基础	杨　峥	姜旭光	保山中医药高等专科学校	山东中医药高等专科学校
16	中医内科学	王　飞	刘　菁	成都中医药大学	山东中医药高等专科学校
17	西医内科学	张新鹏	施德泉	山东中医药高等专科学校	江西中医药高等专科学校
18	中医外科学☆	谭　工	徐迎涛	重庆三峡医药高等专科学校	山东中医药高等专科学校
19	中医妇科学	周惠芳		南京中医药大学	
20	中医儿科学	孟陆亮	李　昌	渭南职业技术学院	南阳医学高等专科学校
21	西医外科学	王龙梅	熊　炜	山东中医药高等专科学校	湖南中医药高等专科学校
22	针灸学☆	甄德江	张海峡	邢台医学院	渭南职业技术学院
23	推拿学☆	涂国卿	张建忠	江西中医药高等专科学校	重庆三峡医药高等专科学校
24	预防医学☆	杨柳清	唐亚丽	重庆三峡医药高等专科学校	广东江门中医药职业学院
25	经络与腧穴	苏绪林		重庆三峡医药高等专科学校	
26	刺法与灸法	王允娜	景　政	甘肃卫生职业学院	山东中医药高等专科学校
27	针灸治疗☆	王德敬	胡　蓉	山东中医药高等专科学校	湖南中医药高等专科学校
28	推拿手法	张光宇	吴　涛	重庆三峡医药高等专科学校	河南推拿职业学院
29	推拿治疗	唐宏亮	汤群珍	广西中医药大学	江西中医药高等专科学校

序号	书　名	主　编		主编所在单位	
30	小儿推拿	吕美珍	张晓哲	山东中医药高等专科学校	邢台医学院
31	中医学基础	李勇华	杨　频	重庆三峡医药高等专科学校	甘肃卫生职业学院
32	方剂与中成药☆	王晓戎	张　彪	安徽中医药高等专科学校	遵义医药高等专科学校
33	无机化学	叶国华		山东中医药高等专科学校	
34	中药化学技术	方应权	赵　斌	重庆三峡医药高等专科学校	广东江门中医药职业学院
35	药用植物学☆	汪荣斌		安徽中医药高等专科学校	
36	中药炮制技术☆	张昌文	丁海军	湖北中医药高等专科学校	甘肃卫生职业学院
37	中药鉴定技术☆	沈　力	李　明	重庆三峡医药高等专科学校	济南护理职业学院
38	中药制剂技术	吴　杰	刘玉玲	南阳医学高等专科学校	娄底职业技术学院
39	中药调剂技术	赵宝林	杨守娟	安徽中医药高等专科学校	山东中医药高等专科学校
40	药事管理与法规	查道成	黄　娇	南阳医学高等专科学校	重庆三峡医药高等专科学校
41	临床医学概要	谭　芳	向　军	娄底职业技术学院	毕节医学高等专科学校
42	康复治疗基础	王　磊		南京中医药大学	
43	康复评定技术	林成杰	岳　亮	山东中医药高等专科学校	娄底职业技术学院
44	康复心理	彭咏梅		湖南中医药高等专科学校	
45	社区康复	陈丽娟		黑龙江中医药大学佳木斯学院	
46	中医养生康复技术	廖海清	艾　瑛	成都中医药大学附属医院针灸学校	江西中医药高等专科学校
47	药物应用护理	马瑜红		南阳医学高等专科学校	
48	中医护理	米健国		广东江门中医药职业学院	
49	康复护理	李为华	王　建	重庆三峡医药高等专科学校	山东中医药高等专科学校
50	传染病护理☆	汪芝碧	杨蓓蓓	重庆三峡医药高等专科学校	山东中医药高等专科学校
51	急危重症护理☆	邓　辉		重庆三峡医药高等专科学校	
52	护理伦理学☆	孙　萍	张宝石	重庆三峡医药高等专科学校	黔南民族医学高等专科学校
53	运动保健技术	潘华山		广东潮州卫生健康职业学院	
54	中医骨病	王卫国		山东中医药大学	
55	中医骨伤康复技术	王　轩		山西卫生健康职业学院	
56	中医学基础	秦生发		广西中医学校	
57	中药学☆	杨　静		成都中医药大学附属医院针灸学校	
58	推拿学☆	张美林		成都中医药大学附属医院针灸学校	